JN313137

地域医療は再生する

病院総合医の可能性とその教育・研修

編著 **松村理司**
医療法人社団洛和会 本部参与

医学書院

＜編著者略歴＞
松村理司（まつむら　ただし）

1948年10月6日生まれ
1974～75年　京都大学結核胸部疾患研究所胸部外科研修
1975年　国立療養所岐阜病院外科勤務
1977年　国立がんセンターで胸部X線読影研修
1979年　京都市立病院呼吸器科勤務
1983年　沖縄県立中部病院で呼吸器病学・救急医療・一般内科学研修
1983～84年　米国バファロー総合病院循環器科，コロラド州立大学病院呼吸器科研修
1984年　市立舞鶴市民病院内科勤務．1991年副院長
1998年～　京都大学医学部臨床教授（総合診療科）
2004年　洛和会音羽病院副院長・洛和会京都医学教育センター所長．同年院長
2013年　医療法人社団洛和会総長
2015年　洛和会京都厚生学校学校長（兼務）
2017年～　米国内科学会（ACP）Honorary Fellow
2021年10月～　医療法人社団洛和会本部参与

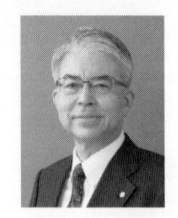

〔連絡先〕
〒607-8064
京都市山科区音羽八ノ坪53-1
洛和会京都看護学校
TEL：075-593-4116（代）
E-mail：rakuwadr002@rakuwadr.com

地域医療は再生する―病院総合医の可能性とその教育・研修
発　　行　2010年6月15日　第1版第1刷Ⓒ
　　　　　2022年1月1日　第1版第5刷
編　　集　松村理司
　　　　　まつむら　ただし
発 行 者　株式会社　医学書院
　　　　　代表取締役　金原　俊
　　　　　〒113-8719　東京都文京区本郷1-28-23
　　　　　電話　03-3817-5600（社内案内）
印刷・製本　双文社印刷

本書の複製権・翻訳権・上映権・譲渡権・貸与権・公衆送信権（送信可能化権を含む）は株式会社医学書院が保有します．

ISBN978-4-260-01054-2

本書を無断で複製する行為（複写，スキャン，デジタルデータ化など）は，「私的使用のための複製」など著作権法上の限られた例外を除き禁じられています．大学，病院，診療所，企業などにおいて，業務上使用する目的（診療，研究活動を含む）で上記の行為を行うことは，その使用範囲が内部的であっても，私的使用には該当せず，違法です．また私的使用に該当する場合であっても，代行業者等の第三者に依頼して上記の行為を行うことは違法となります．

JCOPY　〈出版者著作権管理機構　委託出版物〉
本書の無断複製は著作権法上での例外を除き禁じられています．複製される場合は，そのつど事前に，出版者著作権管理機構（電話03-5244-5088，FAX 03-5244-5089，info@jcopy.or.jp）の許諾を得てください．

●執筆者（執筆順）

松村理司	医療法人社団洛和会　本部参与
植西憲達	藤田保健衛生大学救急総合内科　教授
濱口杉大	福島県立医科大学臨床研究イノベーションセンター　副センター長
佐藤泰吾	国保依田窪病院総合診療科　科長
島田利彦	京都岡本記念病院臨床検査科　科長
森本　剛	兵庫医科大学臨床疫学　教授
錦織　宏	名古屋大学大学院医学系研究科総合医学教育センター　教授

序

　日本の医療にも光と影があるが，近年は綻びばかりが照射される．「医療崩壊」という言葉もすっかり耳に馴染むようになったが，開業医・診療所は比較的無傷なので，「病院崩壊」という言葉を使うほうが実相に近い．その最大の理由は，勤務医が病院から撤退するからである．2004年春の新医師臨床研修制度の開始に備えて，あちこちの地域病院への勤務医の派遣中止やそこからの引き揚げが大学医局によって行われたが，これが確かに悪さした．直撃を受けた中小病院もある．しかし，理由はそれだけではない．勤務医が疲労困憊したあげくに，「地域医療に邁進しよう」といった気概もあまりなく，開業してゆく傾向が目立つようになったのだ．これは『立ち去り型サボタージュ』という業界用語を生み，広く社会に知られるようになった．

　こういう事態を背景に，医学生定員増が国策として打ち出され，2009年度から若干増（約700人）として開始された．医師事務作業補助体制への診療報酬上での配慮が，少しは払われるようになった．医師・病院バッシングが常態化していたメディア報道にも，偏向の少ない地道な記事が散見されるようになった．開業医にもっと活躍してもらおうとする案もある．勤務医は入院患者の診療や手術に特化し，外来患者や一次の救急患者をもっと多く開業医に振ろうとする厚生労働省の構想である．「総合医としての開業医」を拡大させる路線である．良質の家庭医を養成する専門医制度が構築されつつある現状だが，大きく結実すれば相当に強固な解決策の1つになるだろう．しかしこれらの策の中には，効果が出るまでに時間のかかるものも多い．

　病院内を見渡すと，別の解決策があるように思われる．日本の勤務医のほとんどは専門医とその卵だが，力量のある病院総合医（ホスピタリスト）を大量育成するのである．そして，専門医はもっと「専門」に従事してもらい，その代わりに「非専門」を病院総合医に任せるわけである．「専門性の希釈」とでもいうべき事態は，できるだけ回避したい．例えば日替わりメニューで専門医が救急当直をし，一次救急に駆り出され，ふだん経験しない「非専門」に四

苦八苦する愚は，そろそろ避けたいものである．こういう「各診療科(各当直医)相乗り型救急」を墨守するのではなく，病院の一次救急を，ER型救急専属医や彼・彼女らと連携する総合診療医にできるだけ任せるのである．こういった「病院における総合医と専門医の握手」は，少し違った角度から眺めることもできる．専門医の仕事は，各診療科間の取り替えがきかない．つまり，互換性がない．内科系専門医たちは，手が空いていても，手術の助手になれない．外科系専門医たちは，手術のキャンセルで暇ができても，忙しい内科系外来を手伝えない．いやそれどころではない．日本の平均的な地域病院での慢性患者外来は，それほど専門特化していないものもあるはずなのに，内科系諸科間での外来業務の互換性が想像すらされていない．開業すれば，たちまちにこういった患者群のかかりつけ医になることも往々あるはずなのにである．病院総合医の大量育成は，この現状に楔を打つ試みといえよう．

　私が勤める洛和会音羽病院は588床のケアミックスの病院であり，一般病床428床(ICU/CCU 12床を含む)，医療療養型病床50床，回復期リハビリテーション病床50床，認知症病床60床からなっている．総合診療科は34診療科の中で最大の診療科であり，年間入院患者数も約1,100名と最多である．同科入院患者の約75%がERからであり，それはER全体からみると約25%にあたる．所長(副院長兼務)1名，部長1名，医長3名，医員11名，後期研修医12名の所帯だが，枠外の存在である医学教育センター所長(副院長兼務)や院長の私も，たまたま総合診療出身である．

　院内最大勢力の総合診療科は，さまざまな「雑務」をこなさざるをえない．「出前」とも称しており，「院内出前」と「院外出前」に分けられる．「院内出前」の最大のものは，8名の救急専属医(後期研修医2名を含む)と連携したうえでのER型救急医療現場への主体的関与である．当院は「救急を断らない民間病院」として最近何度かメディアにも取り上げられたが，年間救急搬送依頼約5,000件に対する応需率は99.9%ときわめて高い．「院外出前」の最大のものは，内科系医師の絶対的欠乏に悩む当院の姉妹病院(洛和会丸太町病院，170床)への継続的複数(6〜7名)医師派遣であった．総合医は，本来「非特異的」に患者を診察・治療する(つまり，"What can I do for you？"「何がお困りですか？」と，どんな患者のどんな症状・病態・病気にも対応する)もの

だが，以上の多岐にわたる活動を「雑務」と感じたりせず，また identity crisis に陥らないためには，やはり多数の総合医が必要である．
　病院総合医の育て方に固有のものはないが，私たちは，「診断推論や臨床推論の徹底した訓練」と「治療の EBM」と「チーム医療下での屋根瓦方式教育指導体制」をとりわけ重視している．いずれの軸も，総合診療科の間口の広さを利用して成り立つものであり，そのうえで奥行きを構築しようとするものである．当院の総合診療科の面々が，毎早朝に昼に夜に，カンファレンス室や病室や廊下や医局で，侃々諤々（かんかんがくがく），ときにはひっそりと議論し合うのも，早急に正診にたどり着き，治療をできるだけ根拠立て，意見を調整し，異論に耳を傾け，倫理的課題にも最大公約数的納得を得ようとする努力にほかならない．各診療科の専門医療にうまく溶け込むには，かかわる病院総合医の臨床的実力が必須である．
　このように当院の総合診療科がかなり巨大で，けっこう多機能であるのが広域に知られてきたためか，私のところに，全国の地域病院や，ときには大学や行政組織から「総合診療の指導医を派遣してもらえないだろうか」という依頼がやってくる．「総合診療のマグネットホスピタル」を目指している立場としては誠に面映ゆい次第なのだが，何せ歴史も浅く，期待にほとんど応えることができない．とりあえずはごく数日間の「院外出前」で間に合わせてもらっているが，こういった真摯な要求にせめて文章上で応えたいというのが，本書の執筆動機である．
　ところで前述した洛和会丸太町病院の 170 床という規模こそ，当院のような専門医の多い規模の病院よりも，かえって病院総合医が活躍できる場であることは，双方の病院で働いたことのある洛和会総合医の共通の認識である．丸太町病院の「自前化」は最近になってみるみる進み，当院の最大の「院外出前」の対象とは全く言えなくなってきたのは，誠に嬉しい「誤算」である．私の教え子や仲間の中には，その程度の比較的小さな規模の地域病院の総合医として孤軍奮闘したり，病院崩壊を食い止めたり，後輩を育成したりしている者も散見されるので，その肉声を書いてもらうことにした．
　さらに，病院総合医の出自であり，大学などで臨床研究や教育研究にかかわっている教え子や仲間たちにも，活躍の現状を書いてもらうことにした．

序

　残暑の中での 2009 年の衆議院選挙は，自民党の惨敗・民主党の大勝利に終わり，政権が交代することになった．数多くのマニフェストが乱舞したが，医療に関するものはあまり多くなかった．医師臨床研修制度の見直しに関していうと，大学医局による医師派遣機能の復活を目指した自民党に対して，民主党のホームページの「INDEX2009 医療政策〈詳細版〉」では，「見直しは大変な誤り」とある．しかし，その後の鳩山首相や小沢幹事長の「政治とカネ」問題，さらには「米軍普天間基地移設」問題などに表面的にはかき消されたためなのか，この方面での具体的な進展は聞こえてこない．

　本書の主眼は，従来から指摘されている「診療科偏在の是正」を「専門医と総合医の協調・協働」の角度から切り取ったものである．病院再生や，広く地域医療再生の旗手が総合医だけであると言っているわけでは決してない．専門医がたとえ少数であっても，その本分を果たすためには，裾野をしっかりと支える総合医が不可欠であることを強調したいだけである．専門医（特に臓器別専門内科医）の守備範囲の拡大も，病院再生にはもちろん有効であろうが，既存の勢力にはなかなか望みにくい．また卒後初期研修制度に関して敷衍すると，基本的臨床能力のどっしりとした構築は，総合医（病院総合医から家庭医まで）を志す研修医にとってだけでなく，専門医としての将来の先端医療分野での開花にとっても貴重な財産になりうるものであると提言したい．ともあれ，医師不足の地域病院にとって何らかの参考になれば，誠に幸いである．

　2010 年 新緑

松村理司

目次

I 市立舞鶴市民病院辞職のてんまつ　（松村理司）　1

1. 個人史を語るわけ　2
2. うわさの真相　3
3. 抽出できる普遍的意味　6

II 病院崩壊の時代　（松村理司）　9

1. 新医師臨床研修制度の影響　10
2. その他の理由　11
3. 歴史的俯瞰　12
4. 吉本隆明氏と岡本祐三先生の表現より　16
5. 医師臨床研修制度の見直し　20

III 病院崩壊の打開策　（松村理司）　25

1. 医学部定員の増員　26
2. メディカルスクール構想　27
3. 医師事務作業補助体制の充実　31
4. チーム医療下でのスキルミックスの推進　33
5. ナース・プラクティショナーや Nurse anesthetist などの育成　34
6. 「総合医としての開業医」の拡充　36
7. 女性医師対策　39
8. 「医療安全調査委員会」の設置　43
9. 無過失補償制度　47
10. 偏向のないメディア報道　49
11. 低医療費政策・医療費抑制政策の抜本的改革　52
12. 国民・市民（消費者）の理解・納得
    ―低負担・低福祉から中負担・中福祉へ　56

13 院長の出番　*58*
14 医師側の反省　*64*

IV　病院総合医（ホスピタリスト）の立場から　（松村理司）　*81*

1 総合医の定義―家庭医から病院総合医まで　*82*
2 "大リーガー医"とは　*86*
3 日本版ホスピタリストとは　*90*
4 総合医と専門医の握手　*92*
5 日本の中小病院の勤務医　*94*
6 専門医の非互換性・目線の高さ　*96*

V　「1つ上の段階の総合医」を目指して　（松村理司）　*99*

1 診断推論・臨床推論の訓練　*100*
2 治療のEBM　*117*
3 チーム医療下での屋根瓦方式教育指導体制の構築　*120*
4 「総合する専門医」　*122*
5 専門医認定制度の構築　*126*
6 画像診断や手技の訓練　*128*

VI　洛和会音羽病院の医局と総合診療科　（松村理司）　*131*

1 沿革と現状　*132*
2 総合医局　*133*
3 総合診療科の陣容と教育内容　*139*
4 総合診療科とDPC　*145*
5 総合診療科の出前（"雑務"）　*147*
6 総合診療科の玉手箱より―狂犬病騒動　*158*
7 "大リーガー医"招聘　*162*
8 総合診療科のアクションプラン　*164*
9 洛和会京都医学教育センターからの発信　*169*

VII いくつかの地域病院における総合診療　179

- A　洛和会丸太町病院　（植西憲達）　180
  - 1　はじめに　180
  - 2　洛和会丸太町病院の特徴　181
  - 3　洛和会音羽病院の特徴　181
  - 4　丸太町病院に総合内科医が常駐するようになった背景　182
  - 5　総合内科医の質を向上させるために　183
  - 6　地域貢献を願う心　187
- B　江別市立病院　（濱口杉大）　188
  - 1　はじめに　188
  - 2　研修の特徴　191
  - 3　研修の詳細　191
  - 4　病棟研修の内容　196
  - 5　週間スケジュール　198
  - 6　おわりに　200
- C　諏訪中央病院　（佐藤泰吾）　201
  - 1　はじめに　201
  - 2　諏訪中央病院の現状　202
  - 3　諏訪中央病院，内科／総合診療部　204
  - 4　なぜ内科／総合診療部が成立するか　205
  - 5　総合診療は卒後1〜5年目の世代が支える？　218

VIII 臨床研究をめぐって　221

- A　総合診療と臨床研究　（島田利彦）　222
  - 1　臨床研究について—歴史とこれから　223
  - 2　音羽病院での臨床研究—現状・問題点　229
  - 3　総合診療と臨床研究の今後　231
  - 4　臨床研究や疫学を学ぶ　232
  - 5　推薦図書　233

IX 教育研究をめぐって 235

- A ジェネラリストが担う教育研究 （森本 剛） 236
  - 1 はじめに 236
  - 2 臨床実習のあり方 237
  - 3 医療安全教育 240
  - 4 ケースメソッド授業の導入 242
  - 5 指導医講習会の開発 244
  - 6 医師向けの臨床研究スキル教育（狭義の医学教育研究も含む） 245
  - 7 まとめ 247
- B ジェネラリストのアカデミックキャリア （錦織 宏） 249
  - 1 はじめに 249
  - 2 市立舞鶴市民病院内科における卒後初期臨床研修 249
  - 3 市立舞鶴市民病院内科の卒業生の共通した行動 252
  - 4 医学教育に関する疑問—社会政策と社会科学の間で 252
  - 5 医学教育学という学問の存在 254
  - 6 医学教育学研究 255
  - 7 医学教育学という専門をもつ総合医 257
  - 8 おわりに 258

X 展望 （松村理司） 261

- 1 中小病院と総合診療 262
- 2 高齢社会と総合診療 263
- 3 専門医認定制度と総合診療 267
- 4 マッチングと総合診療 268
- 5 医療安全と総合診療 271

あとがき 275
索引 283

装丁：土屋みづほ

I
市立舞鶴市民病院辞職のてんまつ

(松村理司)

1 個人史を語るわけ

　院長になって6年になるが，役職上，病院経営にかかわる会合に参加したり，それにまつわる記事を目にする機会が多い．地域医療の崩壊や病院崩壊が取り上げられる中で，6年以上も前の「市立舞鶴市民病院の崩壊」がいまだに実例として紹介されることが結構多く，驚かされる．また私は，医師臨床研修に関する講演をすることがときどきあるが，その際ついでに「市立舞鶴市民病院の崩壊」についても触れてほしいと頼まれることもある．「東の江別（市立病院），西の舞鶴でしょう」と言われたこともある．市立舞鶴市民病院が自治体立であることも手伝っていると思われるが，ともあれ世間的に地域医療崩壊や病院崩壊の始まりと映っていることは事実であろう．

　ちょっと違う，という思いが抜けない．新医師臨床研修制度の開始に向けての医局による勤務医の引き揚げがあったわけではない．『立ち去り型サボタージュ』による勤務医の撤退があったわけではない．市行政当局による臨床研修に対する直接の財政的圧迫があったわけでもない．いや何より，舞鶴は医療供給超過密地域なのだから，地域医療崩壊ではないはずである．

　しかし，理由はどうあれ，勤務医・研修医の撤退による病院崩壊に違いない．自治体病院の構造的赤字体質が大きく関与していたのも間違いない．また私たちの予想に全く反して，その後にこの地域のいくつかの他病院に，それぞれの大学医局による勤務医の引き揚げが起こり，地域全体として医師不足が露呈することになったのも事実である．

　こういう次第なので，内輪の恥をいまさらとは感じるが，冒頭から個人史を語らせてもらうのを諒としていただきたい．

2 うわさの真相

　2004年2月3日は，えらい騒ぎになった．朝10時に突如，メディアの方々がどやどやとやってきて，外来を中断させられ，にわか記者会見に応じさせられることになったのである．「どうして市民病院を辞めるのか．責任はどうとるのか…」．この日はちょうど，京都新聞に1年半にわたって連載していた「赤レンガの街で——舞鶴市民病院便り」の最終回（第28回）の日にあたり，夕刊には「研修医の息抜き」の題で，雪の大浦半島を研修医2人（女性医師！）と悠々とドライブする記事が出ることになっていた．批判調が最も強かった毎日新聞全国版には，「白い巨塔の内紛…」の見出しが載り，京都新聞からは，「連載最終回の記事の掲載は敢行します」との決意表明をいただく始末であった．「白い巨塔とだけは無縁でやってきたはずなのに…」との感慨は，誠に深かった次第である．

　「カリスマ副院長の辞職→内科医の集団辞職→地域医療の崩壊」というのが，メディア側の一致したスタンスのようであった．突然の攻撃に対する私のスタンスは，次のようであった．「辞職は一身上の理由であり，20年間の舞鶴生活への区切りである．老親のケアが必要だという理由も手伝っている」「"大リーガー医"に学び，できるだけ間口を狭めず，かといって深み・緻密さ・微妙さを極力失うことのない一般内科の展開という意味での地域医療は，確かに崩壊かもしれない」．わいわいと言われることに対して，「非力と不徳の致す所」と比較的神妙にしていられたのは，何年にも及ぶ「医療事故対策委員長」の習性のせいかもしれなかった．この間，市長（や院長）は，かなり声高に記者会見されたが，副院長の私からみて誇張は感じたものの，その内容に特別の虚偽は認められなかった．

a）発端

　話は2002年1月に遡る．当時の舞鶴市民病院の幹部が，突然一堂に市役所の市長室に集められ，市長から経営改善を迫られたのだ．市長の「自分自

身が病院の経営会議に乗り出す方針」との発言に対して，院長が「医局への権力の介入は止めていただきたい」と，やや打ち震える声で必死に防衛されたのを今もくっきりと覚えている．それに対して市長は，「これは，権力の介入ではない．病院管理者としてこれ以上，慢性的な赤字を放置できないですがな」と，私の目の前で自らの机を強く叩かれたのも鮮明に覚えている．後日談になるが，院長はこの時点で，辞職を覚悟し，翌日には出身の京都大学（以下，京大）第2外科教室に相談に走り，これは京大病院長の管轄の問題となったとのことである．

京大病院長と市長との話し合いが内密に続き，「外科系正統派大学人」の新院長が赴任してきたのは，2002年9月1日であった．「外科手術の漸減傾向を食い止められれば…」の思いが自他ともにあったと推察される．新院長は，私に「内科系専門性の確立・追加の必要性」を強調した．これは市長の期待を受けてのものであったと推察される．約20年間にわたって一般内科を死守してきた舞鶴市民病院の内科ではあったが，両者の妥協は一定程度は可能に思われた．

b）双方のずれ

2003年の冬に，金地研二内科診療部長兼医局長（当時）と「2003年夏に迫りくる病床区分申請」の意味について考えた．16年間をともにしてきた同志の内科診療部長とは，「舞鶴（特に東舞鶴）の急性期医療は供給超過密である一方，亜急性・慢性期医療は圧倒的に不足している．当院は，ケアミックスにする以外に生き延びる道はない」という見解で一致した．しかし，「急性期病床の届出は自明」との病院方針は変わらなかった．また公立病院での療養型病床の拡充・増設には数十億円かかることが予想され，その道の選択を説得することは私たちにはできなかった．2003年3月には辞職を考えるようになり，4月に決断，6月初旬には了承されるところとなった．

卒後3年目までの研修医の動向は，私の責任だが，卒後4年次以降の若手医師の進路は，個々人の判断ということになった．当初は，ほとんどの者が1年間の残務整理をするということになり，京大から派遣されるはずの「内

科系専門医」へバトンタッチする意向であったが，2003年の夏から秋にかけて，このあたりがうまくいかなかった．「地域医療派若手医師」と「ベテラン正統派大学人（院長）」には，感覚の根本的なずれが認められた．互いに誠実でも，埋められない溝であった．例えば医学博士号が，「豚に真珠」となるか，「輝く地域医療派青年に目くそ鼻くそ」になるかの差なのだった．つまり，「地域医療派若手医師」にとっては，基礎研究に終始しやすい学位取得は，キャリアの中断としか映らず，「ベテラン正統派大学人」からの親切な語りかけも，要らざるおせっかいでしかないのである．これは敢えて言うなら，「総合性」と「専門性」との抗争である．結局，若手医師たちが，私と同時期に辞める方向に舵を切ることになった．「地域医療の崩壊」の兆しであった．

　2003年9月30日には，件（くだん）の金地内科診療部長兼医局長が異動した．1987年に京大第1内科から派遣されてきた医師であり，思えば医局派遣の「最後の人」であった．これ以降，京大内科系教室は研修医しか派遣してこなかったからだ．一般内科を極大にまで広げた内科空間を構築してきたので，非常勤専門医は不可欠だが，常勤専門医の必要性はそれほど高くなかったというのが，私たち側の信念である．一方，そもそも200床そこそこの地域公立病院の内科なんて何ら魅力的でないというのが，名だたる関連大病院を多数有する京大側の本音である．

　京大病院長の強い意向もあり，2003年晩秋には京大内科の仲介・介入があったが，若手医師・研修医たちの辞職の決意を止めることはできなかった．京大内科医局による専門医の派遣も，「ない袖は振れない」という状況であった．新医師臨床研修制度の開始が間近であったことも，多少は影響したであろう．こういう事態だったので，京大の斡旋による同年12月の他院からのベテラン神経内科医の副院長内定には，一同小躍りしたものだった．外来患者への辞職の公表時期をめぐっては，病院当局と若手医師の間に2004年1月になっても軋轢があった．というのは病院当局はできるだけ公表を遅らせようとし，若手医師は遅らせるほど無責任だというものであった．それを見透かすようにメディアが介入してきたのが，冒頭の2月3日である．

　以上が，公に明らかにできる「ほぼ98％の真相」である．

3 抽出できる普遍的意味

　個人的事件を敢えてかなり具体的に明かした意義を，3つ述べてみたい．

　1つは，地域医療と大学医局との関係についてである．もっと絞っていうと，200〜300床以下の規模の病院の内科への大学医局からの医師派遣の課題についてである．

　大学内科系医局員は，ほとんどが専門医とその卵である．診療科の異なる専門医の数名の足し算だけで，"泥だらけ"の中小病院の内科系現場を滞りなく運営できるものではない．外来は忙しいし，褥瘡当番はあるし，"主体性のない"おじいちゃんへのインフォームド・コンセントに時間をとられるし，救急室ではチンピラにからまれるし，ご主人の病気の改善を必ずしも喜ばない老いた奥さんの表情に潜む老々介護への共感は要るし…．「中小病院での地域医療には何でもある」という視点は，大学医局の片隅にしか存在しない．医師臨床研修制度の今回の見直しにみられる大学医局による医師派遣機能の復活の試みも，このあたりを熟考したものとはいえない．

　2つめは，1つめとも関連するが，専門医と総合医との対立・協働の課題である．専門医に，開業医としての家庭医は見える．ところが，家庭医と同じ総合医であっても，専門医に病院総合医は見えないのである．それほどに病院総合医は，歴史も浅く，規模も小さく，医療界の中でさえも市民権を得ていない．本書をしたためる動機が，2004年にすでに内在していたという次第である．

　3つめは，臨床研修と経営の課題である．私たちの事件は，巷間に流布しているように，卒後臨床研修が金食い虫となったために，それを許容できない行政に待ったをかけられたという代物ではない．ただし，行政のトップに理解してもらいたくて，隔靴掻痒したことは一再ならずある．同時期に出版した拙著『"大リーガー医"に学ぶ』[1]に，以下のように記載している．

　　財政的貢献の可能性についても言及したい．私達の"研修医志向性病棟"でのこれまでのすべての達成を，研修医に一切頼らずに専門性志向の強いスタッフ

医師だけで遂げようとすれば，人件費は相当かさむはずである．というのは，スタッフ医師がそれぞれの分野で研修医よりも要領が良いのは当然のことだが，彼らが協力・連携し合って，当科でみられるさまざまな種類の病気のケアとあらゆる雑用を滞りなくこなすというわけには，通常は到底ゆかないからである．そういった際に要求される昼夜を分かたない献身こそ，若手医師の出番というわけだ．

　現在の米国の教育病院では，研修医の席に空きが目立つらしい．特に2001年9月11日の事件以来，外国人研修医へのビザ発給が大幅に遅れがちとなり，米国東海岸の病院の中には研修医不足で悲鳴をあげているところもあるようだ．なんでも，ニューヨーク市内の病院の中には，外国人研修医が全研修医の7割をも占めていたところもあるとか．"どうして研修医のほうがそんなにいいんです？"という素朴きわまりない私の質問に対するRobert Gibbons先生の答えは，以下であった．"そりゃ研修医制度を採るほうがずっと安上がりだからですよ．スタッフ医師で置き換えるとなると，人件費は莫大なものになりますよ．舞鶴市民病院でもそうでしょう．それにメディケアからの財政援助も大きな魅力なのですよ．"

　なお，私にとってはごく最近のことながら，その後の舞鶴市民病院の姿を一定の政治的角度から切り取った文章[2]に遭遇する機会があった．

　2007年2月の市長選挙の結果，「市民病院再建に向けた専門家による検討委員会」と「市民病院が今日の事態に陥った真相を究明する調査委員会」を設置することを公約に掲げた自民党府議の齋藤 彰氏が当選．…市民病院再建が「市民の総意」として示される結果となりました．

文献

1）松村理司："大リーガー医"に学ぶ—地域病院における一般内科研修の試み．p81, p164, 医学書院，2002
2）塩見　正：舞鶴市民病院の民営化問題に端を発した医療政策づくり運動—京都．日野秀逸（編著）：地域医療最前線，pp132-143, 自治体研究社，2007

Ⅱ
病院崩壊の時代

（松村理司）

II 病院崩壊の時代

1 新医師臨床研修制度の影響

　病院崩壊が続いている．中小の自治体病院の崩壊が報じられることが多いのは，実態を反映しており，また地方における社会的影響が強いからだろう．行政も大いに絡むことがあり，中には市長のリコールにまで発展したりする．勤務医不足に起因することが多く，大学医局全般の医師派遣機能の劣化が指摘されている．私のように医局とは長い間ほとんど無縁に生きてきた者も，旧来の医局の大きな役割の1つに気付かされる．医局構成員の中には「小さな病院や嫌な地域に飛ばされる」時期もあるが，年季が明けるまで辛抱しなければならなかったというわけである．もちろん，辛抱すればいつか年季は明けるともいえる．

　次のような戦前の光景描写がある．『育児の百科』の著者として，また在野の思想家としても有名な小児科医の故 松田道雄先生の『私の読んだ本』からである[1]．

　　医局に2，3年いて，命令で縄張りになっている地方病院に下働きに行き，3，4年の年季が済んだら，大学院に返してもらい，与えられたテーマで動物実験をやり，教授の思惑通りの結果が出たら学会で報告し，それを教室で出している雑誌に掲載料を出して載せてもらい，教授会から学位をもらい，今度はお礼奉公に地方病院に部長として赴任する．それがふつうの医者であった．よほど経済的に困るものだけが，学位なしに開業した．

　ほんの数年前まではこの遺制が強く残っていたはずだが，学位制度も含め，現在はかなりきれいに吹き飛ばされた観がある．これは新医師臨床研修制度の影響が確かに大きい．地域の教育病院に取り込まれた初期研修医が，その後も容易には大学医局に属そうとしないので，医局の若手医師層が大幅に減少し，その結果医局がものの見事に縮んでしまったからだ．

　厚生労働省は，この事態を予測していたのだろうか．ある程度はそうであろうが，これほどとは思っていなかったのではないか．しかし考えてみれば，一般病床の大幅な削減を狙う同省には好都合ではないのか．しかも，大病院

ではなく，中小病院の崩壊なのだから，まだしも願わしい方向なのであろう．また地域医療崩壊とはいうが，ありがたいことに地域住民は何とか耐えてくれている．

2 その他の理由

　病院崩壊の理由は，新医師臨床研修制度の履行だけではない．かなり複合的であり，勤務医が疲労困憊したあげくに，次々に病院から撤退し，開業していく光景も目立つ．医療費抑制と安全要求という相矛盾する圧力のために勤務医が疲弊する様は，『医療崩壊―「立ち去り型サボタージュ」とは何か』[2]に詳しく描かれた．それ以前には，中近世の農民闘争の一形態になぞらえて，「逃散(ちょうさん)」と形容されたこともあるらしい[3]．

　勤務医の病院撤退の第1の理由に，過重労働があげられる．これは，産科，小児科に代表される．過重労働に見合わない給与への不満もある．第2に，国民の権利意識の向上自体は望ましいとしても，それが，患者・家族の医療満足度の低下，ひいては医療への過剰要求に直結している傾向があり，医師にはたまったものではない．第3に，医事紛争の増加があげられる．過去10年間に警察・検察権力の介入が頻繁になった．第4に，患者側の暴力的言辞，ときには暴行さえが医療現場で散発する．全体を端的にいえば，勤務医の比較的秘めやかな社会的矜持がなかなか保たれにくくなってきたのだ．最近はやりの言い方をすると，勤務医の「心が折れた」のだ．

　若い世代に女性医師が漸増してきた傾向も，望ましい自然な時代的産物ではあるが，医学部定員が同じであるなら，生涯にわたる労働力は落ちる．自らの出産・育児があるからだ．医師の労働力を考える際には，実働医師数がきっちりと把握されなければならない．

3 歴史的俯瞰

a) 市場原理と医療

　小泉純一郎氏が首相であった自民党政権下での新自由主義・市場原理路線が，医療にとっては何といっても過酷であった．小さな政府の下では，医療はやせ細る．「骨太の方針2006」に基づく社会保障費自然増の抑制は，年に2,200億円，しかも5年間連続というものであった．途中から政治が動き，実質上の歯止めがかかったが，日本の医療の影を濃くし，綻びを広げる政策だったことに間違いはない．こういう中での些事ではあるが，診療報酬の詳細を決定する中央社会保険医療協議会(中医協)の診療側委員に2名の病院側代表が2006年からやっと加わったために，病院側の言い分が少しは届きやすくなっている．

　もう少し古くから考えてみる．1991年に旧ソビエト連邦が解体したのちに，優れた評論家で，元医師の加藤周一先生[4]が以下のような講演をされた．

　　冷戦が終わり，現在は世界的に，社会主義ソ連型の中央集権的な計画経済，いわば公共原理〔Public(P)原理〕が資本主義米国型の市場原理〔Market(M)原理〕に負け去ったと思われている．いわば，P＜M．日本でもそう思われているが，事はそう単純ではない．P原理の教条的な追及が，適度な公共原理を混ぜたM原理に敗北したというべきだ．つまり，P＜M＋p．ところで欧州には歴史的に社会民主主義が根付いており，また政権交代が制度化されており，今は社会党の時代を迎えようとしている．つまりM原理とP原理の混合のあり様に敏感である．日本もここのところを踏ん張って考えないといけない．そうでないと，市場原理一辺倒となり，公共原理が不可欠な医療・教育・芸術は萎縮してしまう．

　発言の体裁は全くのうろ覚えではあるが，「医療・教育・芸術の萎縮」が実に印象に残った．歴史のこの段階で，医療・教育・芸術への日本政府のそれまでの支出の蓄積は甚だ心もとない．

　1993年に，その名もずばり，『病院が消える』[5]という良書が出版されてい

る.国際比較を踏まえた日本の低医療費政策をはじめ,昨今の病院崩壊につながるさまざまな諸問題が取り上げられている.

b) 米国から眺めて

米国から眺めた傍証がある.1990年代前半にクリントン大統領の下で,4,000万人を超える無医療保険者(現在は4,700万人強)を救おうとする「ヒラリー・クリントン改革」が展開されたが,その際に国民皆保険制の日本の医療事情が参考にされた.国立がんセンターを1週間視察したサリバン厚生長官は次のように述べた[6].

> 米国は医療費にGDP(gross domestic product:国民総生産)の13.5%を使っているが,経済大国日本の医療費はその半分以下にすぎない.しかも,病室は雑魚寝で,浴室は共同.まるで1950年代の米国の病院のようである.米国人にはとても耐えられない.

ヒラリー氏も追加する[6].

> 日本の医療従事者には聖職者さながらの自己犠牲があり,米国の医療従事者には真似できない.

もう少し敷衍すると,米国側は,日本の医療はaudit(監査)にお金をかけなさすぎだと批判したと聞く.米国ではauditに莫大なお金がかかっているのだとも.なお,民主党政権下のオバマ大統領の下で,2010年3月になってやっと米国の医療保険改革法案は成立した.

日本で生まれ,医学教育と卒後教育を受け,1990年以降米国に住み,一貫してその市場原理を批判している李 啓充先生が次のように述べている[7].

> 日本の医療の最大の問題は,政府与党が一番気にしているコストにあるのではなく,その「質」にある.日本の医療の質が「お粗末」であることの格好の証左

が，頻発する医療事故である．しかも，ただ医療事故が頻発するだけではなく，起こっている事故そのものの質が「お粗末」なことに，日本の医療本体の質の「お粗末さ」が端的に象徴されているのである．なぜ，日本の医療の質がこれほど「お粗末」なものになってしまったのかというと，社会に医療の質を保証する制度をつくってこなかったことに加え，医療の質を高めるための社会資源の投入を惜しんできたことに原因がある．

医療の質をよくすることに金を使うことを惜しんできた格好の例が，「医師の卒後研修を保障する財政基盤を社会に用意してこなかった」ことである．その結果，ろくな研修も受けていない未熟な医師を「一人前」として医療の最前線に立たせることを繰り返し，多くの患者に犠牲を強いてきた．

米国では，メディケア（税金で運営する高齢者医療保険）を通じて，連邦政府が研修医一人当たり年10万ドルという巨額のコストを支出しているが，医療の質を保証するためには，質のよい医師をつくり出すことこそが肝要との認識があるからこそ，国家として積極的に莫大な資金を投入し続けてきたのである．

これとは対照的に，日本では，研修医に対して最低賃金にも満たない給与しか支払わず，そのうえ，労働基準法に違反する過酷な労働を強いることが常態化してきた．2004年に遅まきながら「臨床研修の義務化」が行われたが，本当に研修の質を改善するために十分な手当てがなされるのか，不安を抱いているのは筆者だけではあるまい．

c) 元祖「医療崩壊」

そもそも医療崩壊という言葉にも歴史がある．現今の医療崩壊は，勤務医の善意や献身が暗黙の前提になったうえでの病院崩壊が示唆されることが多いが，ちょっと以前の医療崩壊の意味は，より総合的であった．例えば2001年発刊の『医療崩壊―私たちの命は大丈夫か』[8]では，「病院経営に未来はあるか」という章以外にも，「医療事故はなぜ増えるのか」「先端医療の闇を語れ」「IT時代の医療の不安」「高齢社会の老人医療の光景」などの章が設けられている．そして，「医療事故の真因である病院・医師側の密室性」「医師自らが死生観も人生観もなしに最先端医療に向かう不安」「IT時代の賢い患者自身の医療観」「次代の老人を待ち受ける悲惨な医療状況」といった内容が展開されている．

熟達の医事評論家の水野 肇氏は,「複合脱線」だと以下のようにいう[9].

　列車事故で転覆した際,「複合脱線」ということが原因にあげられる. 原因がいくつもあって, それが相互に複合作用を起こして, 列車や貨車が転覆したという場合に使われる言葉である. 今の日本の医療の状況は, まさにこの複合脱線のようなものである. いろいろな原因が重なり, 相互に影響し合って崩壊寸前まできてしまったということなのである. …まず第1にあげられるのは, 日本の医学界は明治以降, ドイツ医学を模倣した封建制によって成立していたということである. これは, 敗戦や学生運動によって多少の影響があったにしても, 本質的には変化せず, 20世紀末まで何とかもちこたえてきた. 医学部の封建制というのは, 医学部の医局(教室)が一国一城のようになっており, 教授はその頂点に立っていて, 人事権をはじめ多くの権限を掌握していた. 教授に反抗したり批判したりすることは, イコール追放ということになった. 大学医学部は, いわば各医局の連合体のようなもので, 明治7年以降, 百年以上にもわたって医局制のもとに運営されてきた. これは一つずつを見ると, まったく時代に合わないもので, 今の日本の社会で比べる対象はない. わずかに国技館の相撲部屋が似ている程度で, たしかに「前世紀の遺物」である. しかし, 別の面からみると, この「封建制」が医学界を支えてきたことは事実である. …日本の医療が曲がりなりにも安定を保ち, 数々のすぐれた医療水準を維持できたのは, 誰の眼からみても「少し常軌を逸している」と思われる「医学部の封建制」によって支えられていたからである. …このようにして, 医療費削減と地方の自治体病院の医師不足という2つの悪条件が重なったうえに, これまでガラス細工で何とか凌いできた日本の医療界の, いわば「パンドラの箱」でもあった大学医学部の封建制のカギが自然に開いてしまった. この3つが複合して, 日本の医療を崩壊の淵に追い込んだといえるだろう.

　世界保健機関(WHO)が2000年に発表した「世界保健報告2000」では, 日本の保健衛生システムの目標達成度は, 世界第1位であった.「安くて, 立派だから」とされる. 立派なのは, 平均寿命・健康寿命の長さや乳児死亡率の低さからも容易に想像できよう. しかし,「安普請の医療」の中での実に涙ぐましい達成なのであった.

4 吉本隆明氏と岡本祐三先生の表現より

a) 消費資本主義

　私は評論家・思想家である吉本隆明氏の愛読者であり，医学生時代から40年以上にわたって味読ないし解読を継続してきている．1970年代前半以降の日本の資本主義を「消費資本主義」と一貫して指摘してきた吉本氏[10~13]であるが，対談集から彼の言葉を引用する[12,13]．

『超「20世紀論」（下巻）』より[12]．

　　消費資本主義社会においては，政府がやるべき有効な不況政策はたった一つしかありません．それは，百貨店やスーパーといった小売・流通分野など消費にかかわる第三次産業が活発化するように公的資金を投入することです．つまり，個人消費を刺激し，それを拡大させるしか手がないのです．
　　でも，政府は，それをやるのが恐いんですよ．建設業や製造業といった第二次産業に公的資金を投入すれば，橋とか道路とかができて形が残りますが，第三次産業に投入して失敗すれば，あとに何も残りませんからね．政府には，それだけの度胸がないんです．また，そうすることで，国民が経済的には政府をリコールできる潜在的な力を持っていることが顕在化することが恐いんですよ．

次に『時代病』より[13]．

　　現在がどういう時代だと思っているかというと，いろいろなことがありますが，簡単に言うと，資本主義から超資本主義というか，消費資本主義，過剰資本主義に移りつつあるという点に本質があるのです．
　　移りつつあるというのは現実問題だけど，政治や産業，企業の上のほうの人たちは，それがまだあまりうまく理解できていません．日本の資本主義が大いに栄えつつあって，今のやり方でまだいいと思っているのです．何かにつけて昔と同じ思考です．たとえば，失業対策で公共事業をやることがありますが，

実は公共事業に関連する労働者は20〜30％しかいなくて，大部分が第三次産業に行ってしまっているわけです．だから，第三次産業の分野で何かやらないと意味がないのに，上の人ほどそういうことに鈍感な気がします．

　資本主義の続きで，失業には公共事業をやって，そこで働いてだんだん懐が豊かになれば日本全部に及ぶだろうとか，企業を健全に発展させれば雇われている人もだんだんよくなるだろうと，今でも思っているのです．だけど，僕はそれは違うと思います．すでに日本は超資本主義というか，第三次産業の社会になっていて，そこで働いている人が多いのだから，そこで何かしないと景気対策にならないと思います．

b) 福祉と経済

　医療・看護・介護・福祉は，もちろん第三次産業である．だから，もっと堂々と「公的資金の投入対象である」と主張すべきなのである．ところが，実際には長年全くの日蔭者扱いをされてきたわけである．

　そういえば，介護や福祉の分野で一貫して先進的な仕事をされてきた岡本祐三先生[14〜17]も，つとに「福祉の経済効果」を強調されてきた．

　以下，『医療と福祉の新時代』より[15]．

　　福祉事業は，国レベルでいえば内需の拡大をもたらし，各地方自治体の地元経済にも大きな需要をもたらす立派な公共事業である．しかも，国の補助金が付くことも多い．たとえば，「ゴールドプラン」によるホームヘルパー事業などは，国が基準としているヘルパーの年俸（320万円）のうち，市町村は四分の一だけを負担すればよいことになっている．残りは都道府県と国の補助金で賄われる．要するに，この事業は，わずかな負担で市町村に雇用と所得（税収）をもたらすことになる．そしてその所得は，地元の銀行に預けられたり，さまざまな消費にまわって，地元の経済を大いに潤す．

　以下，『高齢者医療と福祉』より[16]．

　　21世紀の超高齢社会にむけて，安心できる社会福祉システムを構築しようとする場合，経済成長との関係は避けて通ることのできない命題である．確かに

福祉充実が経済成長を損なうようでは，元も子もなくしてしまう．「社会福祉に力を入れると，経済成長を阻害する」「福祉は経済成長の足かせだ」という説が，つい最近までよく言われた．「福祉亡国論」などという激しい調子のものもあった．…実は意外なことに，調べてみると「福祉亡国論」をきちんと理論的に証明した経済学者はいないのである．そもそも「福祉をやりすぎると財政が悪化する」という向きがあるが，そう主張し続けて「あまり福祉をやっていない」アメリカと日本が，いま先進国中でもっとも国内財政状況が悪化しているという事実が，何よりもこの俗論が誤りであることを雄弁に実証している．

「福祉のやりすぎ」で国の経済が破綻した例はない．むしろバブル経済の破綻にみられるように，福祉の分野にしっかり投資しないで，官民あげて熱にうかされたように金をためこむことに没頭していると，あのように資本の過剰蓄積が生じ，とんでもない経済破綻が起こるのである．日本の現在の最大の経済問題は，断じて「福祉のやりすぎ」などではないということは，ここではっきりさせておきたい．…

ところで日本では，福祉と経済を論じるとき，「国民負担率」という用語——（税＋社会保険料）÷国民所得——がよく使われる．おかしいのは，この「国民負担率」が社会保障の水準の指標のように使われていることである．たとえば，「日本は北欧と比べると，『国民負担率』がずいぶんと低い」とか，「『国民負担率』が50％を超えると，重い社会保障費負担のために経済成長が止まる」といった具合に．公的介護保険についても，法案化の最終段階で，「国民負担率を上げる危険性」があるという反対意見が土壇場で登場してきたことは記憶に新しい．

しかし，実は「国民負担率」という用語が使われているのは日本だけである．国際的には通用しない考え方なのだ．しかも「『国民負担率』が上昇すると，経済成長を阻害する」ということも誰も証明していない．早い話が，日本で税が福祉に潤沢に使われているだろうか．そうであれば，「寝たきり老人大国」などになるはずがない．誰もそうは思っていないはずで，日本で税がもっとも多く投入されているのは，大型の公共事業であって，まさに産業投資資金として使われているのだ．「国民負担率」が社会保障の水準の指標であるという説のインチキさは，少し考えればわかることである．こんないい加減な議論がまかりとおるほど，日本では福祉と経済の問題はまじめに考えられてこなかったのである．…

福祉と経済成長に関する誤った考え方，福祉をいわゆる保守対革新というイデオロギー抗争の道具にしてしまったこと，1980年代までの厚生省の政策，そして地方自治体の無関心とやる気のなさが，日本の高齢者福祉を遅らせた主な要因である．

c)「国民負担率」と経済学

つい長々と引用してしまったが，政権与党になったばかりの民主党が「コンクリートから人へ」と謳う今日とは全く異なり，これは 15〜20 年前にはなかなか市民権を得られなかった考えである．「第三次産業への税の投入」に中央政府は及び腰であったし，医療，特に介護は例外でなかったのが歴史的事実である．なお，「国民負担率」について，著名な経済学者であった故 都留重人氏の意見[18]を聞いておこう．

> やっぱり福祉や社会保障にお金がかかることは確かなのです．そこでこれをどういうふうに振り分けるかという場合に，現在，「国民負担率」という言葉をさかんに持ち出して，この「国民負担率」が高いので，それを下げるためには社会保障，医療の問題について答えを出すのが先決であるという言い方をする人が多い．しかし，これは大変な間違いです．
>
> そもそも「国民負担率」とは結局，国民が払う税金と社会保障関係の負担金を加えたものを，国民所得に対する比率として計算したものというらしいのですが，経済学ではこういう概念は使いません．誰が使い出したかとちょっと調べてみましたら，やっぱりそれは大蔵省(当時)で，大蔵省が土光(筆者注：敏夫)さんの「臨調(筆者注：臨時行政調査会)」行政改革のとき，言い出して使われるようになったようです．それを一部の経済学者までが重要視し，問題にしているのを，私は非常におかしいと思うのです．…
>
> 世界中のいくつかの国で「国民負担率」を計算しますと，スウェーデンは現在でも 70% ぐらいなのです．フランスで大体 50%．はっきりしているのは，50% になっても国はつぶれはしない，ということです．ところが日本は 50% を越すと国が破綻すると橋本首相までが言い出している．経済学では特に問題にしないような概念を使って，世論をある程度動かそうとしている．仮にもそれを言うのだったら，公共事業費の無駄や米軍に対する「思いやり予算」をまず削るべきでしょう．

しかしながら，「国民負担率の抑制」という考え方は根強く生き残り，その後に発足した小泉政権の司令塔ともいえる経済財政諮問会議でも強硬に主張されたところである[19]．

5 医師臨床研修制度の見直し

　このように視野を広げて考えてくると，新医師臨床研修制度が現今の病院崩壊や地域医療崩壊の最大原因とみるのは，短絡しすぎであるのがわかる．うまくスケープゴートにされてしまったのである．むしろ，ぐらぐらだった積み将棋に最後に乗せた駒だっただけであると形容できるのではないか．瀕死の重態にとどめが刺されたともいえよう．

　新医師臨床研修制度の三大眼目は，①基本的臨床能力の修得(プライマリ・ケアの重視)，②コミュニケーション・スキルの修練(人格の涵養)，③給与保障によるアルバイトの禁止である．私なりの流儀でいうと，日本の医学生の卒業時点での平均的な基本的臨床能力は，欧米先進諸国や米英の教育的影響が強い一部の東南アジア諸国の水準と比べて格段に見劣りがするので，医師人生の開始にあたり，臨床能力の裾野をできるだけ大きく，分厚く作るというねらいである．そして現状における達成度は，幅広い臨床能力の獲得の点でも，地域病院と大学病院の研修内容の近似化の点でも比較的満足のいくものであることは，福井次矢先生らの調査[20]で垣間見ることができる．

a) 見直しの方向

　ところが今回，「臨床研修制度のあり方等に関する検討会(座長：高久史麿先生)」で見直しがなされ，「医道審議会医師臨床研修部会(座長：齋藤英彦先生)」を通過し，パブリックコメント募集を経て，臨床研修省令が改正されることになった．改正省令によると，2010年4月の新研修医から適用される研修プログラムは，1年目に内科6か月以上・救急3か月以上の必修，2年目に地域医療1か月以上の必修，5科(外科，麻酔科，小児科，産婦人科，精神科)から2科(以上)の選択必修(適切な期間)となっている．その他の改正点としては，臨床研修病院の条件に年間入院患者数が3,000人以上であることが加えられたこと，研修医の募集定員にさまざまな条件がつき，都道府県別の募集定員の上限が設定されたこと，病院の医師派遣の実績が募集定員

の加算に加えられたことなどがあげられる．

　弾力化であり，到達目標は温存するとはいうが，全体としては，医師臨床研修制度の後退に違いない．2年間の研修義務年限を実質上は1年間にして，2年目は将来の専門性の方向に舵を切ってもよいと受け取る向きが多い．プライマリ・ケア重視の立場なら，むしろ全く逆であり，2年目は将来進まない分野を学んで臨床の裾野を広げる姿勢でありたいものだ．

b) 悪しき政治主導

　こうした動きは，政治主導だとされる．自民党文教族の超大物議員が動いたとうわさされる．とんでもない悪しき政治主導があったものである．昨年民主党が政権を握り，官僚主導から政治主導への転換がしきりに謳われているが，それ以前とはいえ政治主導がよいとは限らない好例であった．卒後2年目の研修医を専門医の卵，労働力として囲い込み，大学医局の医師派遣機能を少しでも増大させようとする魂胆が透けて見える．件の「検討会」でも，新医師臨床研修制度の初志を貫こうとする少数派は「勝ち組」と規定され，医師派遣機能の劣化に悩まされている多数派の「負け組」大学人に突き上げられたと聞く．

　最近になって舛添要一前厚生労働大臣の述懐[21]を目にした．記事自体は舛添氏の思いの丈や熱血漢ぶりが浮き彫りになっているものだが，その中に以下の内容が含まれている．

　　実は，「臨床研修制度が医師不足の原因だ」という意見は，森　喜朗元首相など，何人かの政治家からも届けられていた．具体化検討会の人選を進めていた2008年7月初旬，ある会合で，森氏と小川秀興順天堂大学理事長と一緒になったが，その席でも，私や小川理事長に対して，「地元の金沢の医者たちの意見を聞くと，臨床研修制度が医師不足の元凶だというではないか．研修の2年を1年に短縮すると問題が解決する」と力説した．これは，具体化検討会で，嘉山孝正委員(山形大学医学部長)や岡井　崇委員(昭和大学医学部産婦人科主任教授)が述べたのと同意見である．私は，「この問題は，いずれ大臣直属の検討会で議論する予定である」と答えたが，森氏も自らこの問題について自民党の中に議員連盟を発足

させる意向であると私に語った．こうして，厚生労働大臣の下に1つ，自民党の中に1つ，臨床研修制度の見直しを行う会ができることになったのである．前者は2008年9月8日に，後者は同年9月9日に発足する．

c）本来の議論の方向

　多くの識者が指摘するように，議論がねじれているというか，未消化なのだ．整理するポイントの第1として，本来なら新医師臨床研修制度5年間の目標達成についての徹底的総括が必要である．第2に，到達目標が温存される以上，よほど優れた研修病院のよほど優れた研修医以外に1年間では達成できないから，2年目の研修医を，専門医の卵という名の労働者として囲い込むのは軽率すぎる．第3に，専門医・総合医養成の後期研修制度の確立こそが，病院崩壊や地域医療崩壊の防波堤になるという確認が必要である．つまり，診療科偏在の課題が，医療需要に照らして解決されなければならない．これは，厚生労働省，日本医師会，各専門医会の三角関係をいくら眺めても解決しない．国家としての厚生労働省は，この課題に参画する気もないし，その必要もない．開業医の利権団体の色彩が強い日本医師会は，民主党政権の下で一層発言権を失うであろう．各専門医会を束ねる機構が俯瞰してはじめて，診療科偏在の是正が開始できる．

　蛇足かもしれないが，現行の初期研修の2年間はどの診療科にも帰属しないために，甘やかされ，社会人としての責任感が涵養されにくいとの批判がある．つまり卒業後にすぐに入局していたころは，こんなことはなかったという主張である．この批判は大学人から発せられることがほとんどだが，実感に裏付けられている．しかし，それは採用される研修医の定員が今でも多すぎるからではないだろうか．年間の担当症例が150例くらいは保障され，診療がかなり忙しく，しかも指導医と研修医ができるだけ面で向き合うような濃厚な教育環境では医師としての責任感は自然と養われるものだが，そのためには400～500床の病院で約10～15名，1,000床の病院で約20～30名の初期研修医数が限界かと思われる．大学病院も例外ではないのだ．一般病院でも「新卒に異常にやさしい新研修医制度」[22]があるようだが，新制度の運用

に彼我の差が随分あるように思われる．

なお，民主党の「INDEX 2009 医療政策〈詳細版〉」[23)]では，「臨床研修の充実」に関して以下のように記されている．批判する側ゆえの気楽さが手伝っているかもしれないが，自民党の姿勢よりは明らかに的を射ている．

　一貫性のある学部教育，前期・後期臨床研修を通じて質の高い専門医を養成し，専門医が研修医の指導医となる臨床研修システムの構築を図ります．政府は医学部卒業後の臨床研修制度を実働医師数の調整に利用してきました．医療費抑制のために2年の臨床研修を義務化し，医師不足が顕著になると，今度は実質上1年の義務化へと見直し，研修医を地域医療に従事させようとしています．これは大変な誤りです．質の高い臨床医を養成する臨床研修制度には，専門医制度の確立が不可欠であり，総合医も専門医と位置づける必要があります．これまでの卒後臨床研修の成果を客観的に評価し，前期臨床研修の全国均てん化を図ることによって，後期卒後臨床研修については，総合臨床医研修，へき地医療研修，産科・救急・小児・外科医療研修などの分野を中心にインセンティブを付与することによって，偏在を解消します．

文献

1) 松田道雄：私の読んだ本．岩波書店，1971
2) 小松秀樹：医療崩壊─「立ち去り型サボタージュ」とは何か．朝日新聞社，2006
3) 本田 宏：「医療崩壊」のウソとホント─国民が知らされていない現場の真実．p28, PHP 研究所，2009
4) 加藤周一：夕陽妄語Ⅲ．朝日新聞社，1992
5) 高岡善人：病院が消える─苦悩する医者の告白．講談社，1993
6) 本田 宏：誰が日本の医療を殺すのか．pp178–182, 洋泉社，2007
7) 李 啓充：市場原理が医療を亡ぼす─アメリカの失敗．pp195–200, 医学書院，2004
8) 保坂正康：医療崩壊─私たちの命は大丈夫か．講談社，2001
9) 水野 肇：医療は，どこで間違ったのか．pp30–35, リベルタス・クレオ，2008
10) 吉本隆明：超西洋的まで．pp206–267, 弓立社，1987
11) 吉本隆明：世界認識の臨界へ．pp228–255, 深夜叢書社，1993
12) 吉本隆明：超「20 世紀論」（下）．pp130–131, アスキー，2000
13) 吉本隆明，高岡 健：時代病．pp107–110, ウェイツ，2005
14) 岡本祐三：デンマークに学ぶ豊かな老後．朝日新聞社，1990
15) 岡本祐三：医療と福祉の新時代─「寝たきり老人」はゼロにできる．pp202–204, 日本評論社，1993

16) 岡本祐三：高齢者医療と福祉．pp199-220，岩波新書，1996
17) 岡本祐三，田中 滋：福祉が変われば経済が変わる―介護保険制度の正しい考え方．東洋経済新報社，2000
18) 都留重人：科学的ヒューマニズムを求めて．pp107-108，新日本出版社，1998
19) 村上正泰：医療崩壊の真犯人．pp122-126，PHP新書，2009
20) 福井次矢，高橋 理，徳田安春，ほか：医学教育の現状と展望―Ⅱ．新臨床研修制度の影響 臨床研修の現状；大学病院・研修病院アンケート調査結果．日内会誌 96：2681-2694, 2007
21) 舛添要一：厚生労働省戦記―舛添要一の七五二日 医療再生を阻む官僚と医師会．中央公論 125：162-183, 2010
22) 村田幸生：「スーパー名医」が医療を壊す．pp105-110，祥伝社新書，2009
23) INDEX 2009 医療政策〈詳細版〉．
    (www.dpj.or.jp/policy/koseirodou/index2009_medic.html)

III
病院崩壊の打開策

(松村理司)

III 病院崩壊の打開策

　2008年6月に前自民党政権の下で,「安心と希望の医療確保ビジョン」が厚生労働省から示された.政府内ですでに危機感が充満していたことがうかがえる.その3本柱は,「医療従事者等の数と役割」「地域で支える医療の推進」「医療従事者と患者・家族の協働の推進」となっており,それぞれの各論もかなり当を得たものとなっている.最近では医療崩壊や再生に関する書物が,巷にあふれるばかりである.的を射た指摘も多く,以下と重なる内容に事欠かないが,幾冊かから若干の引用をしながらもできるだけ自分自身の言葉で語ってみることにする.

1 医学部定員の増員

　2009年の経済協力開発機構(OECD)の統計では,加盟30か国の人口1,000人当たりの平均医師数は3.1人(単純平均:各国の人口当たり医師数の合計を国数で割った数)となっている.日本は2.1人であり,下から4番目に位置している.「医療の効率性,特に医療費の削減を目指す観点から医師数を規制する」という1980年代からの厚生労働省の政策が実を結んでいるのである.ところが,OECD主要国においては,「安全の確保や質の担保の観点から医師数を増やす」という政策に大きく変化している.なお,日本の病床数はとてつもなく多いので,病床数当たりの医師数となると開きが格段に大きくなる様は,IV章の5(☞94頁)で述べる.これが,医師の疲労感を倍加させているのである.

　政権与党の民主党は,医師養成数を現状の1.5倍にするという.ばらまきの感を拭えないが,できたとして病院崩壊は止むか? 止まないだろう.勤務医の確保にすぐには結び付かないからだ.初年次の医学生が勤務医のマンパワーを有するまでに成長するには10年はかかる.では,将来的には崩壊した日本の医療の再生に資するか? 当然資するだろうが,いくつもの懐疑が残り,拙速に映る.まず1つは,医学部教育の問題.自民党政権下での医学生数1割増の際にも指摘されたが,教官の増員や教育設備の充実がとても

大きな課題になる．5割増ともなると，資本投入も相当なものになる．全国医学部長病院長会議からも早速の要求が民主党になされた．第2に，超高等教育ともいえる卒後教育にも，ヒト・モノ・カネの点で相当な負担がかかってくる．第3に，勤務医の平均収入が低下するおそれがある．特に，今でもアルバイトで何とか生活費を捻出している大学勤務医は，「やってられるか」という状態になるのではないか．診療は忙しく，教育には今以上に手をとられ，研究はますますできなくなり，アルバイトによる潤いの増加もさほど期待できまい．「医学部崩壊」が囁かれているが，大学勤務医が大学病院から今以上に撤退するようになれば，その深刻さは計り知れない．

地域医療の再生のための現実的な策としては，すでに地域枠制度が4，5年前から導入されている．医学部入学に特別枠を作り，卒業後の一定期間を地域で勤務してもらおうとするものである．地元出身者が選抜されることが多いようだが，対象を全国に広げている大学もあるようだ．2009年度には47大学で定員714人であり，2010年度にはさらに313人の増員が見込まれている．なお，米国ではその有用性が1980年代から示されているとのことである[1]．もちろんながら，地域医療教育の一層の充実に支えられたものでなければならない[1]．

2 メディカルスクール構想

メディカルスクールを創る構想がある．東京都，四病協(四病院団体協議会：日本病院会，全日本病院協会，日本医療法人協会，日本精神科病院協会)，聖路加国際病院，国際医療福祉大学などで議論が進められている．いくつかのモデルがあるようだが，「米国型メディカルスクール」と「3年次選抜型の4年制医学部」に代表される．前者は，4年間の専門職大学院で，学士が対象である．将来的には卒業時に専門職博士の学位を授与したいとしている．現在の医学部編入学に近い．後者は，他大学や他学部で2年以上の教養課程を修了，または卒業している人が対象である．4年制の2年間が終

了した時点で，いったん大学卒業資格を与え，適性のある学生を対象に後半2年の臨床学習教育を行う．

　このメディカルスクール構想について，議題を2つ提起したい．第1は，医師の適性判断の時期に膨らみをもたらす長所についてである．高校までの受験教育の厳しさは，大学入学で吹っ飛ぶのが日本の通例だが，医学部でも例外ではない．本来なら大学や大学院でこそ，真の高等教育が展開されるべきだが，米国の充実ぶりと比較すると，日本は遥かに見劣りがする．しかしよく考えてみると，大学と大学院では随分違うのではないだろうか．つまり，大学を卒業してはじめて医師を志し，大学院としての医学部に入学する米国人青年に比べて，高校卒業直後に大学医学部に入学する日本人青年が，動機や自覚においていささか見劣りがするのはやむを得ないと思われるのである．これは，識者の間で以前からよく指摘されるところであった．なお，日本の6年制医学部在籍者に対して，4年間が終了した時点でいったん大学卒業資格を与えてはという議論があるが，これは「3年次選抜型の4年制医学部」構想に取り入れられている．

　第2は，大学病院と地域病院(ここでは，大学病院以外で医学教育や臨床研修に携わっている病院の総称)の勤務医のあり様の日米間の差についてである．日本での両者は，働く目的や姿勢や方向性がかなり異なる．端的にいうと，大学病院勤務医には研究色が強く，これに対して地域病院勤務医はほぼ診療一辺倒である．大学の使命としては，研究以外に診療・教育があり，教育に割かれる時間も相当なのだが，日本ではこれまで臨床畑でも研究が重視されてきた．では地域病院に教育があるかというと，ごく一部の例外を除くと卒前・卒後ともに約10〜20年の歴史しかない．一方，米国では，大学病院と地域病院との差が日本ほど際立っていないので，両者の差もあまり感じられない．米国の医学部の中には，ハーバード大学のように自身の附属病院をもたないものもあるくらいである．診療・教育のプロであるclinician-educator(臨床医・教育者)は，どちらの病院にもごろごろいるし，地域病院にも研究者がいるという按配である．「日本の地域病院で医師を養成する」といわれると何となく違和感がつきまとうが，その根拠がこのあたりにある．

a) 反対意見

　メディカルスクールの創設は，既存の6年制医学部の定員増加よりも即効性があるとも主張されるが，法的整備も必要であり，そう簡単にはいかないだろう．全国医学部長病院長会議は，まず6年制医学部の新設には，「教官の確保がますます困難になり，派遣医師の引き揚げが倍加し，地域医療がさらに崩壊するおそれがある」と反対表明している．メディカルスクール構想にも，「ロースクール（法科大学院）構想があまりうまく軌道に乗っていない，医師養成に2つの道があるのはいかがなものか，医師数が将来余ってこないか」という理由で，反対の論調らしい．

b) 賛成意見

　しかし，もしこのメディカルスクールシステムが稼働するようになった場合，入学する医学生の数は当面はかなり限られるとしても，卒前教育の質となると，手を挙げると想定される地域病院の覚悟や臨床的実績が格段なものだけに，刮目に値するのではないか．

　日米の臨床医学や研修教育に通暁した中田　力先生の目には以下のように映る[2]が，日本の現状を克服できる一歩になるかもしれない．

　　どの世界でもプロを作るのはやっかいな仕事である．アメリカの医学教育は，「医療のプロ」を作るという超難問を目の前にしたアメリカが，長年にわたる試行錯誤の果てに作り上げた傑作である．
　　まず，学生教育からして臨床経験を重んじる．そして，教授陣には「医療のプロ」である人間をそろえ，「医療のプロ」として立ち振る舞うことを強いる．したがって，アメリカのメディカルスクールを卒業した医師は，その時点ですでに，日本の医学部を卒業した医師よりは限りなくプロに近い存在になっている．平均的に見ると，カリフォルニア大学のメディカルスクールを卒業した医師の臨床能力は，だいたい日本の国立大学を卒業した医師が4, 5年の臨床を経験したときの実力に匹敵する．
　　それでも，まだまだ，一流の臨床医となるには経験が足りない．臨床医とし

てはセミプロ程度の存在である．少なくとも，臨床医の世界が「医療のプロ」の世界であるアメリカにおいては，その程度にしかみなされない．そこで，メディカルスクールを出た直後からプロになるための特殊トレーニングを受ける．それが卒後臨床研修である．メディカルスクールが職業訓練所ならば，卒後臨床研修は，「医療のプロ」を育てる特訓の場である．アメリカは，この，プロ養成のための徹底した訓練システムを，ほかの国には類を見ないほど効率の高いものに作り上げている．

　メディカルスクールの入学審査で適性のふるいにかけ，メディカルスクールの学生である間にマニュアル程度はこなせる職業訓練を終了させ，卒後臨床研修システムという「地獄の特訓」で，一人一人の医師を，「医療のプロ」に仕上げる．アメリカの一貫した医学教育システムである．

　アメリカで私が教えたメディカルスクールの学生のほとんどは，教室で習ったことなど何も覚えていなかった．それなのに，病院で患者さんの責任を任せると途端に覚えてしまう．インターンをはじめて1年もすれば，もう，一人前の口を利くようになる．

　すべてはやる気なのである．日本の医学部では，みんな，一生懸命机に向かってまじめに暗記をしている．受験勉強に慣れた若者には得意の方法である．教授は教授でマニュアルを教え，学生は学生で試験に出る知識を欲しがる．しかし臨床の実践で最も大切な事柄は教室では覚えられない．ましてや，机の上で解く試験問題にはならない．臨床医は現場で育つのである．教室も試験もいらない．

　日本の医学部にももう少し適性のある学生を増やすようにするのは，わりと簡単な作業である．アメリカ同様に医学部から教養課程を外して4年制のメディカルスクールとし，4年制の一般大学を卒業した人間に改めて受験をしてもらえばよいのである．面接などやらず，今までどおり，入学試験の結果だけで合格者を決めてもかまわない．面接はするのもされるのも苦手な日本人が，そこまでアメリカのまねをする必要はない．ただ，医者になる決心を遅らせて，自分たちにはほかにもいろいろと実力を出せる世界があることを知ってもらってから，改めて医者という職業が自分に向いているのかどうかを判断させるだけでよいのである．…実現すれば，医療の現場に与える影響は計りしれない．

　医学がそれほど進歩していなかった時代においては医療と医学の同一性が高く，優秀な臨床医はすべて学術家医師（academic physician）としてやっていける時代もあった．しかし，医学研究の手法が高度化，細分化された現在，医学研

究と臨床とは直接的な関係をもたなくなっている．その結果，現在，学術家医師として生きるためには，医師であると同時に学者であること，言い換えれば，二つの全く違った職業を持つことを要求されるのである．必然的に大学の臨床教室も少しずつその形状を変えた．…

このような医療と医学との分離はすべての国家に共通の現象であり，日本でもアメリカでも同様の問題を提起した．ただ，日本とアメリカでは対処法が正反対であった．それが，日本医療とアメリカ医療とを決定的に違ったものとする要因となったのである．

アメリカのメディカルスクールは医療を優先した．医療をやりたい人間を入学させ，医療のプロを教授陣に迎え，医療を教える指導に充てた．日本の医学部は医学を優先し，医学を志すものを入学させ，研究者として一流の人間を教授に迎えた．その結果，アメリカの臨床教室には優秀な研究者が激減し，日本の臨床教室からは優秀な臨床医が激減した．…

臨床も一流，研究も一流という立場を守るのは，たしかに大変なことである．ある意味，スーパーマンでなければ不可能かもしれない．だったら，医者でなくてもできる研究は医者以外の科学者に任せ，医者は臨床を重んじるべきである．大学の臨床教室が研究を第一とし臨床を二の次にするのは，本末転倒である．

なお，民主党の「INDEX 2009 医療政策〈詳細版〉」[3]の「医師養成数を1.5倍に増加」の項目に「新設医学部」の文言があり，興味津々である．

新設医学部は看護学科等医療従事者を養成する施設を持ち，かつ，病院を有するものを優先しますが，新設は最小限にとどめます．地域枠，学士枠を拡充し，医師養成機関と養成に協力する医療機関等に対して，十分な財政的支援を行うとともに就学する者に対する奨学金を充実させます．

3 医師事務作業補助体制の充実

2008年4月の診療報酬改定で加算がはじめて認められるようになった．上限があり，人件費までは出ないという欠点はあるものの，非常によい改定である．ただし，遅きに失した感じを否めない．今後は一般病床だけでなく

III
病院崩壊の打開策

療養病床などにもどんどん広げてほしい．私は，1983～1984年にかけて米国の医療をはじめて視察する機会に恵まれた．その印象を20項目にまとめたことがあるが，その第1項が以下であり[4,5]，すでに25年前に日米の医療者の陣容の圧倒的な差に大きな衝撃を受けたことを覚えている．調べてみると，米国における同種の制度の開始は何と80年以上前に遡る．

　医療費に日本とは相当差があるとはいえ，人的資源が圧倒的に豊富で，医療全体にゆとりがあった．特に，医師と看護師以外の医療労働者数は，日本の数倍以上であった．

　まだ電子カルテの時代にはなっていなかったが，医師各人のしゃべり方の癖に慣れた秘書たちが大勢いて，手術記事をはじめさまざまな口述内容を正確に，速く打ち出してくれるのであった．医師の労働効率や生産性を深く考えさせられたものである．電子カルテの時代になって，紙カルテの時代よりは診療内容の記載に時間がかかるようになった．カルテ記載に関するスタッフ医師の仕事は，医師にしかできない業務とカルテの点検に限るようにしたい．

　ちなみに洛和会音羽病院(以下，当院)は，9年前に医局秘書課を設置し，7名の常勤職員を配置している．業務は，臨床研修の事務手続き・入職時のオリエンテーションに携わる教育部門，医師の業務管理・入退職の対応をする勤務管理部門，医師の提出書類の対応をする事務支援部門の3つに分かれている．4年前にはドクターエイド制度を導入し，2010年4月現在忙しい診療科に計10名(整形外科2名，透析部門3名，消化器内科1名，救急部1名，脳外科1名，心臓内科1名，総合診療科1名)の職員を配置している．

　医療は，労働集約型産業の典型である．医師だけでなく，看護師，医療クラーク，医療ソーシャルワーカー，医療メディエーター(対話仲介者)，その他の補助者の増員が不可欠なのである．救急救命士の国家資格がありながら救命士としての仕事のない人が2万人にも上るという．もったいない話である．

4　チーム医療下でのスキルミックスの推進

　医師以外の多職種の業務内容の拡大も検討されはじめている．特に医師と看護師との協働が論じられることが多く，スキルミックス（多職種協働）という言葉が用いられるが，当面は昭和23(1948)年制定の現行の医師法と保健師助産師看護師法（保助看法）との枠内で行うようである．医師から看護師への権限委譲であり，看護師の裁量権の拡大であり，具体的内容が模索されている．ただし，これは双方に自覚がいる．医師側の自覚としては，あくまで裁量権の委譲であり，医師不足の中での雑務の移動ではないということである．欧米に比べて，看護師が余っているわけでは決してないのだ．病床数当たりの看護師数は圧倒的に不足しており（IV章の5 ☞ 94頁），ドクターエイドだけでなく，ナースエイドも必要なくらいである．また医師不足が解消されれば，権限委譲が消滅するという性質のものでもない．看護師側の自覚としては，責任が大きくなるということに尽きよう．

　前項で述べた約25年前の拙稿は，これに関しても以下のように触れる[4,5]．

　　平均的看護師のケアの水準は高かった．医師の彼我の差以上であった．ICUナースなど専門看護師の立場と保証が明確であった．全体的に，プロフェッショナリズムの自覚と看護の独自性が確立していた．
　　医療者の間の意思疎通は，円滑であった．これは，開業医と病院間，医師間，看護師間，医師と看護師間，病院間のすべてにあてはまった．しかも，かなり突っ込んだことまで本音で話し合っていた．それでいて，単なる愚痴のこぼし合いは少なかった．症例説明が電話を利用してなされることも多く，患者把握と情報伝達の上手さを感じさせられた．個々の患者の過去の病歴の蓄積量にも相当な差があった．チーム医療を論ずる際の根本と思われた．

　医師と薬剤師とのスキルミックスも今後は大いに推奨されるべきである．薬学部も6年制となって4年が経過するし，卒業生も毎年1万人規模になろうとしている．ちなみに洛和会の治験・臨床研究支援センターの14名の常勤専従職員の構成は，医師1名，薬剤師4名，看護師5名，臨床検査技師2名，

事務員2名である．CRC(clinical research coordinator；治験コーディネーター)相当者は3名いるが，薬剤師2名，看護師1名となっている．

　ところで，チーム医療といい，スキルミックスといい，舶来の言葉である．日本で行われていた医療や看護の実態を括ったわけではないのは残念だが，制度の枠組みから中身が熟することもある．鶏が先か，卵が先か．権限に関しては医師の先行・専横が目立つ日本の医療界だけに，その意味での医療の民主化には今が好機である．

5　ナース・プラクティショナーやNurse anesthetistなどの育成

　日本看護協会が現在19分野で推進中の認定看護師制度については大方の賛同を得ており，反対は極小と考えられる．では，ナース・プラクティショナー(診療看護師)やnurse anesthetist(麻酔看護師)はどうか．

　ナース・プラクティショナーとは，自立して，または医師と協働して診断・治療などの医療行為の一部を実施する看護職を指す．前項で述べたスキルミックスを最大限に拡大したものととらえることができる．日本の医師法では，医師・歯科医師以外による診断や投薬などは認められていないが，2008年4月に大分県立看護科学大学大学院の博士前期課程において，老年および小児のナース・プラクティショナーの養成教育が始められた．その他のいくつかの看護大学院でも同様の試みが展開されている．聖路加国際病院理事長の日野原重明先生によると，同病院では1990年代初頭からナース外来を開き，高血圧症や糖尿病などの慢性疾患管理を試みてきた実績があるが，患者・家族にはきわめて好評である．ただし，法的な規制のために，診療報酬につながらないのが残念とのことである．これが，制定から60年が経過した医師法と保助看法の改正が求められるゆえんである．

　米国におけるナース・プラクティショナーの歴史は40年以上に及び，現在では約14万人が活動している．40年前の米国でも医師不足があり，看護

師の役割の拡大が求められた．看護の側にも大学教育の拡大の機運があり，連動できたのは，今日の日本に似ていて参考になる．

　ナース・プラクティショナーの導入については，この種の権限委譲の常として，すでに日本医師会が強く反対している．しかし全国自治体病院協議会は賛成しており，日本病院会の調査でも過半数の病院長の支持を得ている．日本看護協会は，慎重な姿勢を堅持している．

　日本の歯科麻酔医は，専門医資格を取得しても，歯科・口腔外科領域以外の全身麻酔に関しては，生涯教育の対象としてしか実施できないことになっている．とにもかくにも狭量なのである．このような状況であるから，nurse anesthetist あるいは麻酔ナース・プラクティショナーの地位の確立はなかなか望みにくい．第42回日本赤十字社医学会総会は2006年の晩秋に京都で開かれたが，当時95歳になられた日野原先生の特別講演は以下のように過激であった[6]．

　　アメリカでは，全身麻酔の8割以上を nurse anesthetist がかけている．日本では，古い法律がすべての進歩を遮る．私は，もう待てない．直ちに法律を破ろう．訓練されたナースに全身麻酔をかけてもらおう．聖路加では明日からやる．皆さんもそれぞれの持ち場で，勇気をもって法律違反を行おうではないか．

　ついでにいうと，米国にはPA（physician assistant）といって，外科などにおける基本的な手技を行い，医師の業務を助ける職種がある．日本では外科，心臓外科，脳外科を志望する医師数が減少していることもあり，日本型PA（非医師高度診療師）の創設が模索され始めてはいる．

　こういった情勢を背景に，2010年早春の時点で「特定看護師」の導入についての議論が始まった．ナース・プラクティショナーほどの権限はない職種だが，議論の開始は大きな前進と考えられる．

Ⅲ 病院崩壊の打開策

6 「総合医としての開業医」の拡充

　巻頭の「序」でも少し述べたが，「総合医としての開業医」の意味は，「開業医にビル診（ビル診療所）医師ではなく，総合医（家庭医）としてもっと機能してもらおう」というものである．これには厚生労働省の意図が濃厚にうかがえる．その場合の総合医の漠然とした定義の概要は，「時間外も働くこと，往診をすること，複数の病気を診療すること，心のケアをすること，できれば緩和ケアができること」であった．病院に流れている外来患者や一次救急患者をできるだけ多く開業医が診療することによって，病院勤務医が入院患者の診療や手術に特化専念できるように誘導できないかというものである．すこぶる合理的な発想である．

a) 厚生労働省の思惑

　この構想の推進役であったとされる元厚生労働事務次官　辻　哲夫氏の近著『日本の医療制度改革がめざすもの』[7]の「医師不足問題と人を診る医療・歯科医療・看護」の章にはこうある．

　　医師不足の問題は，医局の人事調整機能の低下だけでなく，もっと構造的なものです．近年，開業医は通常，時間外診療と往診をしなくなってきたのです．病院の勤務医でいちばん大変な小児科は休日と夜間の救急外来で，夜昼働きづめで疲労困憊しやめていくので医師不足となっているのですが，小児科の救急の9割は病院でなくても開業医で対応できる軽医療なのです．なかには，電話相談だけで対応できるようなものもあります．…
　　わが国の現在の医療は，あえて端的に言って病院を中心として臓器別に専門分化したいわば「病院医療」に偏り過ぎているのではないのでしょうか．…臓器別に専門分化した大変高度な医療が病院中心に進行し，国民は病院に強く依存していったということがあるのではないかと思います．医師は大変な努力をして勉強し，臓器別に分化した専門医となり，開業しても専門分化したかたちで医療を行うことが多くなってきたといえます．国により制度に違いがあります

ので単純に比較できませんが,わが国では,アメリカに比べて,例えば整形外科医は 2.0 倍,脳神経外科医は 3.4 倍というように臓器別の専門医が多く養成され,近年は,整形外科ではさらに部位別の専門医が育っていると聞いたことがあります.このようなわが国医療の専門分化の過程で,人を全体として生活の中で診る,したがって,患者の求めがあれば時間外や往診にも対応するという医師の佇まいが失われてきたのではないでしょうか.…

特定の分野の専門医が,総合的な医療を行う医師を見て,その特定の分野に関して水準が低く見えるから,総合的な医療というものの専門性を低く見るとすれば,それは誤解だと思います.なぜなら,臓器別の専門医は基本的に臓器別の専門性という縦の方向に向かった高い力量(知識,技術)を持っていますが,総合的に人を診る医療は横に広がる幅の広い総合的な力量(知識,技術)が必要であり,決して低く見られるべきものでなく,むしろ患者や家族とのコミュニケーションや幅広い洞察力などを必要とされる,水準の高いものなのです.

今回必修化された医師の臨床研修は,人を全体として診るという視点が重視されており,これからのわが国の医師は,アメリカのファミリーメディシンの例に見られるような総合的に人を診る一つの独立した専門医を位置付ける方向と併せて,ひとたび従来からある体系の専門医となった上で総合的な医療を学ぶという方向も含め,両方の道を歩むことができると考えます.いずれにせよ,これは相当に差し迫った問題です.

本書で取り上げたい内容の多くが,平易な語り口調で述べられている.総論としては申し分がない.問題の第 1 は,病院と診療所の機能分化がうまく図れるかということである.開業を志す若い世代のうち,総合医の割合はどれくらいなのだろうか.問題の第 2 は,フリーアクセスの制限に切り込まない限り,達成できないのではないかということである.そして問題の第 3 は,本書の主題である病院総合医については触れられていないことである.

b) 英国の家庭医

「日本の開業医と英国の家庭医」[8]というまた違った切り口の文章を以下に引用する.英国の家庭医について知り尽くした日本人医師の筆になる.要は,日本の平均的開業医の「総合医・家庭医としての臨床力」に疑問を呈しているのである.

(英国の家庭医は，)日本でいえば開業医のような存在であるが，決定的な違いは3つある．

1つは，英国の家庭医は「家庭医」として研修を受けているが，日本では内科医や外科医，小児科医といった研修をしたのち，「家庭医」としての研修を特別必要とせず開業することである．これは「家庭医」を「専門」として位置づけているか，「それぞれの科で研修したら家庭医はできる」としているか，という違いである．いってみれば，英国に比べると，日本では家庭医の専門性を軽視してきた，ということになる．

2つ目は，家庭医の基盤である．英国では「国家公務員」として，均一な給料のもと担当地域が決まっているため，同じ地域に人口に比べてたくさんの家庭医がいたり，過疎の村に家庭医がいない，ということはない．市町村の役場と本質的には同じ存在である．このため，地域格差が生まれにくい．

3つ目は，英国の家庭医では余分な検査や投薬が行われない傾向があることである．家庭医の経済基盤が社会主義的な英国では，いくらたくさん投薬・検査をしても医師本人の収入に直接つながらないためである．一方の日本では，開業医は「商売」として存在するため，検査・投薬によってある程度「儲ける」ことができるシステムであり，英国とは逆のことが起こりうる．しかしながら，その分，英国の家庭医では医療の質向上の動機づけが落ち，待ち時間が延びるなどの弊害もあり，必ずしも良いことだけではない．

c）日本の家庭医養成

ごく最近になって，「家庭医の養成と病院の役割」[9)]という論文を目にした．この分野の牽引者の1人である前 三重大学家庭医療学教授の津田 司先生の筆になるものだけに，説得的内容ばかりである．うち「おわりに」を引用させていただく．

21世紀の少子高齢社会においては，各科専門医ばかりを養成しても，プライマリ・ケアの専門医である家庭医を育成しなければ適正な医療システムの構築は困難である．したがって，大学病院や臨床研修病院はこれまでのように各科専門医を養成すると同時に，グループ診療のできる家庭医の養成にも力を注ぐ必要がある．そうすることによって救急医療体制，小児医療体制，産科医療体

制が改善されて適正な医療システムが構築でき地域医療再生が可能になるものと考えられる．

また，高齢者の医療福祉においてもグループ診療のできる家庭医が在宅ケアや在宅ターミナルケアを24時間，365日担当するので病院死から在宅死へのシフトが可能となり，病院の回転率も上昇して適正な医療システムの構築が可能となる．この意味においても，病院で家庭医療の指導医と協力して家庭医の研修の一部を担うことが必要であり，そうすることによって専門医は専門医療に集中しやすくなり，お互いにwin-winの関係ができ上がるのである．
こういう趣旨でまとめられた成書[10, 11]も散見される．

7 女性医師対策

新卒の女性医師（以下，女医）の比率が増え，今や3～4割に及ぶ．医師という職種の本来の性格のうえからも適したものと考えられるが，自らの出産・育児があるため，生涯を通じての実労働時間は，一般に男性医師よりは少なくなる．女医の増加に伴い，2つの問題が生じる．1つは，現役医師数を算出する際に割り引かねばならないことである．もう1つは，女医が働きやすい職場環境を築く必要があるということである．これはすでに全国規模でいろいろな試みや運動が展開されており，「女医が働きやすい病院日本一」が選ばれたりしている（例えば大阪厚生年金病院は先駆者として有名）．ワーク・ライフ・バランス（仕事と生活の調和）という言葉も耳に馴染むようになってきた．私の研修医時代とは隔世の感があるが，勤務医不足の数少ない効用（！）といえるかもしれない．

私は妻が勤務医を継続してきたという個人的な事情もあり，女医の労働問題は身近に感じてきたほうであるし，これまで多くの女性研修医にも囲まれてきた．しかし，現在では完全に管理職の発想しかできなくなっているかもしれないので，以下には「女医問題真っただ中」の池田裕美枝医師の肉声を紹介することにする．これは，本書のために書いてもらったものである．池田医師はⅥ章の3（☞141頁）でも登場することになるが，2003年に卒業して8

年目の医師で，当院で産婦人科医・総合診療医として勤務している．

① 医学部での女子の意識

　戦後，教育分野における男女同権は見事に達成されている．難関受験をくぐり抜け医学生になったもののうち，女子の割合は今や3割を超えるまでになった．そんな女子医学生のうち，教育においての男女不平等を経験した者はいったい何人いるだろうか．

　私は平成9(1997)年に医学部に入学したが，時の学部長が入学式の日，卒業後の進路について話をしてくれたのを覚えている．「2％主婦．これにだけはなってくれるな．君たちは税金を使って医師免許を得ようとしているのだから」と懇願され，会場にどっと笑いが湧いた．ついでに学部長はこうも言った．「当校女性医師においては結婚率50％，うち離婚率50％．うまくいくのは4人に1人だ．がんばりたまえ」と．平成9年の女学生率18％．この10年前は3～8％だったと聞く．結婚を続けられるのがそのうち1/4で，主婦2％とはこれはいったい（額面通り計算したら，結婚を続けたいなら主婦にしかなれなかったということになる）．

　在学中，女子医学生の間で「結婚のタイミング」についてしばしば話題に上った．学生結婚・卒業のとき・研修医が終わったとき・その後，婚期は訪れない．かつての医局講座制においては，卒業時点で自分の専門科を決めなければならないことが多かった．卒業時に結婚・子育てを視野に入れている女子と，全く視野に入れていない女子とでは自ずと専門科の選び方が変わってくる．現行の臨床研修必修化のもとでは，専門科を選ぶのは研修医が終わるときでいい．研修医が終わるとき，当然2つ年をとっているわけだから，結婚を意識しながら専門科を選ぶ女子の割合は格段に増える．自分への教育投資の仕方を考えるに当たり，生まれてはじめて自分が女性であることの制限を意識するのだ．多少口惜しくないわけがない．当然，結婚・子育ての制限があってもできるだけキャリアへの向上心を満たしてくれる職場を選択しようと思う．

　人気の専門科は，眼科や皮膚科など夜間呼び出しの少ない科だ．だが本当に，慎重に専門科を選んだら，その後子育て期に入ったとき悩まなくてすむのだろうか．

② 女医離職の理由

　産婦人科の女医離職率は高い．それもそうだろう，産婦人科なんていかにも家庭と両立しにくそうな科だ．では，人気の眼科や皮膚科は離職率が低いのか．そんなことはない，やはり高いのだ．せっかくいろいろ考えて選択するのに，

なぜ辞めなくてはいけないのだろう．ここにその理由を2つあげてみる．

1) 第一線でばりばり働かなければ意味がないというイデオロギー

日本の医師は本当に熱心だ．身も心も医療に捧げ，「半端な態度など患者に対して失礼だ，けしからん！」といういぶし銀医師はどの病院にも1人はいるし，そして得てして格好いい．だがこういう人がロールモデルになってしまうと，女医は妊娠した時点で自己嫌悪に陥ってしまう．妊娠・出産して子育てをするのに，自分のすべてを医療に捧げられるわけがないからだ．たとえそれが第一線から第二線に下がるようにみえても，これまでと違った働き方を自分に許してあげられないと，仕事を続けながらの子育ては乗り越えられない．

そもそも自分の中にこういう葛藤があるのに，日本の臨床現場には第二線の働き方を許してくれるフレキシブルな制度があまりない．妊娠して引け目を持った女医が，自分から「すみませんが，復帰後9〜5時で帰してください」「週3回勤務にしてください」などと言えるわけがない．特に忙しい職場では．

だがここで注意しないといけないのは，いったん仕事を辞めてしまった場合，その後復帰への道はかなり険しいということだ．いったん臨床を完全に離れてしまったら，ほぼ確実に「2％主婦」の仲間入りだ．

これを踏まえると，妊娠した女医にとって残された道は2つに1つ．プライドを捨てて働き方を変えるか，医者を捨てるかである．

2) 3H(Husband, Housemaid, Health)が揃わない

ej-netという女性医師支援NPOで基調講演をした韓国延世大学Park教授によると，子育て中の女性が仕事を続けるためには3Hが必要なのだそうだ．すなわち，Husband, Housemaid, Health．確かに，ご主人やその家族が子育てにこだわりがあって子どもを保育園に預けられないとか，自分が家にいないといけないというケースでは，育児中仕事はできないだろう．家のことをお手伝いさんに任せられない人は，仕事も家事もしっかりこなせないだろうし，子どもが病気がちだとやはり大変だ．そんなこんなで無理していると自分の健康にガタがきて，結局，親であることを止められないから仕事を辞める，ということになりそうだ．

③ 産婦人科の女医対策

日本の産婦人科の医師不足は深刻化している．原因の一端は女医の離職にあるといわれる．産婦人科の女医率は20歳代で70％，30歳代50％と非常に高いが，その女医の離職率もかなり高い．妊娠・出産がしたくなってしまう科である割に，これまで女医のワーク・ライフ・バランスに対する取り組みがあまりなされていなかった．結果，40歳代の女医率は30％弱，50歳以上では10％と

減少する．さすがに学会も黙ってはいられなくなった．

　今では日本産科婦人科学会内に勤務医部女性医師問題小委員会というものも立ち上がり，女性医師支援情報サイトの運営も始まった．学術講演会でも近年女医支援のためのブースが確保されている．具体的には，メーリングリストや講演会で子育てと仕事を両立させている女医の体験談をシェアして精神的に励まし合ったり，家政婦の探し方や保育所，病児保育の確保の仕方，選び方などを教え合ったりしている．もちろん学会では託児所も用意されるようになった．

④ これからの女医の働き方

　10年前，女医は少数派だった．男性の中で働く，という意識のもとで，多数の女医が妊娠・出産・子育てを諦めた．そして妊娠してしまったら，医師であることを諦めた．今は女医がメジャーになった．男性医師と全く同じだけ教育の機会を与えられて育った女医に，「女性は損」なんて意識はない．当然キャリアはほしいし，子どもだってほしい．

　医師の受け手である病院や医局にとっては多少やっかいな時代になった．女医の増加とはつまり，研修が終わってやっと使い手になると思った矢先に妊娠だの出産だのと休まれて，1人前の仕事をしなくなるような医師の増加を意味するからだ．

　だが長い目で見るとどうだろう．この女医率でこれまでのように妊娠した女医がどんどん主婦になっていたら，10年後，中堅～部長クラスの医師数が極端に減る．教育者，責任者の数が減る．数が減ったら必然的に質も下がる．これを避けるにはどうしたらいいのか．女医に妊娠するなと言えない以上，子育てが終了した女医が第一線に戻れるようにするよりほかにない．

　医師という職種上，いったん臨床を完全に離れた者が現場に戻るのは至難の業だ．だから子育て中の女医は，とりあえずでもいいから臨床現場に出ていないといけない．完璧にはできない家事や子育てに折り合いをつけながら，第一線に戻る時期を鋭く見極めて臨床に戻ってほしい．そして医局や病院は，同期の男性医師と同じ仕事ぶりができないからといって，出産した女医を見捨ててはいけない．どんな働き方でもいいから，医師であることを続けてもらうように子育て中の女医を支援することが，将来への投資へつながるのだ．

　これからの女医は，妊娠も出産も子育てもする．キャリアも捨てない．そのために，働き方の工夫をし，キャリア形成に強弱をつけて個々にユニークな人生設計を可能にするのだ！

⑤ おまけ

　それにしても，忙しい臨床現場で時間きっかりに子どもを迎えに帰ってしま

う女医がどんどん増えたらどうなるだろうか.

　個々の女医に患者に対する責任感がしっかりある限り，子育て女医たちの間でいかに内容のある仕事をするかの競争が生まれるだろう．競争の中で，子育てしつつ，より内容の濃いキャリア形成が実現していく様が目に浮かぶ私は，やっぱり楽観的すぎるだろうか．

　男女共同参画という考え方も重要であろう．妻の出産・育児に夫も社会的に絡むのである．ちなみに当院も，2008年に医療機関としては早々と「次世代育成支援企業」に認定され，認定マーク(愛称「くるみん」)を使用している．計画期間内に男性の育児休業等取得者がいること，計画期間内に女性の育児休業等取得率が70％以上であること，3歳から小学校に入学するまでの子どもをもつ労働者を対象とする「育児休業制度又は勤務時間短縮等の措置に準ずる措置」を講じていることなどの認定基準をクリアしたものである．

8　「医療安全調査委員会」の設置

　約10年前，私は以下のように考えていた[12]．思いの丈は今も変わらない．

　医療事故の問題は，現在と近い将来の最大の医療問題の1つになると思われる．もはや昔のような医療の失敗を隠し通せる時代ではない．医療の無謬神話も，ふつうの市民なら信仰しないだろう．医療事故の構造的背景には，1病床当たりの職員数が先進国の最低水準でしかない日本の実態[13]がある．それに加えて，薬漬け・検査漬けに象徴される"技術至上主義"が大きな原因になっているというのが，私の変わらぬ実感である．だから，ごくつまらない事故が，大学病院を中心とする高次医療施設で今後も起こり続けるのは容易に予想できる．集約的な構造的改革こそが期待される．指示の最終実行者としての看護師のミスという次元のみに，問題が矮小化されてはなるまい．なお，医事法学上の言葉の定義であるが，医療事故には，不可抗力によるもの，過失によるもの，故意によるものがあり，そのうち過失によるものと故意によるものを合わせて医療過

誤と呼んでいる．つまり，不可抗力によるものは，法的な責任がないと考えられ，医療過誤には含まれない．

さてこの数年，医療過誤の可能性の有無をめぐって患者側代理人（提訴後は原告代理人）から鑑定を求められる機会が増えている．テレビや新聞でも最近よく登場され，本[14]も上梓された八尾総合病院理事長の森 功氏が率いる「医療事故調査会」からの依頼が主なものである．私はこの会の会員でもなく，相当忙しい日常でもあるので，自ら名乗りをあげる気は毛頭ない．また自身の過去だけでなく現在を振り返っても，医療過誤やそのすれすれは多く経験してきたから，内心忸怩たるものもある．しかし，医療の素人である患者・家族・遺族側が，単に"科学的水準"や"医学的常識"がどういうものかを求めている段階で延々待たされたり，たらい回しにされるのはあまりにも気の毒だし，国際的には時代錯誤の感を免れまい．本来なら，日本医師会の役割だと思うのだが，こういう方面での動きは一向にみえないので，細々と最小限を引き受けている．

予想通り，医療事故死は増えた．警察・検察の介入が頻繁になったのは意図的決意によるのではないかと思われるほどだった．2005年には，「医療の質・安全学会」が設立された．2006年には，医療の質に関する医学書[15]も出版された．日本医師会の動きにみるべきものはなかったが，厚生労働省が重い腰を上げた．もっとも，日本医師会が厚生労働省に働きかけたともいわれる．そして，2008年6月に「医療安全調査委員会設置法案（仮称）大綱案」が発表された．

a）反対の根拠

日本医師会や一部の学会の協力の下に練られたのだが，推進への反対も根強く，2009年夏の政権交代の影響もあり棚ざらし状態が続いていたが，2010年の早春にやっと蠢動を開始したところである．反対の最大の根拠は，「医療関係者の責任追及を目的としたものではない」と断っているのに，「警察への通知」はあり得るとしていることである．第2は，届け出の基準は割合に恣意的であるのに，医療事故調査にまつわる罰則が強いことである．調査を委託された関係者への秘密漏示罪までが言及されている．第3は，医師法第

21条での所轄警察署への届け出が，この制度を順守して医療安全調査委員会(以下，医療安全調)に届け出た場合にのみ免責されるとされていることである．ということは，この制度は順守するが，医療安全調に届け出る必要がないと判断した事例でも，医師法第21条での所轄警察署への届け出義務があることになる．つまり，ここでは医師法第21条での異状死が，自己の診療していた患者の死(いわゆる診療関連死)も含むと定義されているのが明らかである．この拡大解釈は，歴史的には1994年に発表された日本法医学会の『「異状死」ガイドライン』に端を発する．厚生省(現 厚生労働省)は，2000年にこの方向の解釈に舵を切った．すなわち，厚生省保健医療局国立病院部政策医療課(当時)の「リスクマネージメントマニュアル作成指針」において，「医療過誤によって死亡又は傷害が発生した場合又はその疑いがある場合には，施設長は，速やかに所轄警察署に届出を行う」としている．この解釈は，東京都立広尾病院事件に関する最高裁判所判例(2004年)で認められたし，厚生労働省のホームページでも記載されているが，本来は立法府・行政府の一判断の域を出ず，福島県立大野病院事件判決(2008年)ではほぼ否定された．そもそも1994年当時の法医学会の議論の背景には脳死移植があり，「医師が異状死などの臓器を提供して非難を受けることがないよう，異状死になり得る場合を広く定義したうえで，医師が最終的に異状と認めるかどうかを判断すればよい」というのが趣旨であったようだ[16]．臓器提供者の多くは交通事故などで死亡した方であり，中には他殺者も含まれるだろうから，死者の権利を守り，加害者責任をうやむやにしないためにも，対象を広く警察に届け出るという意味もあった[17]．第4に，医療安全調に届け出たとしても，患者側の告訴から警察の捜査が始まる経路も，警察自身の覚知から捜査が始まる経路も残るということである．

　この流儀を強いると，医療関係者側からの届け出は，自発的でなくなり，事故内容の表白も歪んでくるだろう．医療事故死をめぐる"医学的大岡裁判"は，中立的な権威ある非政府系第三者機関に委ねたい．医学的・科学的な真相の究明と再発防止の提示が主な役割であり，医療過誤の法的裁断とは別個のものであるべきだからである．日本の特性として，家族・遺族側は国家の介入を望むだろうが，非政府系の第三者機関の医学的権威だけで済ませたい

ものである．ただし，この第三者機関の仕事は，決して非常勤の片手間で済ませられる仕事ではあるまい．

　蛇足ながら，以上で触れた家族・遺族側の懲罰の気持ちの強さについて敷衍したい．2010年早春の報道によると，明石花火大会事故に続いて尼崎JR脱線事故についても「検察審査会」の"活躍"が目立つ．地方検察庁がプロの目で不起訴とした事例を，"市民の目線"から刑事責任を問おうとするのである．検察審査会法改正で起こりやすくなった事態のようだが，医療事故に引きつけて考えると院長である私のような立場には空恐ろしい．

b）医療事故死への対応

　ともあれ，個別の医療事故死の解決の基本は，医療者と家族・遺族という当事者双方の納得である．医療者側の初期対応としては，「隠さない，逃げない，ごまかさない」精神が肝要である．偏らない情報収集，時間をかけた丁寧で正直な説明，喪失への共感，謝る場合は深々とした謝罪，必要なら慰謝料の用意などの医療者側の配慮によって，示談で済ませ，民事・刑事訴訟へはできるだけ移行させたくないものである．2009年に政権交代を果たした民主党の「医療の安心・納得・安全法案(略称)」が，一歩でも理想に近いものであってほしい．医療メディエーターも必要だし，病院に属さない第三者が仲裁を行う医療裁判外紛争処理(alternative dispute resolution：ADR)機関も欲しい．

　数々の医療事故にかかわってしみじみ感じるのは，医療者側の前もっての説明不足が多いことである．とりわけ医学の不確実性の説明については，従来あまり関心が払われてこなかった．手術の術前説明も十分に行う．合併症も十分に説明する．すべての合併症を口頭で述べることはできず，文章で書かれていない合併症も起こり得るということも，丁寧にわかりやすく，戸惑う患者・家族と十分に時間を共有しながら説明するのが望ましい．最近は「インフォームド・コンセント・ハラスメント」という言葉が使われることもある[18]ようだが，丁寧な説明のつもりがかえって嫌がらせに堕してしまわないように留意する．次いで，事故発生時の初期対応の不備があげられる．最

近の研修医や若手医師が事実をありのまま告げる傾向自体は悪くないが，事故現場での医師の一言一句は想像以上に重い．経験不足を防ぐ意味でも，部長・医長の同席が不可欠である．この分野でも「透明性」と「説明責任」は欠かせないが，チーム内での吟味のうえでのことにしたい．

　この面での病理解剖の重要性は，論を待たない．病理解剖のアクセスや質に問題がある現状は，医療界全体としての改善対象である．監察医制度の普及や死亡時画像病理診断（autopsy imaging：Ai）の活用も視野に入れたい．

　2009年12月に，たまたま尼崎JR脱線事故の報告書漏洩問題が起こった．JR西日本が，当時の国土交通省航空・鉄道事故調査委員会（現 運輸安全委員会）の複数の委員に働きかけ，公表前の事故調査報告書案などを入手したことが発覚したのである．事態収拾のために立ち上げられた社外有識者によるコンプライアンス特別委員会の最終報告書は，「JR西日本のきわめて閉鎖的な組織風土」をあげ，「正規ルート以外での事故調査委員会への接触は原則として許されず，委員の独立性・中立性に疑問を抱かせる」と指摘している．一方，運輸安全委員会は，4人の委員の接触を認め，それぞれの委員の行為を軽重をつけて非難したうえで，「最終事故調査報告書への影響はなかった」と発表した．遺族も参加する検証チームは，予想通り「報告書の作り直し」を求めている．大いに他山の石としたいが，医療安全調の審議は，むしろ公開に近く，情報が筒抜けになるくらいがいいのではないかと個人的には考えている．

9　無過失補償制度

　2009年1月1日に「産科医療補償制度」が創設された．分娩に関連して発症した脳性麻痺児およびその家族の経済的負担を速やかに補償するために設計されたものである．同時に脳性麻痺発症の原因分析も行い，再発防止に役立つ情報を公開する目的ももっている．これらによって，医事紛争の防止・早期解決および産科医療の質の向上を図ろうともしている．

III
病院崩壊の打開策

　補償対象は，制度加入分娩機関での出生児が，体重2,000g以上かつ在胎週数33週以上である場合，または在胎週数28週以上で所定の要件を満たす場合で，身体障害者等級の1級または2級に相当する重度脳性麻痺となったケースである．ただし，先天性要因などの除外基準に該当する場合は対象とはならない．補償金額は，総額3,000万円であり，一時金600万円と20歳まで毎年払われる補償分割金120万円となっている．掛金は，1分娩（胎児）当たり30,500円であり，制度の運営組織は日本医療機能評価機構となっている．なお，原因分析は分娩機関の過失の有無を判断するものではないが，明らかに重大な過失があると考えられるケースについては，医療訴訟に精通した弁護士などで構成する調整委員会に諮ったのちに，当該分娩機関との間で負担の調整をする，となっている．

　脳性麻痺児の正確な統計はないが，出生1,000人当たり2.2～2.3人程度とされている．分娩機関に過失がある場合は，示談や民事・刑事訴訟になるわけだが，過失がない場合も紛糾することが多い．この制度では，過失がない場合でも補償金が支払われるのだから，画期的である．分娩機関や産科医の漸減に悩む現状には福音である．日本医療機能評価機構によると，施行後10か月の時点での制度加入施設数は，病院・診療所が2,867（99.7％），助産所が425（98.2％）で，全国ほぼすべての分娩機関となっており，大変よく利用されているのがわかる．また，2010年4月末の時点で，すでに審査を経て合計34件が認められている．

　産科関連を含め一般的に医療事故には，過失（や故意）の事例以外に不可避な事例が含まれる．そして過失と不可避の間には，グレーゾーンが大きく存在する．無過失補償制度が産科以外でも論議されるべきゆえんである．この制度の必要性は，現役産婦人科教授（昭和大学医学部　岡井　崇先生）の筆になるリアルな小説[19]でも力説されていたところであった（緊急帝王切開時の大量出血と続発する再発性腹腔内血腫をきたし，血腫内感染・敗血症で死亡した経産婦が，von Willebrand病を合併していたと民事裁判中に被告側が解明．しかし，被告側も裁判所による2,000万円の和解勧告に応じることに納得）．民主党の「INDEX 2009医療政策〈詳細版〉」は，以下のように相当に切り込んでいる[3]．

医療提供側の過失が明確でない医療事故により死亡もしくは高度の障害・後遺症が生じた患者を短期間のうちに救済するため，また，医事紛争の早期解決を図るため，すべての公的保険医療機関，薬局，介護施設において発生した医療等事故事例全般を対象に，訴訟提起権とは区別した公的な無過失補償制度を創設します．補償原資は保険料，健康保険料，公的支出とし，制度運営のための基金を創設します．これにより，産科のみならず，すべての診療科における訴訟リスクを出来る限り回避し，また，訴訟を提起しても医療側の過失を明らかにできず，補償を受けることができない患者側の負担も軽減します．

　ごく最近の厚労省による医師調査(2008年版)によると，産科・婦人科の医師数が10年ぶりに増加に転じたそうである．厚労省は，「産科医不足への危機意識の広がりや，新医師臨床研修制度による臨床経験，産科医療補償制度の創設などにより，若い医師の志望が増えた」と分析している．圧倒的に女性医師の志望が多い診療科だけに，前述の「7. 女性医師対策」(☞39頁)が現場で効果を発揮しているのに違いない．

10 偏向のないメディア報道

　少し以前に，大野善三氏による次のような記事[20]を目にした．

　私は1960年にNHKの科学産業部に入り，以来，科学・医学を担当してきました．そもそもNHKに科学を扱う部署ができたのは，第二次大戦後，日本人は合理的にものを考える習慣がなく，心情的・感情的にものを処理する傾向があるといわれ，一般の人に科学的知識を啓蒙しようとNHKや新聞で科学を取り扱うようになったからです．それが1955年辺りの社会的ムードでした．

　そしてこの筆者は，現在日本医学ジャーナリスト協会会長として，「病院はマスコミを通じ大衆に知らせることをもっと重視するべき」と主張する．論旨には私も大いに賛成である．しかし，"1955年辺り"から50年以上も経っ

て，一般の人の科学的知識もはるかに啓蒙されたのに，「医学的真実へ情緒的介入が起こりやすい傾向」は連綿と続いている．例えば，救急の「受け入れ困難」事例を，一括りに「たらい回し」と形容したりする．「受け入れ困難」の三大原因は，ベッドの満床，医師が処置中，専門医の不在であり，個々の病院の救急体制，行政の基盤整備，医学界の守旧的考え方という不備も確かに手伝っているが，「たらい回し」には倫理的・道徳的糾弾の響きが強すぎる．

VRE 事件を通して

もっと卑近な例で恐縮だが，当院の「VRE（バンコマイシン耐性腸球菌）事件」をあげたい．2005年初頭に当院でVRE「保菌者」を1名発見したのである．糖尿病性腎不全に対する慢性維持透析のために数か月入院中の患者がおり，その糖尿病性足の片側踵部浸出液の細菌培養からMRSA（メチシリン耐性黄色ブドウ球菌）や緑膿菌とともにVREが検出されたのである．続いて，同患者の便培養からもVREが検出された．VREの検出は当院でははじめてのことであり，院内発生か院外からの持ち込みかは明らかではなかったが，入院患者・家族の協力を得て，便中保菌状態の調査に踏み切った．それにより4例の保菌者が発見されたので，法的な規制はなかったものの，公衆衛生的な見地から保健所に届け出た．その後の大規模サーベイランスで22名の保菌者が判明し，院内集団発生の様相が浮かび上がった．国立感染症研究所のFETP（Field Epidemiology Training Program；実地疫学専門家養成コース）の協力も仰ぐことになったので，行政（京都市）の勧めもあり，記者会見を行うことになった．このときのメディアの姿勢をここでは問題にしたい．

第1に，記者会見以前にちょっとでも先陣を争おうとする．種々の院内情報は漏れるものだが，その入手時期はメディアによって温度差がある．そのあたりに関する報道側への配慮がなかなかに難しいのは，こういう羽目に遭遇した当事者でないとわからない．第2に，メディアは先験的に正しく，医療者側が間違いなのが前提になっている．だから，ともかく猛々しい．「それだけなのか．謝罪をしないのか」と大声で迫る．「患者・家族には道義的に謝っている．不可避な医療事故なので，メディアを含め第三者に謝る気はな

い」と言うと，むくれる．深々としたお辞儀がないと，絵になりにくいのだろうか．第3に，ともかく学習不足である．医師に例えると，「できの悪い研修医か粗雑な若手医師」といったところである．「腸球菌が健康者にも常在するとは一体どういう了見か！」と大新聞の記者に罵られたときは，高等教育を受けてきたのか，それでも社会の木鐸かといぶかった．第4に，記事が画一的になりやすい．翼賛体制の下での大本営発表に踊らされているのではと思えることすらある．第5に，継続性がない．時々刻々の報道というテレビや新聞の宿命もあるのだろうが，時間をかけて掘り下げて熟慮するという姿勢が乏しい．だから，以下のような当院の弁明は圧殺され続けた．

　今回のVREアウトブレイクの当院特有の事情は，次のようである．保菌者は，ほぼすべて寝たきり・おむつの患者である．寝たきり・おむつで，意識も定かでない慢性維持透析患者も多い．いわば，闘病末期，また人生末期の患者が対象の中核である．24時間365日不眠不休の救急体制を介護・福祉系施設の入所患者にも開放してきたのは，当院の矜持であった．これは今後も変更する気はないし，地域医療の点からも中断不能である．慢性維持透析患者で長期間（場合によっては数年以上も）入院の方々が，常に50〜60名おられる．先述したように，その中で寝たきり・おむつで，意識も定かでなくなった方々も，20〜30名おられる．やや元気な方々の多くは，便中VRE検査自体に拒絶的である．社会経済的に相当低い階層の方々が多く，刺青関連者にも事欠かない．いずれも，VRE保菌が発生しやすく，遅延しやすい事情である．
　事情を悪くするのが，部屋の狭さ・患者空間の狭さである．27年前に当院が老人病院として出発しているので，8人部屋・12人部屋が普通だった次第である．もちろん現在は，稼働率を抑え，少しなりとも豊かな空間の構築に努力はしているが，狭い空間や便所・浴室の不備といった構造的欠陥はVRE根絶をなかなか困難にしている．傍証として，介護療養型病床のあるリハビリ棟は1人当たり8m^2となっているが，そこでは寝たきり・おむつの患者もVRE保菌が発生しにくく，また発生しても消失しやすい事実があげられる．

　ともかく，医学の新知見はいそいそと報道するが，医師会の金権体質や医療界の閉鎖性には攻撃的なのである．批判が妥当なこともちろんあるが，以前は特権者に対する先験的全否定の感が否めなかった．ところが，医療機

関へのメディアのバッシングは，最近は随分色調が変わってきた．むしろ，苦しい病院経営への同情や勤務医の過酷な労働への共感がみられるのである．コンビニ受診を控えようとの市民へのアピールさえみかけられる．病院崩壊への憂慮があるからであろう．しかし，一言言わせてもらうと，報道界は病院崩壊，地域医療崩壊を謳いすぎではないか．報道統制に近いほどそれ一色である．何はともあれ，自らの信念に従って，是々非々を貫いてほしいものである．

11 低医療費政策・医療費抑制政策の抜本的改革

　診療にまつわる値段は，日本では公定価格（社会保険の診療報酬点数）として細かく決められているが，これがOECD加盟国の水準と比べて低すぎる．したがって出来高払い制度の下では，数で勝負することに陥りやすい．薄利多売である．数にはほとんど外的な制限はなく，医学界内部からの節制もないので，"薬漬け・検査漬け"が成立する．低医療費政策の下でもそうなのである．逆にDPC（diagnosis procedure combination；診断群分類・包括評価）の下では，粗診粗療が疑われることになる．

　もう少し巨視的に総医療費対GDP比でみてみても，やはり低い．加盟30か国中21位である．もともとが低医療費政策であった．旧厚生省保険局長であった故 吉村 仁氏による「医療費亡国論」（1983年）が，未来の財政的楽観論を戒めた[21]．小泉内閣以後も続いた新自由主義路線が，医療費抑制政策を徹底した．

　総医療費のうち，税金と保険料で賄う分を公的医療費という．この公的医療費が総医療費に占める割合は，OECD加盟国の中でも比較的高水準に達しており，日本の公的医療費は充実しているように見える．しかし，総医療費対GDP比が何せ低すぎるのである．そのために公的医療費対GDP比も低くなり，米国の水準以下となっている．つまり，国民皆保険制度の日本の

ほうが，4,700万人強もの無医療保険者のいる米国よりも公的医療費の水準が低いのである[22,23]．

　さらに突っ込んで考えなければならないことがある．例えば，自治体病院への一般会計からの繰入金や大学病院への運営費交付金などの原資は，総務省と文部科学省関連のものであるが，これは診療報酬ではとてもやっていけないことが前提になっていて，病院の運営や教育関連費を税金で補塡しているわけである．また，建物や医療機器の減価償却，支払い利息や賃借料などのキャピタルコストが診療報酬に含まれているかどうかも釈然としない．もし含まれているとすれば，公立病院の病棟はほとんどが税金で建てられているから，その分の診療報酬は不要のはずである．含まれてないならば，民間病院にはその分を別途加えることが必要なはずである．細かすぎるくらいの診療報酬点数表ではあるが，臨時の補助金の乱発よりは恣意的でなく，医療行政の基本であるべきである．話が元に戻るが，問題はこれが低すぎることにある．

民主党の姿勢

　医療費抑制の緩和は，2009年8月末の衆議院選挙の争点にもなった．民主党の「INDEX 2009医療政策〈詳細版〉」には，「自公政権が『骨太の方針2006』で打ち出した社会保障費削減方針(年2,200億円，5年間で1兆1,000億円)は撤廃します」「総医療費対GDP比をOECD加盟国平均まで今後引き上げていきます」とある[3]．頼もしい限りである．また「中医協(中央社会保険医療協議会)の構成・運営等の改革を行います」とあったが，2009年10月末にやっと長妻 昭厚生労働大臣から人事発表があった．注目の診療側委員については「従来は日本医師会の役員の方が3人，病院団体の代表者が2人という構成だった．今回は医師会関係者から2人，病院関係者が3人となり，3対2から2対3の構成に変えた．われわれは地域医療の再生を重要課題，特に病院に対する手当てが緊急の課題だと考えているからだ」と説明されたが，日医推薦枠は0という「露骨な日医外し」である．その日医関係者の1人は，日本医療法人協会副会長で病院・介護施設経営者なので，診療所対

III
病院崩壊の打開策

病院という観点からは実質的には「1対4」になる．しかも，彼は民主党支持の茨城県医師連盟の関係者でもある．もう1人の医師会関係者は京都府医師会副会長であるが，京都府医師会は日医の特定政党支持に対しては従来から批判的であった．ともあれ，病院側にとっては積年の念願が実現したことになる．大学病院関係者も1人含まれたのには，隔世の感がある．病院経営には無頓着な"偉ぶる学者の伝統"が，日本の医学部エリートの古典像だからだ．

社会保障を重視する民主党の姿勢には期待が大きい．自らも大学病院勤務医であった足立信也政務官の2009年12月のメディアでの発言は，以下のように熱い．

2010年度診療報酬改定は，2006年度の−3.16%の"小泉ショック"を超えるぐらいのアップがないと絶対に無理だ．もとを正せば2002年度の−2.7%からおかしくなっている．出血状態にある病院，急性期病院，勤務医に手厚くしなければ政権を取った意味がない．

羊頭狗肉ではないだろう．しかし，長い目でみると，懐疑も伴う．例えば「INDEX 2009 医療政策〈詳細版〉」には，後期高齢者医療制度について以下のような文言がある[3]．

後期高齢者医療制度を廃止し，医療制度に対する国民の信頼を回復します．廃止に伴う国民健康保険の財政負担増は国が支援します．さらに，国民健康保険を運営する自治体への財政支援を強化し，地域間の格差を是正します．…高齢者の保険料負担は現行水準の概ね維持または軽減，若年負担については現行水準の概ね維持，70歳以上の自己負担を1割，現役並み所得者については2割とし，医療給付費に占める公費割合の増加等を図ります．

これは，ばらまきに近くはないか．消費税も上げない中でどう財源を工面するのだろうか．

また，次のような文言もみられる．

後期高齢者医療制度でも外来医療費を定額にできる「包括払い」のような制度

が導入されていますが，仕組みはまったく異なります．75歳以上の高齢者のかかりつけ担当医が，慢性疾患を抱えがちな高齢者について，定期的に診療計画書を作成し，生活全般にかかわる指導・診察を行えば後期高齢者診療料が算定できるというものです．これは医療現場の理解を得られておらず，後期高齢者に限って医師へのフリーアクセスが制限され，必要な検査ができなくなる恐れがあることなどから民主党は反対しています．

診たてのよい家庭医の医療資源節減の志なくして，爆発寸前の後期高齢者医療費にどう歯止めをかけようとするのだろうか．繰り返しになるが，日本の医学界に「検査の必要性・不必要性」についての内在的議論の蓄積はきわめて乏しいのである．また露悪ぶった表現で恐縮だが，超後期高齢者の「死に場所作り」に奔走しなければならない病院の出現も間近いのである．

2009年暮れに2010年度診療報酬改定が発表された．「わが国の医療が置かれている危機的な状況を解消し，国民に安心感を与える医療を実現していくため，厳しい経済環境や保険財政の下ではあるが，配分の見直しや後発品の使用促進を図りつつ，診療報酬本体の引き上げを行う」と厚生労働省はのたまう．本体改定率は＋1.55％であるが，薬価改定率が－1.36％であるため，全体（ネット）改定率は＋0.19％となる．「医科については，急性期入院医療に概ね4,000億円程度を配分することとする．また，再診料や診療科間の配分の見直しを含め，従来以上に大幅な配分の見直しを行い，救急・産科・小児科・外科の充実等を図る」とも付記されている．全体でのプラス改定は10年ぶりであり，財務省の反対を振り切った格好だが，出来合いレースのようにも見受けられた．それにしても，民主党の当初の威勢のよさからはかなり見劣りがする．

2010年4月初旬において，各医療機関はそれぞれの年間見通しを立てたものと思われる．大規模急性期病院ほど手厚い改正になっているかと想定されるが，それでも「ちょっと一服」といった程度であろう．

なお同時期に，民主党寄りの原中勝征氏（前 茨城県医師会会長）が，新しい日本医師会会長に選ばれている．不偏不党を掲げる森 洋一京都府医師会会長と自民党寄りの唐澤祥人 前 日本医師会会長に対する僅差の勝利であっ

た．今回の中医協では蚊帳(かや)の外に置かれた日本医師会ではあったが，病院崩壊・地域医療崩壊の嵐の中で果たしてどういう旗を掲げるのであろうか．また，開業医約8万人，勤務医約20万人の代表とはいえない現状をどう克服するのかも大きな課題であろう．

12 国民・市民(消費者)の理解・納得
―低負担・低福祉から中負担・中福祉へ

　消費者の態度が極端に悪質な場合に遭遇するようになった．クレイマーを通り越して，モンスター・ペイシェントやモンスター・ファミリーとしか形容できない方々がいる．救急室の前に陣取り，繰り返しわめく常連の方もいる．当院では警察OBを常勤雇用し，必要に応じてパトカー出動依頼もためらわないように自衛している．こういった光景の多寡には，地域性や病院の性格が複合的に影響するだろう．逆に次のような麗しい話に接することもあり，羨ましくなる．

　兵庫県立柏原(かいばら)病院は，丹波地域(丹波市と篠山市)の基幹病院である．同院およびこの地域からの病院勤務小児科医の相次ぐ撤退に際して，2007年4月丹波市内の子育て中の母親たちが，「県立柏原病院の小児科を守る会」を立ち上げたのである．そして，①コンビニ受診を控えよう，②かかりつけ医を持とう，③お医者さんに感謝の気持ちを伝えよう，という3つのスローガンを掲げた．さらに，「子どもが体調を崩したときに，どう対応すればいいかがすぐにわかるチャート図を載せた冊子」を完成させた．こうした活動の精神が住民に浸透し，コンビニ受診は著明に減少することになった．2008年1月には同会の事務局に，当時の舛添要一厚生労働大臣から「これこそが地域医療の崩壊を食い止める住民からの大きな運動だと，尊敬申し上げます」とのメールが届いている．そして，このケースは，「小児医療の再生モデル」と評価されている．同院で働く小児科医が言う．「守る会の明るい話題もいつ消えるかわからない．本当に小さな小さな灯火がともったという程度であ

る.ただ,日本全体の医療があまりにも暗いので,その小さな灯火は遠くからでもひときわ目立つのである.その灯火は小さくても暖かく,手をかざせば凍っていた心が溶けて,医師になったころの志が思い出せる」[24]と.

以上には,「近接性(アクセス,アクセシビィリティ)」の問題も絡む.医療には,それ以外に「費用(コスト)」と「質(クオリティ)」という2つの軸がある.現代に生きる国民・市民つまり消費者は,医療や福祉の費用にも質にも敏感でなければならない.すなわち,「低負担・低福祉」か「高負担・高福祉」かの選択である.

a)「低負担・低福祉」型

「低負担・低福祉」は,米国型である.自助努力が求められ,結果としての平等は保障されない.極端に言えば弱肉強食であり,マイケル・ムーアの描く『シッコSicko』の世界になる.民主党政権下のオバマ大統領は,4,700万人を超える無医療保険者を何とか救おうと画策し,2010年3月にやっと医療保険改革法案を成立させたが,「米国のliberty(自由)を手放すのか」との強烈な批判に何度も立ち往生したものである.一方の「高負担・高福祉」は,北欧福祉国家型である.医療・福祉・教育・老後が保障されるので,貯蓄の必要は一切ない.大金持ちにはなれないが,貧乏の心配もない.しかし,税金や消費税は無茶苦茶に高い.

b)「中負担・中福祉」型

前自民党政権は,「低負担・低福祉」から「中負担・中福祉」への転換を唱えた.舛添前厚労大臣は,月刊誌に投稿するほどであった.さらに考えなければならない点は,日本はOECD加盟国の中でも驚くほどの少子高齢社会であることである.今後は高齢化率が一層上昇するので,病や老は増え,お金はますますかかる.誰がどれだけ負担するかの議論が避けられない.下手をすると,「中負担・低福祉」になりかねない.現民主党政権は,ここをはっきりさせない.消費税も据え置くという.税金の無駄をなくせば,「低負担・

高福祉」とまでは言えなくても,「低負担・中福祉」は実現できると言わんばかりである. お手並み拝見といきたいが,「質を求めれば費用がかかる」のを広く国民・市民の自覚にしたい.

c)「近接性」と「費用」と「質」

医師側にも内省が思いきり要る. 頭脳を使うべきなのは, 検査や薬の過剰使用ではなくて, 検査や薬も含む医療資源の有効利用のはずである. つまり, 医療一般において「近接性」と「費用」と「質」の3つの軸を想定すると, 現実にはこのうち2つまでしか達成できないとされている. その文脈でいうと, ここでは「近接性」は達成されているとして,「費用」をむやみにかけずに「質」をどう保証するかという話になる. 日本の医師は, 従来このあたりはあまり真剣に考えてこなかった. CTやMRIの台数が人口当たり世界一であり, このような大型画像診断機器もふんだんに使ってきたのに医療費が比較的安いのは, 社会保険の診療報酬点数が低く設定され, 薄利多売だったからだけである. いわば「自力」ではなく,「他力」であった. 政権を奪取した民主党の気前のよさも, いずれ後退し, 外来も含め包括払い制の割合がさらに増加するのは間違いあるまい. その際の質の確保こそ, 次代の医師の重要課題である.

13 院長の出番

病院崩壊の現代の院長は, 病院の経営や運営がそれなりに安定していた時代の旧来の院長像では立ち行かない. 大学医局に医師派遣を拝み倒しても, ない袖は振れないといなされる. 院長や顧問に前教授や元教授を招聘しても, 大きな好転は望めない. 医療事故は日常茶飯事であり, 過失の有無や病院としての対応を速やかに, 果断に決定しなければならない. 経営状態が薄氷を踏む思いであるのは, 自明に近い. 診療や学会活動や執筆にかなりの時間を割くことができた旧来の院長像は, 無残にも打ち砕かれた. 医師確保, 医療

安全，安定経営の3本柱の内外をぐるぐる，おろおろ徘徊するのが，現代の平均的な病院長像である．

　これだと，院長は理屈の上では何も医師である必要はない．そういえば，責任感のある優れたマネージャーに如くはないとの考え方は，古くから米国にあった．院長が医師である必要が，米国では全くないのである．実際には，法律や経済学を基礎に病院経営学を修めた連中から選ばれることが多い．米国の病院の予算の規模は日本とは桁違いに大きいことが最大の理由であると思っていたが，それ以外にもさまざまな理由が介在しているのかもしれない．

a) 医師確保対策

　私の院長業も6年を経過した．医師確保は死に物狂いである．酒席が嫌いでないせいもあるが，宴会に次ぐ宴会である．就職勧誘の季節で週に5回ともなると，まさに肝臓を使っているという気になる．ただし，酒席利用が有効とのエビデンスはまだ確立されていない．6つもの関連病院長会議に皆勤している．ホームページでも全診療科で医師募集を行い，付き合う医師斡旋会社も20社を超えているが，適材はなかなか見出しにくく，たまに当方から求めた人材はなかなか確保に至らない．近隣の病院にさらわれたとわかった夜は，寝苦しい．総合医の確保に関しても，油断は全くできない．「総合診療のマグネットホスピタル」を目指していると豪語しているのである．したがって，大局的立場にはとても立てない．

b) 医療事故への対応

　医療事故には全力で対応している．医療事故が発生すれば，直属の医療安全管理室から速やかに情報が入るようにしている．医師を含め関係する人たちに適宜何度も集まってもらい，過失か不可避かを検討する．稀に顧問弁護士，警察・新聞社OB，保険会社にも相談する．過失があっても，徹底的に職員を守るという姿勢を貫く．犯罪ではないので，業務上過失傷害や業務上

過失致死の対象ではないと考えている．人間は誰でも間違えるものであり（To err is human！），構造改革こそが重要だとしている．過失の場合にのみ慰謝料を考慮する．今後の短期・中長期の医療安全対策を指示する．患者・家族には情報を包み隠さない．誠心誠意，共感的態度で接する．再発予防策について話す．家族や遺族は個人への懲罰を望むものだが，その気はないことも話す．そして，過失か不可避かの当方の判断，慰謝料の有無について伝える．家族との話し合いに院長の私が出席するのは，第1に明らかな過失に対して謝罪する場合，第2に過失ではないが，さまざまな理由により副院長以下では収まりがつかない場合に限られる．なお，事件に感付いて近寄ってくるメディアへは原則として対応しない．

　この方面における日本のメディアの日々の報道の水準への不信については，本章の10でも部分的に触れた（☞49頁）．NHK記者から医師に転身した著者による最近の出版物[25]の中に，「マスコミ対応のまずさ」の項目がある．この書は総じて興味深く，この項目にも幾分かの示唆は受けるものの，そもそも対応しなければ「まずさ」も露呈しようがない．また，診療関連死は，医療事故死であっても医師法第21条の異状死には含まれないと考えている．したがって，原則として警察には届けない．このことは，医師・研修医・看護師を含め職員（警察・新聞社OBを含む）に普段から明言している．

　最近の出番の実例をあげる．第1例は，90歳代後半の独居女性．「低体温＋肺炎」で救急搬送されてこられた．第5病日にICUから一般病棟に転棟．その5日後の夕食は，全粥と軟菜食のままだったが，軟菜食に含まれていた「カリフラワー」で窒息した．その前の2日間は自力全量摂取となっている．手引きによる短距離歩行も可であった．蘇生には成功したが，低酸素血症性脳症による「植物人間状態」が続き，2年10か月後に死亡．窒息の2週間後にご家族と面談し，哀悼の意を表するとともに，「道義的責任は感じるが，不可避であり，医療過失とは考えていない」との当院の見解を伝えている．死亡後半年経って，弁護士を通じ，約5,000万円の慰謝料が請求されてきた．請求には応じられないとの返事は，自力で書き上げた．末尾には，以下のように記した．

以上をまとめますと，当院入院中の○○様の治療と看護と介護の質と量に関しまして，当方には一定の自負があります．○○様の窒息にまつわる道義的責任は感じておりますが，当方に法的責任があるとは考えておりません．なるほど，カリフラワーをのどに詰められる事故が発生しなければ，さらに元気になられ，無事に退院されておられた可能性も強く，誠に残念なご遺族のお気持ちは十二分に察するものです．その残念な感情は，当院の医師や看護師や栄養士も十分共有しております．一般に病院への入院は，「結果としての完全な安寧」を保障するわけではありません．とりわけ90歳代後半の超ご高齢の方に「医療安全神話」が成立しないことは自明です．「独居の自宅で冷たくなり（救急室での測定直腸温は32℃ですが，臨床症状や心電図などからは28℃近くになっておられたと推定），亡くなりかけておられた」超ご高齢者の生老病死が，バラ色の未来で彩られるわけがありません．○○様の診療・看護・介護に全力であたり，日ごとのご回復を喜び，全量食事摂取に欣喜雀躍しておりました当院職員一同に，振り返って考えましても安全義務違反は認められません．事故後も含め，誠意ある対応をきっちりさせていただいたとも思っております．日本の医療制度の現状において，また京都市の救急体制に鑑みましても，当院は持てる力量を最大限に発揮しました．矜持を持ち合わせております．○○様の治療・看護・介護にかかわった医師と看護師たちにも再び個別に聞き取りを行いました．全員が誠心誠意尽くしたと申しております．やましい思いはなく，今回の請求書のご送付に一同心から違和感を感じている次第です．本年3月8日に，洛和会の合同慰霊祭がありました．平成○年度に，薬石効なく当会でお亡くなりになられた方々(627名)の御霊に焼香させていただく恒例のものです．189組のご遺族の参加もいただきました．勝手ながら，○○様の御霊にも手を合わさせていただきました．○○様のご遺族のお気持ちとのずれを誠に残念に思う次第です．ご遺族の金銭的請求に応じる考えはないことを伝えさせていただきます．

　もう1例は，40歳代前半の女性．子宮外妊娠緊急手術時の腹腔内出血量は，約1,500 mlであった．可及的無輸血の方針のインフォームド・コンセントがあり，看護サイドもその方針を貫いていた．そして，その深夜帯に「循環血液量減少性ショック」で死亡された．病理解剖を行ったが，特段の追加所見はなかった．熟慮をし，結局警察へは届けなかった．翌々朝，地区警察署より電話があり，"初動捜査"が始まった．その翌日，京都府警本部刑事課の方々が来られ，診療録・解剖臓器が押収された．解剖臓器と所見記載書類の

点検は，当時の当院の病理医が京大閥だったので，京都府立医大で行うとのことであった．日数をかけた種々のやり取りののち，警察としては「自らは動かない．ただし，刑事告訴があれば別」との判断になった．「今後は，こんな場合届けてください」とも追加された．死亡1週間後にご主人と面会した．医療過失があったとし，その部分を深々と謝罪した．病理解剖が院内の"身内"で行われるとは知らなかったと言及されたのは，全く意外であり，こちらの配慮が及んでいなかった．示談の方針とし，互いに弁護士は使わないということになった．何回にもわたって粘り強く交渉し，半年後に示談が成立した．示談金は7,500万円であり，遺族側は刑事告訴やメディアへの通報をしないことを合意内容に含めた．なお，「荼毘に付してもいいか？」とご主人が病理解剖後に警察に電話されたのが，捜査のきっかけであった．事故の詳細は略すが，病棟看護師の判断の甘さが最大の要因であった．しかし，後期研修医1年生がたまたま実質的主治医だったため，ご主人の非難の対象は，一貫してこの主治医に向けられた．したがって示談は，当院の研修医制度の死守という課題をも背負うことになった．医学教育と医療安全・医療事故に関しては，「院長は研修医の味方」と普段から公言しているのだが，何とか貫き得た次第である．

c）経営への取り組み

当院は2004年7月にDPCを導入している．当院はもともとDPCの調整係数が日本一に設定されていたが，導入後も包括払い制度の長短を見極めながら行動した．その結果，「現出来高実績点数が，現支払い点数に比べて非常に小さい（DPC導入後，効率化が非常に進んだ）」病院の筆頭として，2009年9月末に厚生労働省診療報酬調査専門組織・DPC評価分科会のヒアリングを受けることになった．そこでは，「効率化」の理由を以下のように総括した．①入院時諸検査の可及的外来化（各検査ともに10〜15％ずつ増加），②ジェネリック薬への変更（10→23％へと増加），③検査の適応・セット化の見直し，④細菌検査室の創設に象徴される臨床感染症学の充実による抗菌薬使用量（円換算）の減少，⑤各種加算の取得による機能評価係数の上昇，で

ある．①，②，⑤は，どの病院にとっても変わらない努力目標であろう．なお，当院がこの間に取得した加算は，医療安全管理体制加算，一般病棟入院基本料7：1加算，医師事務作業補助体制50：1加算，入院時医学管理加算であった．③については，「やみくもなセット検査は親の仇」として研修医教育をしている旨を開陳したが，そういった教育自体の経営的成果は明瞭ではないとも言及した．④は事実であるが，広域抗菌薬の使用量減少はあくまで副次的産物であり，「適正抗菌薬の適量使用」が研修医教育の目標であると追加した．粗診粗療の疑いに対しては，「薬漬け・検査漬けの廃止が個人的な念願である．一般病棟入院患者の主治医の大半が研修医であり，初期研修医の採用倍率はかなり高い．純粋で優秀な彼・彼女らに対して，院長をはじめ病院管理側から不純な粗診粗療を押し付ければ，研修医の即刻の退散は自明である」とやや文学的に答弁した．直後のメディアの報道の中に，「DPCにおける洛和会音羽病院の医療資源の効率的使用は，オーソドックスな地道な努力に基づく」との記事を見つけたのにはほっとした．

ところが，このような「厚遇」にもかかわらず，当院の経営は火の車である．東端ではあるが，京都市内なので地価も意外と高い．民間病院なので公的補助も皆無に近い．2010年度からの段階的な調整係数の廃止や新機能評価係数の具体値は，最も気になる案件であった．各診療科ごとのおおよその原価計算を行い，人事考課に利用し，（中にはあったり，個人的に残ったりしているかもしれない親方日の丸的な悪しき意味での）「公務員意識」を払拭し，モチベーションを上げてもらおうと努めているが，成果主義のやりすぎは危険である．根本的には建築費と材料費を徹底的に切り詰める以外にないので，建物の安普請に行き着く．しかし，文字通りの場末観は避けたい．医局は，副院長以下医師全体用の総合医局である．院長室もその片隅にあり，医局とはブラインドのないガラス窓付きパーティションで仕切られているが，天然の換気ができる窓すらなく，質素そのものとなっている．特定の会議が開かれているとき以外は，"The door is open to everybody"としている．

京都のテレビ局から，ドラマの風景として病院の外観やら救急室内部を撮影させてほしいと頼まれることがよくある．いつも許可しているのだが，あるとき，院長室も撮影させてほしいと頼まれた．一応待ち構えていたのだが，

撮影隊の一行は，到着後一瞥して絵にならないと判断したようで，ばつが悪そうであった．そういえばテレビドラマでの院長室は，実に立派な応接セットがしつらえてあるものだ．私にとっては，誠にほほえましい逸話である．

14 医師側の反省

　病院崩壊，地域医療崩壊の嵐が実際にあり，メディアでもその雨風の強さが謳われるために，医師側はすっかり"被害者"になってしまった感がある．医師への同情票が期待できそうである．しかし，歴史をちょっと振り返るとそう楽観視もできない．"加害者"だった事例，悪弊・欠陥も，枚挙に暇がないからだ．医療行政の有責事例も多々ある．

a）医療事故関係の悪弊・欠陥

　身近なところで，2001年に一ジャーナリストの次の指摘[26]がある．

　　私の見るところ，医療事故が増えたように見えるのは，確かに増えているという事実も指摘できるだろうが，同時に，医療の密室性，閉鎖性がしだいに解き放たれていることを意味しているとも思う．風通しが少しずつよくなってきたのである．これまでも医療事故は数多くあった．しかし，それはほとんど医師仲間同士のかばいあい，口裏合わせによって，隠されたにすぎない．ときには大学医学部の教授が，ときには国公立病院の院長が，ときには地方自治体の役人が，その内部から洩らそうとする医師を脅したり，威圧を加えたりして口裏合わせをしていたと解することができるのだ．したがって，統計上で医療事故が増加しているというのは不幸なことだが，一面でオープンになったことは喜ばしいことである．

　妥当であろう．ともあれ医療の現場，日本医学会，日本医師会，厚生労働省のそれぞれが，あるいは連動して，医療・医療事故の「透明性」を上げ，「説

明責任」を果たそうとする姿勢は，最近まできわめて乏しかった．自浄作用がなかなか機能しなかった．国民・市民は，「由らしむべし，知らしむべからず（従わせることはできるが，理解させることは難しい）」の状態に長い間置かれてきた．

2008年には，以下のような文章に出くわした．元東京地検特捜部長で現在は弁護士であり，テレビにもよく登場される河上和雄氏のものである[27]．なお，法曹界に固有な1つの姿勢が鮮明と考えられる箇所には，私が下線を追加した．

　医療安全調査委員会が医師を中心として組織されることは，医療の発展のためには決して否定的に考えるべきものではないが，この委員会において，医療事故の過失まで最終的に認定するというのは，如何なものか．過失概念は法的概念であって，医学的概念ではない．医師を中心とする委員会の委員で真の意味の過失概念を法的に理解している人物を多数そろえることは，まず不可能であろう．更にいえば，委員会の構成ばかりでなく，調査の方法についても日医ニュースでは患者の立場を考慮しようとする考えが欠如しているようである．

　全体的に医師を刑事責任から逃れさせる点に重きが置かれており，社会的見地からの医療という観点に乏しい．社会の理解なくして医師のみ刑事罰から解放されるかのような印象を与える厚労省の考えでは医師の独りよがりの感をぬぐいきれない．

　医療安全調査委員会の結論が刑事法上の責任追及の責務を負っている警察，検察に対して拘束力を持たない以上，その結論を尊重するといっても，具体的事件においては無視される可能性が高い．委員会の構成そのものが上記のように過失概念を法的に構成し得ない欠陥を持つばかりでなく，<u>厚労省の過去の政策の失敗や医師間の助け合いによって事実がゆがめられてきたあまたの事例に対する苦い思い出が捜査当局に潜在的に存在することも忘れるべきでない．とりわけ厚労省がこれまでの医師会に極めて弱いこと，多くの新薬訴訟に見られる政策が杜撰なことなどに対する国民や捜査機関の疑念が払拭されたという証明はない．</u>委員会の結論が無視されて刑事訴追が行われ有罪判決が確定するような事例が頻発すれば委員会自体権威を失い存在価値がなくなる危険性がある．

　問題は医師法による届出が犯罪捜査を使命とする刑事課に為されている現状が刑事捜査優先の風潮を呼んでいることであって，その点を改善して捜査から切り離されていて，社会からその客観性について信頼される公的な部門におい

て届出を受けて，法的にも尊敬されるだけの委員をそろえた委員会に対してできる限り捜査前にその見解を聴取する仕組みを作り，むやみやたらに犯罪捜査に移行することのないようにすることである．つまり，医師の医学的見地からの助言を捜査段階以前に反映させるようにするべきであろう．<u>ただ過去の事例のように書類の改竄など関係者による証拠隠滅を防ぐために捜査機関が証拠物件の押収などを急ぐ場合があるため，とりあえず捜査を開始することもあり得よう．</u>

とはいえ厚労省がこの問題に前進した点は評価したい．

b) その他の悪弊・欠陥

病院崩壊，地域医療崩壊にまつわる医師側の悪弊・欠陥は，医療事故関係以外にいくつも列挙できる．以下の各項目の内容が相互に多少重複するのは，お許し願いたい．

1) 医学界の支配的価値が，長らく大学における基礎研究の蓄積にあった．臨床や教育や臨床研究は，それよりも下位に置かれてきた．"偉ぶる学者の伝統"が強すぎた．国民・市民に近い目線の高さ("庶民目線")の臨床医の養成は，医学界の重要な課題ではなかった．救急医療・真正の急性期医療や総合診療は，医学界の傍系でしかなかった．

2) 日本全体でどのような医療需要があり，そのためには各専門診療科がどれだけの陣容であるべきかといった調整機構が全国的規模では全く働いてこなかった．どの専門科を選択するのかは各医師の自由であり，診療科の偏在につながりやすかった．

3) 地域病院における医師の雇用は，自由な市場でなされることは少なく，大学医局によってかなり独占的になされてきた．しかし，大学医局の医師派遣機能自体は，そもそも教室内の人事異動が主たる趣旨であり，個個の地域における医療需要に沿って構築されたものではないので，質量ともに需給のアンバランスが付き物であった．地域医療の内容自体の吟味は二義的なものでしかなかった．もっと突っ込んでいうと，どの医局内にも散在する"困り者医師"の派遣で疲弊する地域病院もある．医局の上位に位置する医師(トップは教授)のアルバイト料が高額なため，いわ

ば「食い物」にされ，崩壊した地域病院すらある．

4) 医科系大学教授の関心の中心は，学問的業績や臨床的達成にあった．学位制度は，医局講座制の下での生活権[28]の象徴であったが，授受者周辺での学問的達成感を満たすものとしても機能した．しかし，実力のある臨床医や専門医の養成という課題と必ずしも両立するものではなかった．医療安全や病院運営や病院経営の学習へのインセンティブは，あまり働かなかった．副院長，院長，医学部長，学長や理事長になってはじめて真剣に（場合によっては，やむを得ず，あるいはいやいや）取り組む課題でしかなかった．したがって，早くても50歳代になってからということであり遅きに失していた．日本医療機能評価機構やISO（International Organization for Standardization；国際標準化機構）9001：2008，14001の要求事項，ホウ・レン・ソウ（報告・連絡・相談），医療の5S（整理・整頓・清掃・清潔・躾）といった課題や名称にちんぷんかんぷんの管理者は，まだまだ多い．言葉は悪いが，いわば"学者馬鹿"でよかったのだ．なお，こういった事情は，地域病院の院長や副院長にすら当てはまることがある．

5) 日本の地域には，中小病院が圧倒的に多く，そこでは総合医（ジェネラリスト）が重用されるはずのものである．これが全く機能していない．専門医が幅をもって，専門以外のこともどうにか（時にはいやいや，稀に好んで）こなしているのが実態なのに，組織的に総合医を求めてこなかった．総合医を養成するという概念がそもそも歴史的になかったのである．建学以来38年を超え，卒業生も3,400人を超えた自治医科大学の歩みにすら総合医養成の足跡は希薄である．

6) 前項とも重なるが，かかりつけ医・家庭医としての開業医を養成するのにふさわしい卒後研修課程がどこにもなかった．英米の家庭医との違いは，本章の6（☞37頁）で先述した．日本の開業医は，自由開業医制・自由標榜制の下でいつでも開業でき，また自ら望む診療科名をかなり自由に標榜できてきた．地区医師会による調整は一定程度は働くが，法的な制限を一切受けない．地区医師会にも必ずしも入会しなくてもよい．極端な場合は，脳神経外科医や心臓外科医である病院勤務医が，ある日突

然内科医を名乗って開業できる．つまり，自信や勇気(蛮勇を含む)さえあれば，どんな診療行為もできるわけである．長年にわたる勤務医(ほとんどが専門医)時代に培った技能や態度は，どのような開業形態の下でも応用できるからとされている．医師は生涯にわたって自己研鑽するものだという性善説に貫かれてもいる．そして，自由開業医制・自由標榜制には，抑制しないことに見合う相当なコストがかかる．

7) 国民皆保険制の下でのフリーアクセスは，日本の医療の美点であると同時に，安易なかかりすぎをも助長するものであった．また，軽微な疾病で大学病院を受診するような事態が頻繁に起こり，機能的な振り分けが働いてこなかった．ややもすると，受診の機能分化がフリーアクセスの制限ととられかねなかった．そして，フリーアクセスにも相当なコストがかかる．

8) 病院勤務医と開業医が全く別個の存在である．米国のように，開業医をしていても病院内で働ける流儀はほとんどない．また勤務医といっても，大学病院勤務医と地域病院勤務医では，医師人生の時期によって相互乗り入れはあるものの，働く目的や姿勢や方向性がかなり異なる．このように三者が協働しにくい構造になっている．

9) 卒前，卒後，生涯教育がおそまつであった．米国の充実ぶりと比べると，遥かに見劣りがする．ヒト・モノ・カネがどれも欠乏するので，三重苦である．大学病院勤務医には研究色が強く，これに対して地域病院勤務医はほぼ診療一辺倒である．大学の使命としては，研究以外に診療・教育があるわけだが，日本ではこれまで臨床畑でも基礎研究が重視されることが多かった．では地域病院に教育があるかというと，これも実に心もとない歴史しかなかったのは本章の2(☞28頁)で述べた通りである．

　米国の様相はかなり異なる．アカデミックな進路を取る者は，とりわけ内科系の場合，physician-scientist(研究者的医師．clinician-scientistとも呼ばれる)と clinician-educator(臨床医・教育者)の道に大きく分かれる．clinician(臨床医)としてだけ働き，研究，教育には一切かかわらないということは少ない．研究者的医師には研究色が強く，臨床医・教育者は診療・教育のプロである．一定の卒後臨床経験を積んだあとは，

両者はほとんど重ならない．これに対して，働く場は重なる．つまり，米国では大学病院と地域病院との区別が日本ほど厳密ではない．だから大学病院にも臨床医・教育者は多数いるし，地域病院でも研究者的医師の姿が珍しくはない．なお，専門医と総合医の別と絡めていうと，専門医には研究者的医師が多いが，臨床医・教育者も結構いる．また，総合医は臨床医・教育者であることが多いが，研究者的医師の場合もある．

　この表現に倣うと，日本の場合はどうなるだろうか？　大学病院の多数派は研究者的医師であり，臨床医は少数派である．臨床医・教育者となるとかなり乏しい．一方，地域病院では臨床医ばかりであり，臨床医・教育者はやはり乏しい．研究者的医師はほぼ皆無である．いずれにしても，診療・教育両面のプロである臨床医・教育者の乏しさが浮き彫りになる．

　さらに大きな問題として，医療の研究・診療・教育に関するキャリアパスの情報が全く明示的でなかったことがあげられる．いずれの領域においても徒弟制度が目立つのも，同根である．「たこつぼの中での手探り・暗中模索」というのが実態に近かった．こういう次第だったので，「後輩を手塩にかけて育て，見返りを求めない」雰囲気が，日本の医学界では一般的ではない．話はぐっと小さくなるが，こういう状況では診断推論の訓練が医療現場でなかなかなされにくい．高級な画像診断の手前で，病歴と身体所見による検査前確率の推定に議論を集中する姿勢が築かれにくい．治療の標準化も浸透しにくい．無駄な検査や薬の吟味という概念が，医学界からなかなか醸成されない．

10) 高度経済成長の時代には，出来高払いの"検査漬け・薬漬け"が享受できた．その時代が終焉し，包括払い制の時代に突入しているのに，"検査漬け・薬漬け"の悪習がなかなか一掃されない．その第1の心は，技術信仰が強いからである．第2の心は，検査の診療報酬点数が低いからである．つまり，低医療費政策自体に原因があるのである．ということは，医療界内部には"検査漬け・薬漬け"を是正しようとする強力な姿勢がいつまでもないので，外部から低医療費政策が改善されれば，医療費がとてつもなく膨張することになる．包括払い制が唯一の歯止めとあって

は，医療界の知性が疑われる．後期高齢者医療制度の再生も，誠におぼつかない．

このように日本の医療現場には，技術の費用対効果を検討する習慣がとても乏しいのである．医療技術の単価は安いが，アクセスは容易で，その評価はないのが，日本の医療の特徴である．

11) 開業の設備投資に大金が要る．地盤がなければ，内科開業でも1〜2億円の借金はごく普通である．それも，米国などに多いグループ開業はごく少なく，単独開業が一般的である．X線装置購入などのハード技術の保有にお金がかかるのである．本章の6 (☞ 37頁) で英国の家庭医を垣間見たが，彼我でずいぶん異なる．英国では心電図装置すら備えていない家庭医が多いのである．しかし，総合医としてよく訓練されている．どういうことか．

英国では，プライマリ・ケアでの諸技術へのアクセスが制限されているのである．診断推論・臨床推論はよく訓練されていて，したがって技能 (スキル) はあり，技術の適応・禁忌の考察に長けている．日本は逆であり，フリーアクセスは諸技術にも及ぶ．技術の訓練は大したものだが，その割に，診断推論・臨床推論や技能一般の未熟さが目立つ．英国の家庭医の「自前の技術の乏しさ」を臨床の質の低さととらえる向きが日本にあるが，とんでもない間違いである．サッチャー時代の「技術へのアクセスの遠さ・困難さ」とは，趣旨が異なる．傲慢になっては判断を誤る．具体的な臨床事例を彼我で時間をかけて話し合ってみれば，互いの長短がもっとよくわかる．

12) 開業医と勤務医の間には，医療経済上の問題が横たわる．端的には，診療報酬の分け前という課題である．中医協を通じての診療報酬分配が長らく開業医側に有利にシフトしてきたのは，日本医師会が開業医の利益を代弁してきたからである．2009年晩秋，両者の収入格差の平準化が，民主党による政治主導で行われ，2010年の診療報酬改正に一定程度は反映された．

13) 法的に医師を代表する日本医師会は，権益の委譲に敏感であり，スキルミックスには一貫して否定的であった．

14) 診療・研究・教育にかかわる省庁である文部科学省と厚生労働省が，多年にわたり容易に協調する関係にはなかった．もっともこれは，医師側の反省点というよりは，医療行政の欠陥というべきであろう．

c）悪弊・欠陥の歴史

■GHQの影響

いずれの欠陥も構造的なものであり，ごく最近まで続いてきた，あるいは続いているものである．これらは，どこまで遡れるものか．第二次世界大戦における敗戦後のGHQ（連合国軍最高司令官総司令部）文書に米国占領軍からみた評価が描かれている．60年以上前の話になる[29]．

> 研究の分野では，ある種の非常に立派な寄与がなしとげられたということは事実であります．しかし他方，また多くの無駄があったということも事実であります．研究の多くは，ただ個人的な名声をあげるという目的のために為されました．あるいはまた飾りのために，また医者として一層高い学位地位を求めるために為され，病人を如何にして治療するかということを学ぶという本来の目的は捨てられ顧みられませんでした．
>
> 医学教育におけるこうした結果は，医学上の科学的貴族主義と，私的な開業医との間の鋭い区別を設けることのうちに感じ取られてきました．開業医に及ぼしたその結果は十分想像がつきます．すなわち，開業医は商売が繁盛してもうかるということを外にしては，自分の知識技能の向上を図ろうという一切の刺激を失ってしまいました．また道徳的名声も失いました．それ故にまた，本来医師につき従うべきものであります社会における指導者たるの地位を失いました．医師は，しばしば単に小商人と見られるようになりました．医師たちの職業組合における結果も同様のものでありました．
>
> 医師会は主として診察料などの明細や薬品の配給に関する議論には熱中しました．しかし甚だ不完全な初歩の科学上の計画を策定したに過ぎませんでした．病院に対して惹き起こした結果といえば，病院が利益を上げる企業的性格を持っているということのみ強調しました．そして病院の職員の，あるいはまた同じ領域における他の医師たちの科学的な知識水準を高めるということには何等の関心をも持ちませんでした．私は暗い面ばかりを描き出そうと欲するものでは

ありません．驚くほど立派な例外もたしかにあります．しかし，全体としての状況は私が述べた通りであります．

医療・福祉，社会保障の分野で戦後に GHQ が果たした役割は，大きい．GHQ 公衆衛生福祉局長クロフォード・F. サムス大佐(後年には准将)は，連合国軍最高司令官ダグラス・マッカーサーの下で，時に日本医師会(特に故武見太郎先生)に反抗されながらも，多くの抜本的改革を行った．毀誉褒貶があるが，インターン制度もその1つである[30, 31]．

　近代的インターンシップは，日本における重要な改革となり，そして過去における医学教育の不足を補ってあまりありましょう．古い組織の下では，卒業生は屢々大学病院に留まって学位のために研究し，若干の患者を診療します．しかし，彼らは患者に対して実質的な責任を持つ機会がほとんどありません．あるクリニックでは2名の助手にたった1人の患者を割当てると聞いております．今日からは全く新しい原則が履行されましょう．1人のインターンは少なくも10人の患者を受け持ち，実際でも25人もの責任を持つことが期待されます．(S.E. モートン少佐：日本における医学教育改善策．日本医事新報，1946年7月21日)．

なお，日本国憲法第25条後半の「国は，すべての生活部面について，社会福祉，社会保障及び公衆衛生の向上及び増進に努めなければならない」の条文は，サムス大佐の手になるとされる[32]．

■『ベルツの日記』より

医学教育についていうと，さらに遡ることができる．約110年前(1902年)に書かれた『ベルツの日記』[33]に，次の記述がある．

　医学教育の体制に関しましては，私は日頃からその実際的な臨床の面を，日本にとって特に重要であり，必要であるとして強調するよう努めて参りましたが，これは理論的・学問的な面に重きをおく人々から，しばしば非難の的となったところであります．…医学は学問であるばかりではなく，技術であるという

ことは，いくら繰り返しても多過ぎることはありません．それでは一体，何のために医師は勉強するのでしょうか？病気の人たちを治すためです！ 病人が医師を呼ぶのは，医師がうんと勉強をして，うんと知識があるからではなく，その知識を病人に役立つよう応用してもらうためです．そしてこの応用こそ，すなわち技術なのであります！ …私が声を大にして指摘せねばならないのは，純学術的な問題と疑問の余地ある研究分野は研究所に属する事柄で，臨床講義にはふさわしくないということなのであります．もともと若い学生たちの間には，すべての理論的な知識に対するあまりにも強い偏愛が存在するものです．しかし，ここに危険があるわけです．したがってこのような傾向は，これを促進せずに，むしろ抑制せねばなりません．でありますから，それでなくともすでに授業で負担過重に陥っている学生には，主要なこと，有益なことのみを教えるべきであり，しかもこれを，自主的な考察と研究を促すような形で教えるべきであります．ここに，優れた教師の技術があると思います．

西洋近代医学の導入は，少なくともアカデミックな場では，臨床医や臨床医・教育者ではなく，研究者的医師への尊重に収斂された様子がよくわかる．

■ ウィリアム・オスラーの米国

一方，米国での医学教育事情は全く異なる．以下は1910年のフレクスナー報告からである[34]．

近代的な医学教育は，他のすべての科学教育と同様に，行為によって特徴づけられています．医学生は，単に観察したり，聴講したり，暗記したりするわけではもはやありません．医学生は，実践するのです(つまり，患者を診るわけなのです)．

このやり方の医学教育の手本が，ウィリアム・オスラーが内科主任教授を務めていたジョンズ・ホプキンス大学医学部であったのはよく知られている．その後まもなく，このやり方が米国をあまねく席巻するに至っている．最近の米国の事情については，本章の2(☞29頁)で垣間見た．なお，ここでの「行為」や「実践」は，気道確保や採血などの手技的なものや各種検査を依頼

するといったことよりは，さまざまな患者の病歴と身体所見をしっかり取り，診療録にきっちり記載するといった基本的臨床技能・態度の修練を指す．極端な言い方になり，また医学生には過度な要求ではあるが，例えば緩和ケアの場での適切な「無動」や「無言」も，十分に「行為」や「実践」であり得る．それにしても，日本の医学教育は，長い間，随分の距離を回り道したものだと気付かされる．

d）森 鷗外と高木兼寛の角逐・対立

　世に「脚気をめぐる陸・海軍の闘い」といわれるものがある．日清・日露戦争とその前後のことだから，約100年前に遡る．時期は少しずれるが，森 鷗外（1862〜1922年）は陸軍の，高木兼寛（1849〜1920年）は海軍の医官の最高位に上り詰めている．西洋にはみられない脚気が日本の都市や軍隊には多発していたのだが，その原因をめぐって，陸軍と海軍，森と高木の間に論争が何度も勃発したのである．明治天皇自身にも脚気の罹患歴があり，この脚気論争は皇室をも部分的に巻き込んだいそうなものになっている．病因や学閥や医学の姿勢や留学歴などの差から，「脚気伝染病説 対 脚気栄養障害説」「東京大学 対 東京慈恵会医科大学」「学理 対 臨床（実用，実証，実践）」「証拠より論 対 論より証拠」「ドイツ医学 対 イギリス医学」などとも表現されることがある．

　結末は，海軍の圧倒的勝利，陸軍の完全敗北であった．海軍はほとんど無傷だったのに対して，陸軍は，1894〜1895年の日清戦争で41,000余人の脚気患者と4,000余人の同病死者，1904〜1905年の日露戦争では実に25万余人の患者と28,000余人の死者を出したのである．その後，1912年にビタミンB欠乏症が脚気の本態であるとわかり，1926年にはじめてビタミンB_1が抽出されている．精米の過程でのビタミンB_1の喪失が大きく手伝っていたので，「白米 対 麦飯」と表現されたのも適っていたといえよう．

■ 森 鷗外の敗北

　脚気論争における敗北の総括は，森 鷗外自身によって表明されることは

なかった．1911年の自伝的小説『妄想』や1917年の回想文「なかじきり」でも扱われていないし，全集にも掲載されていない．第二次世界大戦前の事象であるから，陸軍の文書の中にも関連資料は見出されないようである．この事情が「森の悲劇性」と称して公に最初に指摘されたのは実に1981年になってからであり，東京大学衛生学教授の山本俊一先生によってであった[35]．以下にその一部を載せる．

> 衛生学者として森 林太郎は，脚気論争においては完全な敗北者であった．しかし，ここでこの問題を取り上げたのは，森が衛生学者として劣等者であったことを証明しようとするためでは決してない．むしろ，その活動の大部分は，軍陣衛生といういわば目立たない分野であったが，森の大きな功績を否定することはできない．しかし，この脚気問題は衛生学者としての森 林太郎にとって極めて象徴的な出来事であって，陸軍という固い枠の中にはめ込まれながら，同時に大きな期待を寄せられ，重い責任を課されていた森の苦悩がその中に滲み出ているように思われる．ひょっとすると，案外早い時期から自分の誤りに気づいていたのかもしれないが，もしそうだとすれば，そこに森の深刻な悲劇性がある．博学の点において高木兼寛よりもはるかにすぐれていながら，森がこの論争で敗れ去った原因には，その性格，その立場およびドイツ観念主義の影響が複雑にからみ合っていると考えられ，衛生学者としての森 林太郎を研究する上にも重要な手がかりを提供していると言えよう．

これが皮切りのようになり，この時期以降に「鷗外と脚気問題」をめぐる論考がよくみられるようになったが，概して鷗外に批判的なものが多い[36~39]．大著『脚気の歴史』の著者である山下政三先生は，東京大学医学部卒で，第一内科学教室に定年まで在局されたビタミン学の権威だが，先輩から「鷗外が脚気問題で大変誤解されている．正しい事実をぜひ書いてもらいたい」と要請され，『鷗外 森林太郎と脚気紛争』[40]を仕上げている．「臨時脚気病調査会を創設し，脚気根絶への道を拓いた森 林太郎の功績は，ひときわ高く顕彰しなければならない」と結論する山下先生ではあるが，以下のように追加せざるを得なかった．

III
病院崩壊の打開策

　論理にこだわりすぎ権威に拠りすぎた．…森は生来論理が好きだったのであろう，事あるごとに論理を優先させている．例えば麦飯問題でも，「麦飯は脚気に効く」という話に対しては，まっさきに「どうして脚気に効くのだ」と論理を要求し反論している．医学は本来実学であり，事実がなにより優先する．「麦飯は脚気に効く」という話が出れば，「本当に効くのか」事の真偽を検証することが第一でなければならない．「どうして効くのだ」という論理は，その次の話である．事実より論理を優先させる森のやり方は，医学的にはいささか変則なのである．文学的な性格が表出したのであろうか．この森の論理主義と権威主義が予期せぬ摩擦を生む一因になる．

　ところで，鷗外の遺言には「死は一切を打ち切る重大事件なり　奈何なる官憲威力と雖(いえど)此に反抗する事を得ずと信ず　余は石見人森 林太郎として死せんと欲す　宮内省陸軍皆縁故あれども生死の別るゝ瞬間あらゆる外形的取扱いを辞す　森 林太郎として死せんと欲す　墓は森 林太郎墓の外一字もほる可らず　書は中村不折に依託し宮内省陸軍の栄典は絶対に取りやめを請う」とあり，従来さまざまな解釈がなされてきた[41]．最近では，受爵と結び付ける向きもあり，「男爵についになれなかったという屈辱を，爵位は絶対に受けぬと先制して宣告することによって免れる」[42]や「最期の最期まで授爵の使者を待っていた．だから袴をはいて死んだのだ」[39]と主張する．そういった俗物根性とは無縁なものとしては，以下の山本俊一先生の解釈[43]がある．

　「森 林太郎トシテ死セント欲ス」と遺言したことは有名な事実だが，今これらとの関連を考える時，その気持がわかるような気がする．「脚気は白米とは無関係である」と，誤った学説をたて，そのため，日清・日露の二戦役では数万の日本兵を脚気のため，戦病死させた責任を思う時，自分の死後が，文学者としてもてはやされることを拒絶したのであろう．弁解すればできないこともなかった．まだ，ビタミンも発見されていない時代のことである．しかし，彼の良心がゆるさなかったのであろう．私も一人の衛生学者として，ある痛みを覚えつつ，この章を綴るものである．

　このように晩年の鷗外の心境には，脚気問題のしこりが大きな影を落としていたことがうかがえる．晩年ではなく，中年の鷗外の陸軍内での昇進のあ

り様にもすでに脚気問題が絡んでいた節がある．山下政三先生の『鷗外 森林太郎と脚気紛争』では，小倉転勤（1899〜1902年）を左遷と断定している．「いろいろな作用によって迷宮の中に押し込められたが，森 林太郎の小倉左遷は台湾での脚気惨害に対する懲戒処分であった」[40]と．

■ 高木兼寛とEBM

　一方の高木兼寛は，吉村 昭の『白い航跡』[44]に詳しく描かれている．戊辰戦争で活躍したウィリアム・ウィリスに鹿児島で師事し，1872年に海軍軍医になっている．日本海軍と英国との関係もあり，1875年に英国のSt. Thomas病院に臨床留学している．同院は，1106年ごろの創立で，世界で2番目に古く，1859年にはフローレンス・ナイチンゲールが看護学校を設立している．5年間の留学を超優秀な成績で終えて1880年に帰朝した高木は，すぐさま脚気研究に着手しており，「脚気の発生は食物に関係があるらしい」という仮説を立てている．1883年に軍艦「龍驤艦（りゅうじょう）」による遠洋航海で脚気の多発（脚気患者延べ396名，実数160名，死者25名）があった．そこで翌年の筑波艦による遠洋航海では，白飯をパン食と肉に替え，龍驤艦とほぼ同じ航路を採らせたところ，脚気患者延べ16名，実数14名，死者0と大成功を収めたのである．日本での最初の介入疫学であり[45]，「EBMの元祖」とでも形容できるかもしれない．英文での発表も1887年のLancetと早い[46, 47]．日清，日露戦争でも，海軍は脚気被害を免れている．1906年には母校St. Thomas病院で"凱旋"講演をしているが，それもLancetに載せている[48]．そして1959年には，英国の南極地名委員会によって南極大陸に「高木岬」という地名が付けられる名誉が追加された．

■ 臨床か研究か

　森 鷗外と高木兼寛との対立を長々と書き連ねたのは，ここに「臨床と研究の角逐」，より詳細には「臨床医学・臨床研究と基礎研究の角逐」という課題が煮詰められているからである．そして，この課題は，明治初年の西洋近代医学の導入から今日まで日本の医学界を席巻してきた．「食物の蛋白質と炭水化物の比例が悪いのが脚気の原因である」という高木の説が，学問的にい

わば幼稚であり，東大や鷗外が反発するのはわかる．しかしだからといって，筑波艦での実験の大成功を「比較試験の厳密度が低い」と全否定するのか，といぶかしく思えるのである．英国医学や臨床留学や Lancet が，東大や陸軍にとってはいかに価値が低かった，というより無縁のものであったのかがうかがえる．そしてその後も1世紀にわたって，横並び式の学位制度を敷き，基礎研究に価値を置いてきたのは，きわめて日本的な特殊性と考えられる．Ⅷ章で当院総合診療科の島田利彦医師が，奇しくも同様のことに言及している（☞ 221 頁）．

近代における疫学の源流は，1850 年代の英国に遡る．John Snow がコレラ患者の分布図から特定の井戸をつきとめ，その封鎖によって患者を減少させたのが嚆矢とされる．その後の疫学の発展は主として英米に認められるが，ドイツ医学を模倣した日本では戦前に花が開くことはなかった．米国医学の影響が強くなった戦後も傍系のままであった．2009 年の秋は，新型インフルエンザワクチンの供給確保や有効性をめぐる議論がかまびすしかったが，疫学的手法を駆使した突破口はついに開かれなかった．

ところで，治療の EBM の最高峰であるとされる RCT〔randomized controlled trial；ランダム化（無作為化）比較試験〕を，かなり遅くまで軽視，ないし積極的に否定した国の1つがドイツである．故 砂原茂一先生の『臨床医学研究序説―方法論と倫理』では，ドイツ医学の近年までの体質が以下のように描かれている[49]．

　　1978 年，西ドイツの薬事法が改正されたが，政府原案が国会の委員会によって根本的に修正され，1962 年の米国の Kehauver-Harris 修正法以来薬物の臨床効果判定の仕組みとして国際的に合意されてきたはずの RCT が方法的にも正しくないし，反倫理的でもあるという理由で否定され，RCT に基づく"確率論"的接近ではなく，個々の臨床家の観察・経験に基づいた"決定論"的判断で十分であるとされるに至ったのである．…今日国際的にほぼ確立している臨床研究の論理と倫理の水準から著しくかけはなれたこのようなドイツ的見解は，いかにもこの国の医学の体質をよく表わしているということができる．それは，臨床医学を構築するには，倫理的困難の少ない，そして方法論的な自由度のきわめて高い非臨床試験（動物実験）と臨床の現場での偶発的な日常経験と，そしておそらくは権

威主義的伝統との3者によりかかるだけで十分であって，臨床活動そのものを計画的な実験研究の対象とする必要を全く認めないとする立場である．

文献

1) 伴 信太郎：医学教育の質向上が医療を変える原動力となる．医学界新聞 2874：1-2, 2010
2) 中田 力：アメリカ臨床医物語―ジャングル病院での18年．pp20-21, pp121-122, pp137-138, 紀伊國屋書店，2003
3) INDEX 2009 医療政策〈詳細版〉．(www.dpj.or.jp/policy/koseirodou/index2009_medic.html)
4) 松村理司：日本の医療は冷たいか？―米国の医療を垣間見て．パテーマ 15：8-20, 1985
5) 松村理司："大リーガー医"に学ぶ―地域病院における一般内科研修の試み．pp90-93, 医学書院，2002
6) 日野原重明：特別講演・医療のシステム化と効果的医療の展開．第42回日本赤十字社医学会総会，2006
7) 辻 哲夫：日本の医療制度改革がめざすもの．pp141-175, 時事通信社，2008
8) 森 臨太郎：イギリスの医療は問いかける―「良きバランス」へ向けた戦略．p21, 医学書院，2008
9) 津田 司：家庭医の養成と病院の役割．病院 68：1015-1019, 2009
10) 自治医科大学（監修）：地域医療テキスト．医学書院，2009
11) 日本家庭医療学会（編）：新 家庭医プライマリ・ケア医入門．プリメド社，2010
12) 前掲5). pp275-276
13) 濃沼信夫：医療のグローバルスタンダード― Data & 解説．pp66-89, ミクス，2001
14) 森 功：診せてはいけない．幻冬舎，2001
15) 川上 武, 藤井博之, 梅谷 薫, ほか：日本の「医療の質」を問い直す．医学書院，2006
16) 田辺 功：ドキュメント医療危機．p87, 朝日新聞社，2007
17) 岩瀬博太郎, 柳原三佳：焼かれる前に語れ．pp165-180, WAVE出版，2007
18) 里見清一：偽善の医療．pp158-159, 新潮新書，2009
19) 岡井 崇：ノーフォールト．早川書房，2007
20) 大野善三：マスコミを大事に育て，大いに利用しよう．Medical Management 201：1-2, 2002
21) 吉村 仁：医療費をめぐる情勢と対応に関する私の考え方．社会保険旬報 1424：12-14, 1983
22) 権丈善一：医療政策は選挙で変える 再分配政策の政治経済学Ⅳ．pp18-24, 慶應義塾大学出版会，2007
23) 村上正泰：医療崩壊の真犯人．pp114-119, PHP新書，2009
24) 和久祥三：小児科医療崩壊を防いだ実例を見よ―絶望の辞職宣言からの奇跡．本田 宏（編著）：医療崩壊はこうすれば防げる！pp133-153, 洋泉社，2008
25) 野田一成：医者の言い分―放送記者から医師になってわかったこと．pp142-145, 中

経出版, 2009
26) 保坂正康：医療崩壊―私たちの命は大丈夫か．p203, 講談社, 2001
27) 河上和雄：医事事故調に対する見解．医療と法律研究協会(www.m-l.or.jp/), 2008
28) 前掲5). pp270-275
29) 酒井シヅ：日本の医療史．pp544-545, 東京書籍, 1982
30) C.F.サムス（著），竹前栄治（編訳）：DDT 革命―占領期の医療福祉政策を回想する．pp244-245, 岩波書店, 1986
31) C.F.サムス（著），竹前栄治（編訳）：GHQ サムス准将の改革―戦後日本の医療福祉政策の原点．pp208-209, 桐書房, 2007
32) 二至村 菁：日本人の生命を守った男 GHQ サムス准将の闘い．p145, 講談社, 2002
33) トク・ベルツ（編），菅沼竜太郎（訳）：ベルツの日記（上）．pp255-257, 岩波文庫, 1979
34) Flexner A：Medical Education in the United States and Canada；A Report to the Carnegie Foundation for the Advancement of Teaching, Bulletin No. 4. D.B. Updyke, The Merrymount Press, Boston, MA, 1910
35) 山本俊一：森 林太郎．公衆衛生 45：312-314, 1981
36) 板倉聖宣：模倣の時代（上・下）．仮説社, 1988
37) 白崎昭一郎：森 鷗外―もう一つの実像．吉川弘文館, 1998
38) 坂内 正：鷗外最大の悲劇．新潮選書, 2001
39) 志田信男：鷗外は何故袴をはいて死んだのか―「非医」鷗外・森 林太郎と脚気論争．公人の友社, 2009
40) 山下政三：鷗外 森林太郎と脚気紛争．p275, pp451-452, p461, 日本評論社, 2008
41) 前掲5). pp299-301
42) 大谷晃一：鷗外, 屈辱に死す．p193, 人文書院, 1983
43) 山本俊一：鷗外と脚気問題．平川祐弘, 平岡敏夫, 竹盛天雄（編）：鷗外の知的空間．pp330-331, 新曜社, 1997
44) 吉村 昭：白い航跡（上・下）．講談社文庫, 1994
45) 縣 俊彦（編著）：EBM の臨床疫学．p8, 中外医学社, 2003
46) Takaki K：KAKKE, or Japanese BERI-BERI No.Ⅰ. Lancet 23：189-190, 1887
47) Takaki K：KAKKE, or Japanese BERI-BERI No.Ⅱ. Lancet 30：233-234, 1887
48) Baron Takaki：The Preservation of Health Amongst the Personnel of the Japanese Navy and Army（delivered at St.Thomas's Hospital, London, on May 7th, 9th and 11th, 1906）.
    ・LectureⅠ Lancet：1369-1374, May19, 1906
    ・LectureⅡ Lancet：1451-1455, May26, 1906
    ・LectureⅢ Lancet：1520-1523, June 2, 1906
49) 砂原茂一：臨床医学研究序説―方法論と倫理．pp98-102, 医学書院, 1988

IV

病院総合医(ホスピタリスト)の立場から

(松村理司)

IV 病院総合医(ホスピタリスト)の立場から

1 総合医の定義—家庭医から病院総合医まで

　総合医(ジェネラリスト)は，専門医(スペシャリスト)と相対する医師の総称である．補完し合うのが理想だが，対立する現実にも事欠かない．総合医の定義の試みは数多くあるが，抽象的に厳密な断定は難しい．専門医とはあくまで相補的なので，総合医を立てると，専門医から反発が出る．例えば「総合医療＝全人医療」を前面に出せば，「専門医療＝非全人医療なのか」と物議を醸すという按配である．また違った角度から眺めてみると，「専門医＝修練を積んだ医師」「非専門医＝修練途上の医師」と言えそうである．そうすると，「専門的総合医」「非専門的総合医」「非専門的専門医」「専門的専門医」の別ができることになる．これについては，V章の4(☞ 122頁)でも問題にしている．私の手には余るので，「あらゆる病人を非特異的に診る」としたり，もっと文学的に「"What can I do for you ?"」と，あらゆる病人のあらゆる症状・病気・病態を診断・治療する」としている．そしてあらゆる病人は，「入院患者・外来患者・救急患者・小児患者・成人患者・高齢患者・超高齢患者・要介護者・心身障害者・精神障害者など」とまさにさまざまである．

　総合医には2種類ある．家庭医と病院総合医である．前者は開業のジェネラリストであり，後者は病院勤務のジェネラリストである．実は家庭医(ファミリードクター)という言葉には曰く因縁があり，20数年前に当時の厚生省が普及させようとしたが，日本医師会がけちをつけた．「そんな舶来の言葉を輸入しなくても，日本には何でも診る開業医(つまり自分たちの主力部隊)がすでに大勢いるではないか」というものであった．抗議はかなり執拗だったので，ついに厚生省は家庭医という言葉を引っ込めてしまった．1990年代前半には，「かかりつけ医」という言葉を日本医師会が使い出している[1]．2000年以降は日本家庭医療学会の会員数が右肩上がりに増え，家庭医という言葉も徐々に浸透してきていたので，近年のリバイバルに対しては日本医師会も黙認せざるを得ない．

　なお，日本医師会は，2007年になって「かかりつけの医師」として，次のように定義した[2]．

なんでも相談できる上，最新の医療情報を熟知して，必要な時には専門医，専門医療機関を紹介でき，身近で頼りになる「地域医療，保健，福祉を担う幅広い能力を有する医師」

このあたりの私の理解は以下である．米国家庭医療学会は1947年に設立され，1969年に専門医制度が認定されている．その制度に合格した家庭医療専門医のことを米国では家庭医と称しているのである．英国の家庭医については，Ⅲ章の6（☞37頁）で述べた．一方，日本は，2009年になってはじめて日本家庭医療学会認定の専門医審査が行われたところである．もちろん同学会認定の後期研修プログラム終了が受験要件の1つである．それ以前は，Ⅲ章の14のb)の6)（☞67頁）で述べたように家庭医用のまともな訓練の機会は皆無に近かった．このような事情だから，はっきり言って，日米・日英の家庭医の総合医としての臨床水準には大きな開きがあった．

a) ホスピタリスト

ホスピタリスト（Hospitalist）という言葉は，1996年にRobert M. Wachter先生によって作られた[3]．それ以前なら，(academic) general internistとでも呼ばれていた立場である．ホスピタリストは，急性期病棟に専従する総合医で，研修を終えて訓練を積んでおり，研修医の指導に当たることが多い．一般内科医がほとんどだが，ごく稀に外科医もいるという．Wachter先生の勤務するカリフォルニア大学サンフランシスコ校から始まったわけだが，いまや全米中に活躍が広がっている．専門学会（Society of Hospital Medicine）も創設され，ホスピタリストは2万人以上になるという．日本語では「病院総合医」，または「病院総合診療医」と訳すのが妥当であろう．ごく最近，米国のホスピタリストの技能養成についての訳本[4]も出版された．さて，ここでも日米の差は大きい．日本では，病院総合医の歴史・質の深み・量の大きさが認められにくいのである．ところが，病院現場では「総合診療的マインド」とでもいうべき臨床的知恵は不可欠である．

IV

病院総合医（ホスピタリスト）の立場から

b）「総合診療的マインド」

　大学病院での総合診療部は，その定義や実際の役割をめぐって，いまだに産みの苦しみにある．端的には，乱立する専門医療の狭間で，実地診療上の必要性が確たるものに感じてもらえないからであろう．一方，地域医療の現場には総合診療部の看板はあまりないけれども，「総合診療的マインド」はより一層必要である．なぜなら，高次専門医療の場よりも，地域医療の現場のほうが，病気だけでなく病人が露出してくる確率が圧倒的に高いからである．開業医によって担われることが多い往診医療は，その典型であろう．

　そして，その病人が高齢化している．時には超高齢化している．先日もたまたま訪れた女性部屋で，6人ともが90歳を超えていたことがあった．愁訴以外に，誰もが複数の生活習慣病を抱えている．いや，自覚的な愁訴自体が少なく，入院動機も「何となく元気がない」との他覚的判断によることも多い．病と老との境の見極めが難しい．しかし，治癒に至る器質的疾患は往々にしてあり，例えば「胸部びまん性陰影がなく，骨髄生検ではじめて診断できた，血球貪食症候群を伴う粟粒結核の1例」があげられる．ちなみに，先ほどの6人は，全員が程なく軽快退院できており，その喜びは，担当研修医たちの初々しい笑顔に表現されていた．しかし，真の問題はさらに深く，例えば，家庭介護の主力である長男の嫁の笑みの表情に潜む本音への配慮が欠かせない．

　他科からの対診にも，「総合診療的マインド」は不可欠だ．例えば，整形外科の患者たちも，実に高齢化してきた．「自室で歩行中に倒れて生じた大腿骨頸部骨折の88歳の男性．15年前に当院で留置した永久ペースメーカーには，今回異常なし．8年前に他院で実施されたPTCA（percutaneous transluminal coronary angioplasty；経皮経管冠状動脈形成術）の経過は良好．過去1年間に上部尿路感染症で一度，誤嚥性肺炎で二度，当院に入院している．なお，6か月前に背部痛で発見された総胆管結石があるが，ERCP（endoscopic retrograde cholangiopancreatography；内視鏡的逆行性胆管膵管造影）以上の侵襲的検査は拒否され，放置されている」という症例に対する周術期管理への応援を突然依頼された病院総合医の胸中は，察して余りある．循

表 4-1　ジェネラリスト十景

- 地域医療の現場で
  - 第1景　家庭医の診療1：僻地・離島
  - 第2景　　同　　　　2：田園型コミュニティ
  - 第3景　　同　　　　3：都会
  - 第4景　家庭医に求められる役割1：地域連携・在宅医療・緩和ケア
  - 第5景　　同　　　　　　　　2：地域密着型急性期病院
- 病院医療の質的向上を目指して
  - 第6景　病院総合医の役割1：診療(総合外来と総合病棟)
  - 第7景　　同　　　　2：教育(研修医と学生―卒前・卒後)
  - 第8景　　同　　　　3：研究(EBM／診療ガイドラインと臨床研究)
  - 第9景　　同　　　　4：マネジメント(安全管理／地域医療連携)
- 臨床医の枠を超えて
  - 第10景　医療システム(制度)への関心：公衆衛生／国際保健／医療行政

〔田中和豊，小泉俊三：臨床の力と総合の力―ジェネラリスト診療入門．pp151-181，シービーアール，2008 より改変〕

環器内科・呼吸器内科・消化器内科・感染症科・腎臓内科への個別の対診の総和という発想は，地域医療には馴染まない．病院総合医の「総合診療的マインド」の出番である．

C)「ジェネラリスト十景」

さて，『臨床の力と総合の力―ジェネラリスト診療入門』[5]では，総合医の活躍の将来像を，「ジェネラリスト十景」(**表 4-1**)として語っている．夢と広がりがあり，楽しい．その中の第5景は，家庭医と病院総合医の中間存在を指摘し，日本特有の光景を鋭く描いている．

　地域に密着して急性期の入院診療を担当している 50～100 床規模の小病院に勤務する内科系医師も，実際には地域ジェネラリストとしての診療を行っている．地域密着型の急性期小病院が多いのはわが国に特徴的な現象であるが，慢性疾患で長期のケアを必要とする高齢者も，一時的に入院診療を必要とする急性期疾患に罹患することが少なからずあり，「在宅」中心のコミュニティ基盤型保健・医療システムも，一時的入院に対応できる，「敷居の低い」急性期病棟な

しには円滑に機能しない．したがって，今日，声高に叫ばれている「医療崩壊」の危機を回避するには，地域医療システム設計の狭間で明確な位置づけを与えられていない「地域密着型小病院」の医療設計上の役割と小病院に勤務する地域ジェネラリストの役割を積極的に評価する必要がある．地域の小病院に勤務する総合医は，勤務形態からは「病院の」医師とみなされるが，患者・家族，地域のニーズや診療の守備範囲からは診療所に拠点を置く家庭医とほとんど変わるところがない．

日本総合診療医学会会誌の近作でも，「病院総合医をこうして育てる」という特集[6]が組まれ，多くの執筆者の論考で賑わっている．

米国の最近の統計を目にする機会があった．当院の常連招聘"大リーガー医"（VI章の7 ☞ 162頁）のGordon Noel 先生の対談[7]からである．日本の医学教育事情の総論・各論両方にとても詳しいNoel先生なので，その発言は重い．米国のジェネラリスト志望者は，日本と比べるとやはり圧倒的に多い．

　米国の医学部を卒業して2009年7月に研修を開始した14,566人のうち，総合内科，総合小児科，家庭療療の研修に進んだのは5,385人（37％）でした．…欧米の医学生は卒業前の2年間に患者の治療に直接かかわる臨床実習を行ってきているため，卒後すぐでも既に日本の3年目研修医と同等以上の知識と手技を持ち合わせています．

2 "大リーガー医"とは

"大リーガー医"についていくつか述べてみたい．

いささか面映ゆいが，"大リーガー医"は私の造語である．私が以前勤めていた市立舞鶴市民病院で1984年から試みたのだが，主として米国から秀でたclinician-educator（臨床医・教育者）を招き，その能力を日本の卒後研修現場でいかんなく発揮してもらおうという趣旨であった．招聘される講師陣をはじめから"大リーガー医"と称していたわけではなく，1995年に野茂秀

雄投手がメジャーリーグで活躍し出したころにあみ出したように思う．医学的事情のわからないメディアから，「イチローや松井などを診るスポーツドクターの招聘か？」と質問されたのを懐かしく思い出す．

中規模の地域病院での取り組みであり，また日本の臨床・研修に最も欠けるものを補強しようとの意図だったので，"大リーガー医"の大半は一般内科医，ないし病院総合医であった．米国の world-famous doctor というと，どうしても専門医の面々が想起されるが，ここでいう"大リーガー医"はそういうわけではない．また，「doctor's doctor」の質と風格の方々もおられたが，「専門はホスピタリスト」とおっしゃる比較的若い中堅医の方々もおられた．3A（トリプル A）などのマイナーリーグ（メジャーリーグの下のリーグ）組の発展途上者も含まれるようになった次第である．なお，招聘された彼・彼女らに"大リーガー医"という言葉をぶつけると，一様に恥じらう．当然ながら，米国人にも謙譲の美徳があるのである．

EBM との遭遇は，1997 年 1 月であり，Paul Gerber 先生からであった．呈示症例を鮮やかに解いたあとで，「あなた方研修医の仕事は，さらにエビデンスを求めて，私たち年長医の権威に挑戦することです」と言う姿に，「これが本物の EBM なんですね！」と欣喜雀躍した研修医たちがいた．その Gerber 先生の言葉に，以下がある[8]．

　近未来のアメリカの病者の肉体的・精神的苦悩は，統合化された知性と感情によってしか解けないでしょう．科学や技術はますます進みますが，人体は複雑そのものだからです．もしも内科系専門諸科だけがあり，一般内科が中心にないならば，内科という言葉自体が死語になりかねません．William Osler 以来の伝統が再生すべき時代です．

『Sapira's Art & Science of Bedside Diagnosis』の著者の Joseph Sapira 先生は言う[9]．

　この国の過去 30 年間の H & P の不在ほど嘆かわしいものもない．どこへ行っても，1 人の内科患者に 10 人の専門医が群がってきて，あれこれ言って金をふんだくっているだけじゃないか．

IV
病院総合医(ホスピタリスト)の立場から

　この国とは，米国であるが，日本にも完全に当てはまると私は思う．Hはhistoryで病歴のこと，Pはphysical examinationで身体診察のことである．
　Maura Brennan先生は，舞鶴招聘組ではなく，1990年代の前半に1年以上にわたって順天堂大学医学部に滞在している．その経験が『医学教育』の1994年6月号に「米国の内科医の見た日本臨床教育 基本の弱さ—内科はないか?」として日本語で書かれている．当時の米国でのある研究会で彼女のポスター演題「日本の一般内科研修」を見かけたが，次のようであった[10]．

　…卒前臨床教育は，法的・文化的な要因によって制限されている．クラークシップやチーム医療による患者ケアは，まだない．…日本の医師の約40％が内科だと名乗る割には，一般内科研修は混乱している．内科を選んだわけを聞かれると，研修医は，内科の幅広さをあげ，全人的に患者をケアしたいからと答える．しかしながら，プライマリ・ケア問題に関心が払われている体制はないし，病院の構造は，研修医が専門医になりやすいようにできている．日本の医師の約1/3が最後には個人開業するというのに．日本の内科は，成人のプライマリ・ケアに携わる役目を喪失する危機に瀕している．

　"大リーガー医"招聘は，2004年春以降は，洛和会音羽病院で継続している．大枠は変わらないが，問題点が2つ生じた．その委細はVI章の7(☞162頁)で述べたい．

a) 今日的意義

　"大リーガー医"招聘の今日的意義とは何か．6点あげたい．第1は，clinician-educatorのロールモデルだということである．まさにdoctor's doctorの面目躍如たる様に接することがあり，清々しい．第2は，診断推論の水準が高く，個人差が少ないことである．第3は，治療のEBMが確立しており，互いに議論が展開しやすいことである．第4は，検査・治療の効率に敏感なことである．DRG(diagnosis related group)という包括払い制度に30年間近く慣れ親しんできた先輩だからでもある．国民皆保険でなく，民間保険が主流であるため，患者ごとに検査・治療体系をリセットしなければならない

のは日本的平等性に欠けるが，それは別次元の課題であろう．しかも，その立役者である，経済効率を重んじ，営利志向のHMO（Health Maintenance Organization）は，徐々に撤退を迫られているという[11]．第5は，家庭医から病院総合医まで総合医の層が厚いのが実感できることである．症例呈示に即していえば，「木を見て森を見ず」ということがない．日本に乏しい"more generalism"の空気を満喫できる．そして第6は，北米臨床医学は当分は世界最高峰であり続けると考えられるので，臨床現場での接点をもつことで，医学的鎖国に陥らないようにするためである．

b）出版物

　私たちも，この路線上にいくつかの拙著を残すことができている．『診断と治療　ポケットガイド』[12]は，Lawrence Tierney先生の原著の訳本である．日常でよく遭遇する約500種類の疾患を，診断，鑑別診断，治療の順にごく簡潔に記載している．『"大リーガー医"に学ぶ—地域病院における一般内科研修の試み』[8]は，市立舞鶴市民病院での実践をまとめたものであり，"大リーガー医"列伝である．『診察エッセンシャルズ』[13]とその新訂版[14]は，症候学の本である．30余りの症候について，それぞれ見逃してはならない疾患・病態をまずあげ，診断仮説ごとに病歴・身体所見・検査所見を列記しながら，診断をどう絞り込んでいくかを記載している．縁あって洛和会音羽病院総合診療科に集まった仲間たちで執筆した．Tierney先生には，clinical pearls作りに貢献していただいた．『Dr. ウィリス　ベッドサイド診断—病歴と身体診察でここまでわかる！』[15]は，私の恩師のG.Christopher Willis先生の『Bedside Diagnosis in Internal Medicine』の訳本である．700頁近くの大著であり，出版までに20年近くかかったのも感慨深い．監訳者の序の一部を以下に示す．

　　H＆Pの虎の巻である本書は，中身が実に濃い．歯ごたえもある．類書は少ないが，何よりも破格のジェネラリスト1人だけの手になるのが心にくい．新医師臨床研修制度も4年間の実績を踏まえるに至ったが，研修現場での基本的

IV
病院総合医(ホスピタリスト)の立場から

臨床技能の定着がまだまだおぼつかない．だから，本書が，初期研修医や後期研修医だけでなく，多くの指導医にとってもよき参考になることは疑いがない．Willis先生が現役を去って18年．H＆P先生の分野にも，EBMの浸透がめざましい．本書は，斯界の専門家にも温故知新の貴重な源となるだろう．

『ティアニー先生の診断入門』[16]は私たちの作品ではないが，Tierney先生の臨床実演を再現した好著である．診断推論には徹底的検討法が用いられているが，これは先生が教育用に好む流儀であり，血管性疾患(Vascular)，感染症(Infectious)，腫瘍性疾患(Neoplasm)，自己免疫性疾患(Autoimmune)，中毒(Toxic)，代謝性疾患(Metabolic)，外傷(Trauma)，変性疾患(Degenerative)，先天性疾患(Congenital)，医原性疾患(Iatrogenic)，特発性疾患(Idiopathic)の11のカテゴリーで系統的に鑑別診断をあげるものである．

3 日本版ホスピタリストとは

私は，『"大リーガー医"に学ぶ』の中で，市立舞鶴市民病院での20年間の"大リーガー医"招聘の最大の成果として『"ずっぷり"内科』という言葉を用いた[17]．その内容が，日本版ホスピタリスト(病院総合医)を最もうまく表現していると思われるので，引用する．

「ここは，"ずっぷり"内科ですね」とよく言われる．研修した医学生を初め，見学に来た中堅医・ベテラン医にかかわらずである．一定の評判を聞いてやって来たが，「同じメンバーが，内科全般を最期(解剖)まで完遂している」姿への驚きと評価である．大学病院を初め，大規模病院では，総合診療の定義や実際の役割をめぐって，議論がかまびすしい．全国津々浦々で，構築が一定せず，未だに産みの苦しみ中ということであろう．学生教育，振り分け外来，臨床研究(EBM，臨床疫学，臨床倫理)，家庭医療，介護保険，専門外来，心療内科，コンサルテーションなどのどれかの組み合わせを，それぞれの設立条件に応じて優先させているようであるが，"ずっぷり"内科というのは例があるまい．専

門化という名の人間(患者)や知識の分断が目立つ現代医療に中で，1つのロールモデルとして定着させたいものである．専門医療の中では，患者が移動しやすく，医師のキーパーソンが不在になりがちだが，私たちの"ずっぷり"内科は，その風潮とは無縁でありたいと思っている．時には，研修医すらが，十分キーパーソンとして機能している．おまけとして，"神経症患者"に，廊下や電話で付きまとわれている研修医の姿も散見される．

　ある日ある時の入院患者を一覧すればよくわかる．肺炎(誤嚥性肺炎を含む)，脳梗塞，心不全，不整脈，糖尿病，肝硬変，気管支喘息，出血性消化性潰瘍，めまい，癌末期，てんかん，薬物中毒といったありふれた疾病と並んで，血漿交換・血液透析中のグッドパスチャー症候群，脳梗塞を合併した17歳のウェゲナー肉芽腫症，重症筋無力症との鑑別に難渋するイートン・ランバート症候群，典型的だと判明し，副腎皮質ステロイド薬を開始しだしたクロンカイト・カナダ症候群，腎細胞癌術後の腸閉塞症状(腹痛・便秘)に悩むエルドハイム・チェスター病といったかなりまれな疾病も共存している．超長期間の人工呼吸器装着患者も2人いる．1人は，重症妊娠悪阻に続発したウェルニッケ脳症による遷延性意識障害患者で，13年間を超える装着．もう1人は，筋萎縮性側索硬化症の患者で，8年間近くになる装着．この2人を除いて，7人(肺炎5人，髄膜脳炎1人，筋萎縮性側索硬化症1人)もが人工呼吸器を装着していたこともある．第一線の地域医療の現場には，どんな患者もいるし，どんな疾病もある．

　国内外の専門医の協力を仰ぎながら，ほぼすべての内科系疾病を担当する「一般内科の自己完結性」を保持してゆきたい．

　米国のホスピタリストは，外来患者を診ないという．急性期病床の平均在院日数が約4日だけに，仕事の忙しさはすさまじく，外来にはとても手が回らない．もっとも何でも分業の米国では，病院外来患者ばかりを扱うアンビュリスト(ambulist)ないしオフィシスト(officist)という専門医がすでに用意されているという．日本のホスピタリストは，外来もするし，長期入院患者も診るし，場合によっては往診もする．また，超音波や内視鏡などの種々の検査は，米国では専門医の仕事であるが，日本では病院の規模などに応じてホスピタリストに出番が回ることすらある．これはⅤ章の6でも扱う(☞128頁)．

4 総合医と専門医の握手

　福井次矢先生が ER Magazine に発表された図 4-1[18]では，総合診療の構図が 4 型に分類されている．1 型は，振り分け外来型で，外来業務に専従する型である．総合医だけで行う場合と，専門医にも相乗りしてもらう場合とがある．外来での診断推論の水準が相当高く維持されている事例も散見されるが，入院患者の診療が展開できないのは，かなり致命的な弱点である．2 型は，新たな専門科型である．大学病院などでみられ，臓器別専門医(外科系専門医であることすらある)の昇格人事の結果であることが多い．国立大学が独立行政法人化する以前のことだが，国家公務員総定員法の枠外に総合診療科が置かれたことがある．その際に，内発的意思が働くというよりは，医師数の増員が主目的で作られたので，「行政主導」とも揶揄された．よい結果が出せている場合もあるが，例外に属する．3 型は，狭間の医療型である．「ビルの谷間のラーメン屋」と自他称されることもある．心療内科がない病院での「心療内科的傾向の患者」の受け皿になる場合などが該当するが，あまりにも受け身の姿勢に甘んぜざるを得ず，発展性に乏しい．

　4 型が，理想型とある．「できるだけ間口を狭めず，かといって深み・緻密さ・微妙さを極力失うことのない一般内科と地域医療の展開」を謳い文句にしてきた私たちも同感である．専門医と病院総合医とのスキルミックスである．各専門診療科と総合診療科との接面は，もちろん一様ではない．したがって，実際には図に示すように水平にはならず，でこぼこになる．総合診療科と専門科との重なりが大きいほど，専門科は専門に特化できる．忙しさの割に，「生産性」が国際比較上は高くない日本の専門科[19, 20]には好条件のはずである．少数精鋭も現実のものとなる．したがって，忙しく，「今より上」を志す専門科ほど喜ぶ．逆に，向上を望まず，重なりに飲み込まれそうな専門科は嫌がる．重なりが大きいのは総合診療科にとっても望むところなのだが，それには総合医の質が高く，また，多数の陣容に恵まれねばならない．大きく重なるためのさらなる条件は，専門医と総合医双方の議論に基づく診断・治療体系の透明性と深達性，加えて人間関係が円滑なことである．

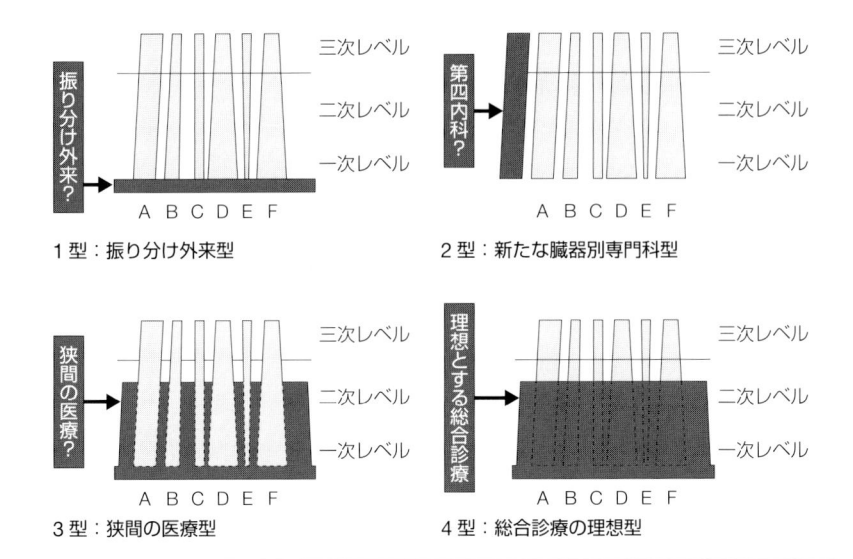

図4-1　総合診療の4つの類型

A～Fは各臓器別専門科
〔福井次矢, 堀　進悟：GIMとERが病院の機能をささえる. ER Magazine 2：270-277, 2005 より改変〕

　「E-E対立」という言葉と現実がある．Experience（経験）とEvidence（証拠）の対立というわけである．「証拠を無視する経験派」の専門医と「経験の乏しいEBM原理主義」の総合医は，交わることがない．経験も証拠もともに重要なのは，臨床的に自明である．「できる総合医」と「できる専門医」同士でなければ，心のこもった握手は難しい．

　「後医は名医」という格言がある．時間が経過し，くっきりした臨床像に遭遇する後医のほうが，初期像にしか触れないプライマリ・ケア医よりも診断が決まりやすい様を形容したものである．後医は宿命的に専門医によって担われるという事実は，総合医との共有理解でなければならない．

Ⅳ 病院総合医（ホスピタリスト）の立場から

5 日本の中小病院の勤務医

　日本の病院数は多く，中でも中小病院が多い．病床数20～199床の病院を中小病院とすると，2007年の統計では，日本の全病院8,862病院のうち6,116病院が中小病院となり，69％に及ぶ．病床数100～199床の病院に限っても2,725病院となり，30.7％を占める．OECD加盟諸外国と比べて中小病院が圧倒的に多いのが，病院規模に関する日本の際立った特徴である．開設者で大きく括ると，公的病院が21％，民間病院が79％となっている．病床数でみると，公的病院が32％，民間病院が68％となる．こういう次第なので，救急医療という不採算部門でも民間病院は活躍しており，二次救急の過半数を担っている．なお，自治体病院への繰入金の合計は，年間約8,000億円になる．

　医療提供体制に関する日本のもう1つの特徴は，病床数がきわめて多いことである．Ⅲ章の1（☞26頁）で，人口当たりの医師数がOECD加盟国で下から4番目であると指摘した．したがって，病床100床当たりの医師数は**表4-2**のようになり，日本14.9人，ドイツ42.5人，フランス47.2人，英国72.7人，米国77.5人と信じられないような差になる[21]．さらに驚くことには，日本の医師数は必ずしも実態を反映したものではなく，全く業務についていない者までが含まれているとされる[22]．日本では社会的入院がなおも継続しており，平均的な重症度の低さなども考慮すると，医師の業務量や疲労度の差に直結するものではないが，まさに別世界の感にとらわれる．なお，看護職員数の開きも著しく，個人的にはこちらのほうが看護業務量の彼我の差につながりやすいと感じている．つまり，日本の看護職員は絶えず走り回っている！

　専門特化した中小病院では当然のことであるが，一般的な中小総合病院の勤務医も，専門医とその卵であることが大半である．しかし，その勤務実態は，大規模総合病院のそれとはかなり異なるのが普通である．すなわち，専門性の追求はほどほどとなり，一次・二次専門医療で膨れ上がったり，非専門領域の業務をいやが応でも引き受けざるを得ない．日本の伝統的な各科相

表 4-2　医療提供体制の各国比較(2007 年)

国名	平均在院日数	病床数(人口1,000人当たり)	医師数(病床100床当たり)	医師数(人口1,000人当たり)	看護職員数(病床100床当たり)	看護職員数(人口1,000人当たり)
日本	34.1	13.9	14.9	2.1	66.8	9.3
ドイツ	10.1	8.2	42.5	3.5	120.7	9.9
フランス	13.2	7.1	47.2	3.4	108.2	7.7
英国	8.1	3.4	72.7	2.5	294.2	10.0
米国	6.3	3.1	77.5	2.4	337.2	10.6

〔OECD Health Data 2009 より〕

乗り型救急は，その象徴である．それで何の問題もなく機能している中小病院もあるだろう．しかし，何らかの機能不全に陥っている中小病院も数多い．その窮状を総合医の質の底上げを図る方向で何とか解決できないかというのが，前述の「3. 日本版ホスピタリストとは」や「4. 総合医と専門医の握手」の内容であった．

　政権与党や厚生労働省が，これらの中小病院につれない様は直感できる．平均在院日数も減らしたいし，病床当たりの看護職員数も OECD 加盟国の平均並みにしたい"国策"がある．国際的な格好の悪さを修復したいのである．それには，一般病床数を大幅に減少させるのが最も合理的ということになる．DPC 対象病院指定の拡大は，その大きな手段でもある．7 対 1 看護配置基準取得も，明らかに大病院に有利に働く．民主党新政権も，2009 年晩秋の時点で，公的大病院の重視に言及していた．「集中と選択」は医療にも妥当することであり，民間中小病院や地域の自治体中小病院の個々の倒産や崩壊は，厚生労働省の織り込み済み事項のようにも見受けられた．しかし，文字通りの「官尊民卑」は，御免こうむりたい．

　専門特化していない中小病院が持ちこたえ切れるかどうかは，病院総合医の今後の活躍いかんであるというのが年来の私の主張である．どんな病気や病態にも非特異的に，「どうお困りですか(What can I do for you ?)」と優しく，丁寧に対応できるからである．断らない診療が病院経営に資すること

も確実である．Ⅵ章の5で卑近な実例をあげる(☞ 155 頁)．万が一中小病院が消滅するような事態になれば，そのような患者は，大病院や診療所に救いを求めることになるだろう．その際にも前者では病院総合医が，後者では家庭医が福音をもたらすことになるだろう．これが，楽天的ながら，私の第2の年来の主張である．

6　専門医の非互換性・目線の高さ

　専門医の互換性のなさについては，「序」でも述べたところである．新医師臨床研修制度で，プライマリ・ケアの重視やコミュニケーション・スキルの修練が謳われたのは，従来の卒後研修法に対するアンチ・テーゼである．つまり，卒業直後から専門科に進む従来の流儀では，研修医時代ですら互換性は期待できず，当直での救急対応はいい加減なものになる．将来の開業に際しては，間口の狭さが致命的である．そうであるのに，2010 年からの改革が後退でしかないようなのは寂しい限りである．

　専門医の非互換性は，日本に数多い中小病院を直撃する．中小病院はさほど多くの専門医を抱えることができず，「専門医による業務占有率」が小さくなるからである．その状況で，専門医が自らの専門性にこだわると，遂行できない業務があまりにも多くなってしまう．この現象は，中小病院での医師不足感を倍加させる．

　専門医の宿命が，病気の診断・治療であり，全人医療でないことも気になる．多病を抱えた高齢者・超高齢者の社会になるほど，専門医の間口の狭さや目線の高さが欠陥になる．自分が老いたり，身内に高齢病者を抱えると，応対する医師の「優しさ・温かさ・人間好き・庶民目線(目線の庶民性)」が恋しくなる．医師は患者・家族の advocate (代弁者)であると言い切るのはおこがましいが，患者・家族サイドに対して KY (空気が読めない)では失格である．「穏やかな看取りが時代のニーズ」などとも謳われる．緩和ケア科専門医と専任看護師だけで担えるわけではあるまい．

ここで，日本内科学会認定の「総合内科専門医」の資格を持つ病院勤務医が，「総合診療的マインド」をどれだけ実質的に継続保持できているかどうかは非常に気になるところである．互換性のなさや目線の高さがどれだけ克服できているかも注目に値する．約14,000名の有資格者の大半が，実際には臓器別専門医としてのみ機能しているのか，それとも「総合診療的マインド」を保って勤務できているのかの差は，とても大きい．もし後者の状態であれば，病院勤務医の不足感がかなり解消するとさえ言えそうである．解消できていない現状であるということは，残念ながら，前者の状態が示唆されるのではないか．

　なお，NBM(narrative based medicine)という考え方が提出されて約10年になる．すべての患者には固有の物語があるので，普遍的・科学的なEBMとともに，個別的な傾聴や説明が必要になるという次第である．間口が広く，奥行きが深い総合診療には欠かせない概念である．

文献

1) 水野 肇：誰も書かなかった日本医師会．pp203-209，ちくま文庫，2008
2) 日本医師会：グランドデザイン2009-国民の幸せを支える医療であるために．用語-2，2009(www.med.or.jp/nichikara/gd2009)
3) Wachter RM, Goldman L : The emerging role of "hospitalists" in the American health care system. NEJM 335 : 514-517, 1996
4) 福井次矢(監訳)：病院勤務医の技術—ホスピタリスト養成講座．日経BP社，2009
5) 田中和豊，小泉俊三：臨床の力と総合の力—ジェネラリスト診療入門．pp151-181，シービーアール，2008
6) 特集 病院総合医をこうして育てる．日総合診療医会誌：13(2)，2008
7) ゴードン・ノエル，大滝純司，松村真司：ノエル先生と考える日本の医学教育．医学界新聞 2858：15, 2009
8) 松村理司："大リーガー医"に学ぶ—地域病院における一般内科研修の試み．pp131-132，医学書院，2002
9) 同上，p177
10) Brennan M：日本の一般内科研修．Teaching Internal Medicine Symposium, 1993
11) 中田 力：アメリカ臨床物語—ジャングル病院での18年．pp38-41，紀伊國屋書店，2003
12) 松村理司(監訳)：診断と治療 ポケットガイド．医学書院，2000
13) 松村理司(編著)：診察エッセンシャルズ．日経メディカル開発，2004
14) 松村理司，酒見英太(編著)：診察エッセンシャルズ(新訂版)．日経メディカル開発，

2009
15) 松村理司(監訳)：Dr. ウィリス ベッドサイド診断―病歴と身体診察でここまでわかる！ 医学書院，2008
16) ローレンス・ティアニー，松村正巳：ティアニー先生の診断入門．医学書院，2008
17) 前掲8)，pp32-33
18) 福井次矢，堀 進悟：GIMとERが病院の機能をささえる．ER Magazine 2：270-277，2005
19) 南 和友：こんな医療でいいですか？―日本で行われている医療 ドイツで行われている医療．はる書房，2004
20) 南 和友：タイムスインタビュー：日本の医療は世界一ではない 厚労省主導の改革が必要だ．医療タイムス 1960：31-33，2010
21) OCED Health Data 2009
22) 大村昭人：医療立国論．p64，p76，日刊工業新聞社，2007

V

「1つ上の段階の総合医」を目指して

（松村理司）

V

「1つ上の段階の総合医」を目指して

　日本の臨床・研修に欠けるものが少なくとも4つある。「診断推論や臨床推論の徹底した訓練」「治療のEBM（バランスのとれた治療）」「チーム医療下での屋根瓦方式教育指導体制」「more generalism」である。このうち「more generalism」は，本書の主題でもあり，すでに折に触れて述べてきた．残る3つは必ずしも総合診療に特有なものではないが，「間口も奥行きも大事にする総合診療」にこそうってつけな課題であり，不可欠な舞台装置なので取り上げたい．総合医も，「1つ上」を目指したいものだ．

1 診断推論・臨床推論の訓練

a）検査前確率の推定を軽視する風潮に抗して

　研修医は，研修の初期ほど緊張して症例呈示するものだが，未熟さはつきものである．一般には，H & P（history and physical finding；病歴と身体所見）が不備なことが多い．しかし，先輩医や指導医は，そのことには意外に寛容なのが通例であり，患者の症候（症状や徴候）について時間をかけて点検されることは少ない．また，指導医による身体診察が新たに行われることにより，身体所見の確認・追加・否定が現場でなされることはめったになく，したがって，身体診察の妙味に研修医が目覚めるという機会も乏しい．それよりも，かなり珍しい病気が例にあげられ，それが否定できているのか質問されたり，また研修医があまり聞いたことのないような新しい検査について指導医から指摘されがちである．だから，"優秀"な研修医ほど，新しく，珍しい検査をどんどん依頼することになる．そして，それが研修水準の高さと判断されてしまう．

　大いなる錯覚である．なぜなら，そのような診療の場では，「一体どんな病気が考えられるのか？　その中で重篤な病態や緊急性のある病気は何なのか？　どんな病気は考えられにくいのか？　なぜそのような検査が必要なのか？」という考察が抜け落ちてしまうので，鑑別診断が歪んでしまいやすく，

表 5-1　最終診断との一致率

病歴のみ	病歴＋身体所見
—	88％（Crombie, 1963）[1]
82％	91％（Hampton, 1975）[2]
56％	73％（Sandler, 1980）[3]
76％	88％（Peterson, 1992）[4]

不必要な検査が乱発されたり，逆に必要な検査がされなかったりするからである．諸検査の手前でもっともっと検査前確率の推定にこだわりたいものである．

過去約50年に及ぶ欧米の成績[1~4]（表5-1）によると，病歴のみに基づく診断と最終診断との一致率は，56〜82％である．また，病歴に身体所見を加味した診断と最終診断との一致率は，73〜91％とさらに高くなる．1963年と1992年での88％が同じであることに驚かされる．CTやMRIなどの高度画像検査が診断に寄与する割率は，意外と低いのである．

症例呈示においては，あくまで病歴や身体所見を中心に臨床像を浮かび上がらせ，それに問題点を織り込む．頻繁に行われる回診，さまざまなカンファレンス，電話でのやり取りなどあらゆる機会をとらえて練習に励む．できるだけ諳んじてしゃべる訓練に明け暮れると，オーラル・プレゼンテーションの能力もめきめき上達する．

b）事前確率と事後確率，感度と特異度

もう一歩進めて考えると，図5-1[5]のようになる．病歴，診察，検査のそれぞれの過程の前後に確率（事前確率，事後確率）がある．病歴前確率，病歴後確率＝診察前確率，診察後確率＝検査前確率，検査後確率というわけだが，検査前確率・検査後確率だけが医療界一般での市民権を得た言葉になっている．そして，それぞれの過程にスクリーニング的なものと確定的なものがある．そのそれぞれに感度と特異度がある．

診断を除外（rule out）するには，感度の高い所見が陰性であることを確か

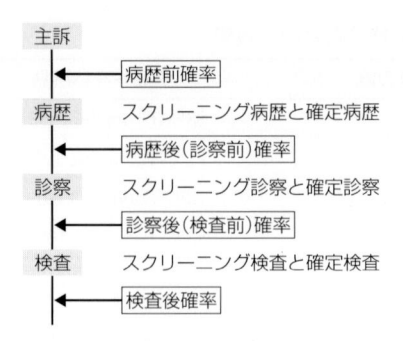

```
主訴
 ↓← 病歴前確率
病歴    スクリーニング病歴と確定病歴
 ↓← 病歴後(診察前)確率
診察    スクリーニング診察と確定診察
 ↓← 診察後(検査前)確率
検査    スクリーニング検査と確定検査
 ↓← 検査後確率
```

図5-1 病歴に科学を！
それぞれの過程の前後に確率(事前確率・事後確率)がある！
それぞれの過程にスクリーニングと確定的なものがある！
それぞれに感度と特異度がある！
〔マッシー池田の神経内科快刀乱麻！(上巻) 第1回 どうしてキライ？ 神経内科. ケアネット DVD, 2004 より一部改変〕

める．Sensitivity negative rule out は，SnNout(スナウト)と覚える．診断を確定(rule in)するには，特異度の高い所見が陽性であることを確かめる．Specificity positive rule in は，SpPin(スピン)と覚える．一般に患者の自覚症状は感度が高く，身体所見は特異度が比較的高い．

c) H&Pによる鑑別診断

■ 病歴のみでの鑑別診断

　鑑別診断(表5-2)は，病歴と身体所見と検査所見を込みにして行わない．病歴と身体所見も一緒くたにしない．鑑別診断の第一歩は，まず病歴だけで行う．病歴聴取はコミュニケーションの基本であるし，症候から診断する流儀(症候学)に普段から慣れておくことが肝要である．話を聞いただけで，診断できることがある．"The patient is telling you the diagnosis if you only listen"という文句があるくらいである．病態生理の出番であるが，幅も深さも不可欠である．そして，疾患頻度の重み付けをする．つまり，第1に何，第2に何，第3に…，逆に考えにくいものは何，考えられないものは何，というように展開する．

表 5-2　鑑別診断

1. 病歴のみ
- 病態生理：幅と深さが要る
- 疾患頻度の重み付け
  - シマウマ探しには陥らない
  - ひづめの音を聞けば，まずウマを考える（シマウマのような珍しい動物ではない）
  - 疾患頻度は，診療の「場」によって異なる
- 重症度・緊急度の重み付け

2. 身体所見を足す
- 身体診察は手当ての原型
- 頭のてっぺんから足の爪先まで
- 臨機応変な対応
- 頭の中にあるものしか見えず，聞こえない
- きらりと光る身体診察(SpPin な身体所見の把握)

その際，「シマウマ探しに陥らない」ように気を付ける．「ひづめの音を聞けば，まずウマを考える．シマウマのような珍しい動物ではない」と考える〔"Common things are common(occur commonly)"〕．一番多いのはありふれた病気というわけである．蛇足ながら，私の講義では「京都市の岡崎の動物園のほんの南隣に住んでいますので，日曜の朝の寝床でひづめの音が聞こえます(?)．その際の鑑別動物は…」などとユーモアを交えたりしている．同じ症候を呈していても，疾患頻度は「診療の場」によって多少，ときには大きく変わる．重症度や緊急度の重み付けも大切である．つまり，少々考えにくくても，重篤な疾患や緊急性のある病態なら存在感が大きくなる．

■ 身体診察の追加

鑑別診断の第二歩は，身体所見の追加による整理である．身体診察，特に触診は手当ての原型であり，非言語的コミュニケーションの具体的ツールでもある．患者と医師との対応が器械を介して行われることが増加している現代だけに，身体診察の復権はこの意味でも意義深い．身体診察では眼底検査や直腸診も省略せず，「頭のてっぺんから足の爪先までの全身診察」を合言葉にする．系統だった身体診察法の修得は，日ごろの訓練なしにはあり得ない．同時に，それに支えられた臨機応変な対応も忙しい臨床現場では欠かせない．なお，身体所見に関しては，「検者の想定内のものしか見えず，聞こえない」といわれる．つまり，視診や聴診による異常所見も，病歴上での診断仮説に即してはじめて把握できるのであり，存在の可能性が思い浮かばないような身体所見は，容易に見過ごしたり，聞き逃がしたりしてしまうというわけで

ある.「身体診察前確率＝病歴後確率」の推定が重要だともいえる. HPDE (hypothesis-driven physical examination)という医学英語もある[6]. ここでも私は, ユーモアを交えることがある.「ユリウス・カエサル, つまりシーザーもいっているのです.『人間ならば誰にでも, 現実のすべてが見えるわけではない. 多くの人は, 見たいと欲する現実しか見ていない（塩野七生氏）』」と.

■ SpPin な身体所見

「きらりと光る身体診察（SpPin な身体所見の把握）」も, チーム医療の下での秀でた指導医の出番である. 咳と高熱の高齢不明熱患者の白髪中の側頭動脈の数珠状硬結が, 側頭動脈炎の診断を大きく前進させる. 感染性心内膜炎をも疑っている臨床状況で, 経胸壁心エコー検査や心臓聴診では異常や変化が検出できず, Osler 結節や Janeway 病変や眼瞼結膜点状出血や眼底小出血斑の出現が先行することがある. 経食道心エコー検査なら感度がずっと高く, 疣贅をもっと早く指摘できた可能性はあるが, とても毎日できる検査ではない. 左心不全の原因である大動脈弁閉鎖不全の成因が, 初見で強直性脊椎炎だと診断されることがある. 研修医のフットワークも必要条件の1つである. 左心不全時の第3音や第4音が, 薬剤などによる改善のために数時間で消失してしまうことがある. 身体所見の感度や特異度も, 時間経過で変化するのである. 身体所見は「一期一会」なのである. ベテラン指導医の教育的熱意・熟達と研修医のフットワークとの握手がなければ, 研修医がこういった大切な身体所見を手中に収めることは金輪際ない. 最近は, 性能のよい小型のデジカメや所見が保存できる聴診器が容易に手に入るので, それらを利用しないのは損である.

■「診ているのに見えない」

研修医は,「診ていない」か「診ているのに見えない（Seeing without noticing. Inattention blindness）」のである. 第1に, 当該異常所見を全く経験したことがなければ仕方があるまい. 第2に, 病歴による鑑別診断（診断仮説）に正診が含まれていても, 異常身体所見を推定できないこともある. 側頭動脈炎や感染性心内膜炎が鑑別診断にあがっていても, 側頭動脈や手足の皮膚

表 5-3 診断推論のいろいろ

1. 仮説演繹法(Sacket)
   (hypothetico-deductive method)
2. 徹底的検討法(Sacket)
   (VINDICATE !!! + P)
3. アルゴリズム法
   (多分岐法)
4. パターン認識

表 5-4 仮説演繹法

1. 臨床課題を特定する
2. 鑑別診断(診断仮説)の候補を,可能性の高い順に3〜5個あげる
3. おのおのの検査前確率を推定する
4. 検査特性と検査結果の情報を加えて,検査後確率を判定する
5. さらなる検査を放棄できるレベル(検査閾値)まで引き下げられれば除外診断(rule out)となり,治療閾値まで引き上げられれば確定診断(rule in)となる

〔野口善令,福原俊一:誰も教えてくれなかった診断学―患者の言葉から診断仮説をどう作るか.p184,医学書院,2008より一部改変〕

や粘膜や眼底をこまめに探ることに直結しないのである.第3に,病歴による鑑別診断に正診が含まれないことがある.強直性脊椎炎についてそもそも疎いと,その特徴的症候についても見当がつかない.

病歴と身体所見で検査前確率を推定したあとに初めて,「したがって,どういう検査をする適応があり,どういう検査は適応がないか」が検討される.検査特性の優劣も論じられるべきである.まず,必要最小限の初期検査所見に照らして検査後確率を解釈し,次いで,高次検査の必要性が吟味される.

d) 診断推論のいろいろ

■ 仮説演繹法

診断推論には,正統な仮説演繹法(hypothetico-deductive method)以外に,教育用の徹底的検討法,アルゴリズム法,パターン認識などがある(表 5-3).『誰も教えてくれなかった診断学』[7]という最近の好著を参考にして,仮説演繹法について述べる(表 5-4).この方法は,臨床疫学とEBMの創始者の1人であるSacketにより命名されたのだが,①臨床課題を特定し,②鑑別診

断(診断仮説)の候補を，可能性の高い順に3~5個あげ，③おのおのの検査前確率を推定し，④検査特性と検査結果の情報を加えて，検査後確率を判定し，⑤それが，さらなる検査を放棄できるレベル(検査閾値)まで引き下げられれば除外診断(rule out)となり，自信をもって治療を開始すべきと判断できるレベル(治療閾値)まで引き上げられれば確定診断(rule in)となる流儀である．検査閾値や治療閾値は，それぞれ検査や治療によって得られる利益と不利益の兼ね合いによって決まるが，実際には検査閾値の決定のほうが複雑である．仮説演繹法の長所の第1は，簡便で実際的なこと(実用性)，第2は，論理的な思考プロセスに従っているので，診断推論のどこがまずかったのかの検討がしやすいこと(検証可能性)，第3は，他人に言葉で説明できること(伝達可能性)，そして第4は，コモンな疾患の診断に向いていることである．短所としては，稀な疾患，難しい複雑な症例の診断には向いていないことである．

この分野での日本の古典ともいうべき『臨床医の決断と心理』[8]には，以下のように述べられている．

　　仮説演繹法において，一番最初の仮説(可能性のある診断名，異常部位のリスト)が頭の中に浮かぶのはどのような心理認識過程を経てなのか，に関してはあまりよくわかっていないようである．

私たちの臨床経験では現在でも妥当だと思われる．診断仮説が全く思い浮かばなければ，お手上げなのだ．

■ベイズの定理より

ベイズの定理というものがある．$P(B)$は事象Bが存在する確率(事前確率)，$P(A)$は事象Aが発生する確率，$P(A/B)$は事象Bが存在するときに事象Aが発生する確率，$P(B/A)$は事象Aが発生したあとに事象Bが存在する確率(事後確率)とすると，$P(A)>0$ならば，$P(B/A)=P(B)\times P(A/B)/P(A)$が成り立つ．これを臨床に応用すると，次のようになる[9]．$P(D)$は症状の種類にかかわらず，疾患Dの存在する確率，$P(F)$は疾患の種類にかか

表 5-5　疾患と症状の確率論的関係（ベイズの定理より）

P(D)：症状の種類にかかわらず，疾患 D の存在する確率
P(F)：疾患の種類にかかわらず，症状 F の出現する確率
P(F/D)：疾患 D が存在するときに症状 F の出現する確率
P(D/F)：症状 F がみられるときに疾患 D の存在する確率

⬇

$$P(F) \times P(D/F) = P(D) \times P(F/D)$$
$$\rightarrow P(D/F) = P(D) \times P(F/D)/P(F)$$

〔福井次矢：臨床医の決断と心理．pp8-9，医学書院，1988 より〕

わらず，症状 F の出現する確率，P(F/D)は疾患 D が存在するときに症状 F の出現する確率，P(D/F)は症状 F がみられるときに疾患 D の存在する確率とすると，

$P(F) \times P(D/F) = P(D) \times P(F/D)$, ゆえに $P(D/F) = P(D) \times P(F/D)/P(F)$ となる（**表 5-5**）．

さて，$P(D/F) = P(D) \times P(F/D)/P(F)$ をじっくり眺めてみよう．『臨床医の決断と心理』[9]に問題点も列挙してある．

> P(D)や P(F/D)についての臨床知見は散見されるが，症状に基づく P(F)や P(D/F)についての蓄積は乏しい．P(F)に関していうと，あらゆる疾患についての症状 F の出現の考察は困難である．P(D)に関しては，集団の有病率と個々の患者の疾患頻度とは異なるし，確率の絶対値が小さくなると(0.001, 0.0001)，適切な判別が困難になる．P(F/D)でさえ，ほとんどが定性的，半定性的であり，定量的でない．また，複数の症状の組み合わせの定量的データはほとんどない．そして，P(D)×P(F/D)/P(F)の暗算は容易ではない．

20 年前の指摘は，今も至言である．私たちも，「+α」の随伴症状を含めて絞り込む訓練を重ねているが，症候学の奥深さを絶えず思い知らされている．

■ 徹底的検討法

徹底的検討法は，同じく Sacket の命名である．稀で，複雑な症例に対応する際や，ゆったりとした教育を展開する際に系統的に用いる．Ⅳ章の 2（☞90 頁）で紹介した Lawrence Tierney 先生のものと似ているが，私たちは

V
「1つ上の段階の総合医」を目指して

表5-6　病因論的アプローチ

- V：vascular（血管性疾患）
- I：infection（感染症）
- N：neoplasm（腫瘍性疾患）
- D：degenerative（変性疾患）
- I：intoxication（中毒）
- C：congenital（先天性疾患）
- A：autoimmune/allergy
    （自己免疫性，アレルギー疾患）
- T：trauma（外傷）
- E：endocrinopathy（内分泌疾患）
- !：iatrogenic（医原性疾患）
- !：idiopathic（特発性疾患）
- !：inheritance（遺伝性疾患）
- P：psychiatric/psychogenic
    （精神的，心因性疾患）

表5-7　解剖学的アプローチ

- cardiopulmonary（心肺）
- gastrointestinal（消化管）
- hepatobiliary（肝胆道）
- genitourinary（泌尿生殖器）
- musculoskeletal（筋骨格）
- hematological（血液）
- dermatological（皮膚）
- neuropsychiatric（神経・精神）

「VINDICATE!!!＋P」（vindicate には立証するという意味がある，表5-6）を用いている．これらは病因論的アプローチであるが，ときには（例えば胸痛の解釈では）解剖学的アプローチ（表5-7）を試みることもある．

■パターン認識

　パターン認識というのもある．医学知識の源泉が「3万人の入院患者と1,500例の剖検の直接経験．Current Medical Diagnosis & Treatment の全内容を毎年斬新なものに保つ努力」[10]と答える Tierney 先生の頭の中は，きっとそうなのであろう．しかし，先生は徹底的検討法にこだわる．そのあたりの事情をかつてこのように書いたことがある [11]．

　　以下で検討されている症例は3例とも珍しいために，Tierney 先生のホームランバッター振りばかりが強調されている観があるが，先生の実際の鑑別診断のやり方は決してそうではない．時には15種類にも及ぶ鑑別診断名をあげ，考えにくいものから順々に根拠を掲げて否定していくというごくオーソドックスな方法を採られる．この網羅的な米国（西洋）的なやり方は時間もかかり，迂遠なようであるが，論理的であり，見落としが少なく，鑑別診断の学習には最適

である．日本でよくみられる権威筋風の一発診断は，当たれば実に格好がよいが，一方で専門的すぎたり，論理が飛躍したりで，万人の学習には向かない．外れると他の診断が次々には出て来にくいし，真の権威がそうそうどの分野にいるわけでもない．Tierney 先生の場合は，鑑別診断の妙味も示されるし，一発診断も実に格好がいい．いわば，当たるし，また外れない．2002 年 5 月の国際内科学会の症例検討会でも，満場を魅了するのは間違いあるまい．

実際に満場は魅了され，出会いが生じ，Tierney 先生の臨床実演集『ティアニー先生の診断入門』[12]が物されることになった．

e) 検査の意義

検査に関して臨床医が一番知りたいことは，検査が陽性であればどの程度に疾患があるのか，またその可能性が高まるのかということである．逆に検査が陰性であればどの程度に疾患がないのか，またその可能性が薄まるのかということである．検査も日進月歩であるから，感度・特異度の高い検査特性の優れたものが陸続と開発されるので，検査への期待は高まり続ける．ところで，検査陽性時の事後確率を陽性予測値といい，検査陰性時の事後確率を 1 から引いたものを陰性予測値という．つまり，臨床医の期待は，陽性予測値や陰性予測値ができるだけ高い検査である．極端にいえば，陽性結果はある疾患を肯定できる（陽性予測値がきわめて高い）のか，陰性結果はある疾患を否定できる（陰性予測値がきわめて高い）のかと問われる局面すら生じる．しかしながら，それはまず不可能なのである．どうしてなのか．

■ 足利事件と DNA 鑑定

その回答は次項に譲るとして，唐突ながら，昨今メディアを賑わせた足利事件における DNA 鑑定・再鑑定の検査特性について考えてみたい．殺人犯として無期懲役刑で服役し，17 年半ぶりに釈放され，2010 年早春に再審無罪が確定した菅家利和氏ではあるが，DNA 鑑定がその逮捕・有罪には大きな，そして無罪推定の時点では決定的な役割を果たしている．2009 年 12 月の再審第 3 回公判で，菅家氏は，「鑑定は間違っていた．謝ってもらいたい」と発

	疾患	
	＋	－
検査 ＋	a	b
検査 －	c	d

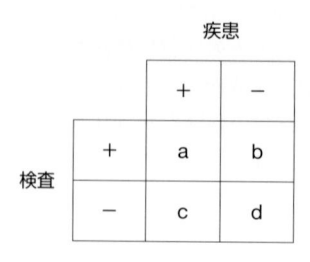

1. 感度：a/(a+c)
2. 特異度：d/(b+d)
3. 精度：(a+d)/(a+b+c+d)
4. 事前確率：(a+c)/(a+b+c+d)
5. 事後確率：a/(a+b), c/(c+d)
6. 事前オッズ：(a+c)/(b+d)
7. 陽性尤度比：感度/(1－特異度)
8. 陰性尤度比：(1－感度)/特異度
9. 事後オッズ＝事前オッズ×陽性または陰性尤度比：a/b, c/d

図 5-2　2×2 表

$$検査後確率 = \frac{検査前確率}{検査前確率 + \dfrac{1 - 検査前確率}{陽性または陰性尤度比}}$$

図 5-3　確率と尤度比の計算式表示（ベイズの定理より）

言するが，警察庁科学警察研究所側は，「当時（1990 年ごろ）の技官らに聞き取り調査したが，大きな問題はなかった．誤りではなく，今回はより高度な鑑定で事実がわかった．ただし，数百人に 1 人が一致すると考えれば，参考程度で出すべきだったとは反省している」と述べている．現在の私たち医療者には，双方の心情や科学性や思いのずれがよく理解できる．要するに，過去の DNA 鑑定は，特異度と精度が最近のものよりも劣っていたというわけだが，それほど劣悪な代物では全くない．大いに他山の石としたい．

f）検査特性と検査前確率

検査特性は，感度・特異度で示すよりも，尤度比（likelihood ratio：LR）を用いるほうが何かと便利である．検査後確率が評価しやすくなるからである．ある事象が起こる確率と，その事象が起こらない確率との比をオッズというが，尤度比はオッズ形式で表した病気の可能性である．陽性尤度比と陰性尤度比がある（**図 5-2** の 2×2 表）．陽性尤度比＝感度／（1－特異度）であり，検査結果が陽性であるとき，その病気の可能性が検査前よりもどれだけ高く

1 診断推論・臨床推論の訓練

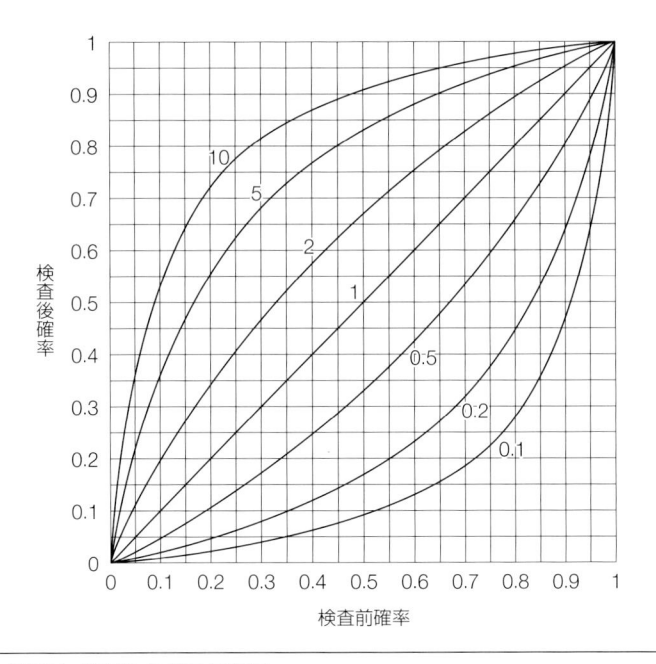

図 5-4 確率と尤度比のグラフ表示

なるかを示す．陰性尤度比＝(1－感度)／特異度であり，検査結果が陰性であるとき，その病気の可能性が検査前よりもどれだけ低くなるかを示す．陽性尤度比についていうと，尤度比 5 は可能性をかなり上げる．尤度比 10 は確定診断的である．ただし，尤度比≧10 の検査は高額でリスクが高い．≧100 となると真に疾患を絞り込むことになるが，非常に少なく，組織生検や試験開腹や心臓カテーテル検査などに限られる．陰性尤度比についていうと，尤度比 0.2 は可能性をかなり下げる．尤度比 0.1 は除外診断的である．

　検査前後のオッズと尤度比の関係は簡単だが，確率と尤度比の関係は込み入ってくる(**図 5-3**)ので，ノモグラム(Fagan)やグラフを使う．ここでは，グラフで眺めることにする(**図 5-4**)．まず，検査前確率が低い場合を考える．検査前確率が低くても，陽性尤度比が高ければ，検査陽性時の事後確率は高くなる．しかし，検査前確率が極端に低ければ，陽性尤度比がいかに高くても，検査陽性時の事後確率は低い．したがって，「なまじ検査をするから陽

性に出てしまうのだ．意味のない検査はするな！」ということになる．例えばHIV抗体検査をむやみやたらにスクリーニングに用いると，そういった弊害をきたす場合がある．次いで，検査前確率が高い場合を考える．検査前確率が高くても，陰性尤度比が低ければ，検査陰性時の事後確率は低くなる．しかし，検査前確率が極端に高ければ，陰性尤度比がいかに低くても，検査陰性時の事後確率は高い．したがって，「陰性とはおかしい．検査結果を疑え！」ということになる．

このあたりは臨床的にとても大事であり，いろいろな言い方ができることを知っておくとよい．有病率は検査前確率と同じである．したがって，次のようになる．有病率の非常に低い集団では，特異度の非常に高い検査であったとしても，陽性例はほとんど偽陽性となる（陽性予測値が低い）．逆に有病率の非常に高い集団では，感度の非常に高い検査であったとしても，陰性例はほとんど偽陰性となる（陰性予測値が低い）．

このように検査後確率は，検査特性よりもむしろ検査前確率の影響を受ける．検査前確率は，検査特性（感度や特異度は約50～99％までの比較的狭い範囲で変化）に比べて大幅に変わる可能性があるからだとされる[13]．

g）初期研修医の陥穽

ほとんどの初期研修医は，大手の臨床研修指定病院で指導されるので，そこでは一般的に病気も豊富である．つまり検査前確率の高い土壌に生息しているわけである．検査後確率が高いのはそのせいなのに，検査特性のせいだと刷り込まれやすいのは滑稽で，危険である．『続 EBM実践ワークブック』[14]では，こうある．

> 事前確率の低い状況では，なかなか検査が当たらず，検査が無駄ではないかと考えやすい．逆に事前確率が高い状況では，検査が優れたものだと過大評価しやすい．前者はプライマリ・ケア設定の診療所で起こりやすく，後者は大学病院などで起こりやすい．そんな時一度立ち止まって，これは検査のせいではなく，事前確率のせいではないかと考え直してみるのは重要であろう．

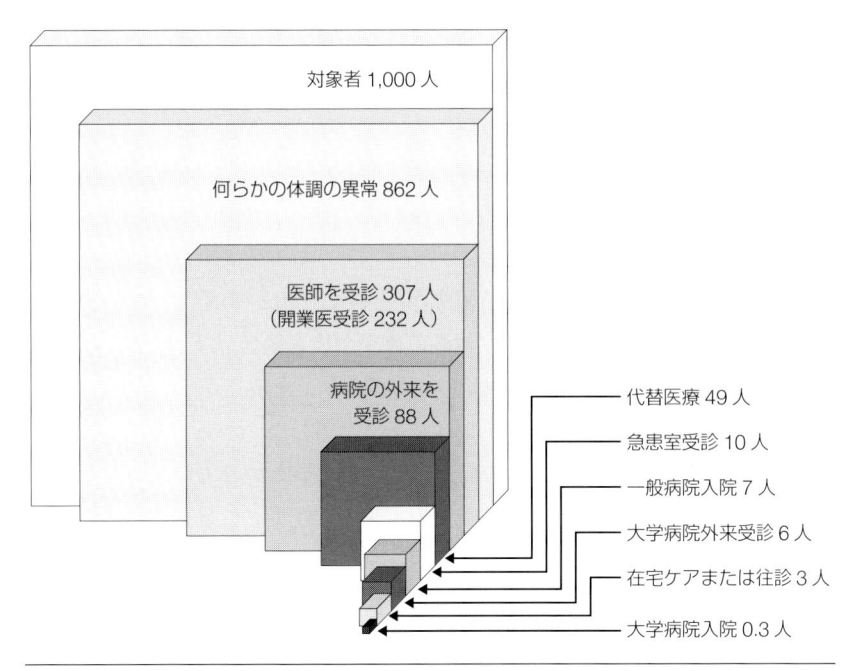

図 5-5　一般住民の受診行動(調査期間：2003 年 10 月 1～31 日)
〔Fukui T, Rhaman M, Takahashi O, et al：The ecology of medical care in Japan. JMAJ 48：163-167, 2005 より〕

対象者 1,000 人
何らかの体調の異常 862 人
医師を受診 307 人（開業医受診 232 人）
病院の外来を受診 88 人
代替医療 49 人
急患室受診 10 人
一般病院入院 7 人
大学病院外来受診 6 人
在宅ケアまたは往診 3 人
大学病院入院 0.3 人

『臨床情報のチェックポイント』[15)] では，「有病率で水増しされる適中率」という表現を用い，以下のようにつとに警告している．適中率は予測値のことであり，ここでは陽性予測値になる．

適中率は有病率により大きく異なるので，検査を使う場合は，自分のところで出会う患者の特徴をよく知る必要がある．とくに，新しい検査は，有病率の高い患者について，研究所，大学病院で研究・開発されることが多い．このような状況では，一般の臨床と比べて適中率はかなり高く，水増しされている．したがって，第一線の臨床では，自分の患者に対応する有病率を予測し，感度と特異度から適中率の予測を行うことが重要なのである．

図 5-5 は，1,000 人の日本人対象者のうち 1 か月にどれくらいの人が体調の異常を訴え，医療機関にかかるのかを調べた労作[16)]の訳出である．臨床

医が働く医療機関の種類により，疾病構造や疾患頻度が異なることが直感できる．検査前確率も大きく影響を受けるので，検査後確率が変動するのも理解しやすい．

h）検査の適応

検査の適応があるのは，検査前確率が「中程度」（0.2〜0.8）で，かつ検査特性が優れている場合に限られる．検査前確率が検査閾値以下（極端には0）であったり，治療閾値以上（極端には1）であったり，尤度比が1.0のときには，検査の適応はない．その後のマネジメントに影響しないからである．ともあれ検査は，「多々益々弁ず」ではない．多ければよいというものではないのである．さらに検査は，できるだけ簡便・迅速・低侵襲・低価格のものを選びたい．

では最も肝腎な検査前確率をどう推定するのか？ 細かい数字はともかく，検査前確率が「低い・中程度・高い」のどれに妥当するかをどう割り出すのか？ ここでいつも臨床的呻吟が始まり，気付かされるのである．検査前確率の推定が，診断推論の中で最も難しいステップであることを．臨床医学に近道はないと悟りたい．名医の出番がなくならないゆえんである．

i）症例の吟味

当該症例は，以下の4種類の疾患のどれに当てはまるかを日ごろから検討するようにしたい．
1）典型的症候を呈するありふれた（コモンな）疾患
2）非典型的症候しか呈さないありふれた疾患
3）典型的症候を呈する珍しい疾患
4）非典型的症候しか呈さない珍しい疾患

初期研修医の必須経験症例は，「1）典型的症候を呈するありふれた（コモンな）疾患」である．この範疇に属する各種の疾患をできるだけ数多く経験するに越したことはない．「2）非典型的症候しか呈さないありふれた疾患」は，臨

床の奥深さの象徴であるので，先輩医・指導医の胸を借りてときどきは担当したい．「3) 典型的症候を呈する珍しい疾患」は，各専門診療科のお家芸のようなものである．これも先輩医・指導医の手ほどきの下にたまには担当したい．「4) 非典型的症候しか呈さない珍しい疾患」は，専門医自身の手に余ることもあり，初期研修医の学習課題ではない．

確定診断のついた具体的症例は，診断推論を振り返る絶好の対象である．反省点は多々見つかるものだが，検討対象数は多いほうがよく，病院横断的な規模でありたい．

J) 良書との遭遇

この分野で熟読に値し，しかもEBMの手法に則った教科書が近年出版されている．病歴に関しては，『THE PATIENT HISTORY : Evidence-Based Approach』[17]がある．日本語訳[18]もあり『聞く技術—答えは患者の中にある』としゃれている．診断推論の全過程を丹念に追った入門書として『Symptom to Diagnosis : An Evidence-Based Guide (2nd ed)』[19]がある．これにも初版の日本語訳[20]がある．身体所見の「検査」特性については，『Evidence-Based Physical Diagnosis (2nd ed)』[21]〔日本語訳あり[22]〕と『THE RATIONAL CLINICAL EXAMINATION : Eviedence-Based Clinical Diagnosis』[23]〔日本語訳あり[24]〕を座右の書にしたい．

初版がEBM以前のものとしては，『Sapira's Art & Science of Bedside Diagnosis』[25]がある．身体所見の沿革や由来が，ときに文学的に語られ，実に凝っている．英語にも歯ごたえがある．なお，Sapira先生も舞鶴時代の"大リーガー医"であった．出版は最近であるが，同じくEBM以前の内容の単著として，私たちが訳出した『Dr. ウィリス ベッドサイド診断—病歴と身体診察でここまでわかる！』[26]があげられる．『めざせ！　外来診療の達人—外来カンファレンスで学ぶ診断推論　第2版』[27]は最近の単著であるが，質の高い外来カンファレンスの風景が描かれている．身体所見と臨床診断を結びつけようと努力する近作に，『身体所見からの臨床診断』[28]がある．

よい文献の渉猟に心躍らされることがある．この領域での日本は発展途上

であり，日本発の世界的論文はめったにないが，例外もある．その1つは「意識障害と収縮期血圧」に関する横断観察研究であり，「都会の地域中核病院の救急室での年間529例の意識障害患者(15歳以上で頭部外傷なし)のうち脳病変ありは312例(検査前確率0.59)であり，収縮期血圧90 mmHg未満の尤度比は0.04以下，170 mmHg以上の尤度比は6.09以上」[29)]と結論付ける．「緊急頭部CT検査中に急変・脳病変なし」が散見される救急医療の現状だけに，教えられることは今も大きい．この論文の内容は，前述の『Evidence-Based Physical Diagnosis(2nd ed)』[21)]に「収縮期血圧160 mmHg以上は脳病変を示唆し(尤度比10.4)，120 mmHg未満は示唆しない(尤度比0.1)」と一層実用的に採用され，拙著『診察エッセンシャルズ　新訂版』[30)]にも「意識障害の患者において，収縮期血圧170 mmHg以上であれば脳病変が原因である可能性が高く，90 mmHg以下であればその可能性は低い」と引用されている．

k) 費用の問題

　診断推論はできるだけ質高く，できるなら安く仕上げたいものである．"検査漬け"からの脱皮である．それは可能か？

　米国内科学会の重鎮Robert Gibbons先生は，大の医療費節減派．コロラド州デンバーの聖ヨセフ病院の内科部長兼内科研修部長で，ずっと現場を仕切ってきた経歴とも関係するだろう．次のようなコメントがぽんぽんと飛び出る[31)]．

　　特発性自己免疫性溶血性貧血(AIHA)ですね．ステロイドが効かず，細胞毒性薬も10日間の投与では効いていないようです．脾腫がなく脾摘も効果薄のようなので，予後が悪そうですね．ところで，クームズ試験陰性のAIHAって知っている？　それから，骨髄穿刺は果たして必要だった？　要らなかったのでは？非常に典型的なAIHAの臨床像ですよね．抗核抗体は陰性で，SLEは考えられません．表在リンパ節腫脹がなく，胸部X線像が正常で，末梢血所見でも網状赤血球の増加や赤芽球の増加以外に異常がないので，リンパ腫や白血病の可能性はなく，特発性なのは明らかですから．日本ではまだあまり問題ないようですが，アメリカでは近年コストが重要視されていて，1,000ドル近くもかかる(!?)

骨髄穿刺のような検査はなかなかできません….

　日本の低医療費政策に対する認識は乏しそうだが，研修現場での診断や治療にまつわる費用対効果の検証の舌鋒は鋭い．米国での検査は個々に恐ろしく高く，診断推論を経て，清水の舞台から飛び降りるように依頼する．逆に日本では，個々の検査は安く設定されているので，診断推論を経ず，いとも気軽に依頼する．Ⅲ章の11（☞52頁），12のc)（☞58頁）や14のb)の9)～11)（☞68～70頁），Ⅳ章の2（☞88頁）で述べたところである．こういう次第であるから，診断推論の質と費用の課題は，空間設定さえ誤らなければ解決可能である．

2　治療のEBM

　EBMは，臨床疫学（疫学＋生物統計学）のハイカラ版である．日本ではEBMがもっと必要である．それは，診断・治療に関する医師によるばらつきが，相当ひどいところまで許されているからである．自由裁量権は大切だが，言葉の履き違えとしか思えない，程度の低い事例がまかり通っている．「1,000床以上の超優良病院での研修医の大きな不満の1つが，EBMの欠如である」という実証もある[32]．こういう事情だから，現今の「EBM熱」を医療空間の密室性打破にぜひとも利用したい．医療空間は，この点ではあけっぴろげでありたい．

　医療は，いつまでも「不確実性（uncertainty）の科学」である．その不確実さを詰める不断の作業が欠かせない．それがEBMの大きな役割である．EBMは「根拠に基づく医療」と訳される．いまさら非EBM＝「根拠に基づかない医療」は採用できないではないか．「智に働いても角が立たない」道を模索したいものである．

　医学知識の整理と技術の利用の仕方にまつわる指導医間の温度差は，努めて少なくしたい．基本的な事項に関して指導医たちの見解がずれたり，その

V
「1つ上の段階の総合医」を目指して

ずれの調整が研修医や看護師に転嫁されてはならない．EBMは，一方行的な「上意下達」とは無縁であり，「下意上達」，さらには「下剋上の道具」ともいわれる．英語でも，"evidence-based, but not eminence-based"と表現されることがある．

ともあれ，「E-E対立」は不毛である．Experience（経験）とEvidence（証拠）の対立というわけであるが，経験と証拠の双方が重要なのは自明である．秀でた指導医が，難解な呈示症例を複数の文献も諳んじて引用しながら見事に解きほぐしたあと，研修医・医学生に向かって，「君たちの仕事は，さらにエビデンスを求めて，私たち年長医の権威に挑戦することです」と述べる——そんな晴れ晴れとした身と頭脳が引き締まるEBMなら，どんな研修医・医学生でも引きつけられる（Ⅳ章の2 ☞ 87頁）．

治療のEBMとは，バランスのとれた治療を意味する．それには費用や倫理的課題が付きまとう．倫理的課題は，論理的課題よりもずっと不確実で，解答は1つには決まりにくい．だから，バランス感のある指導医が，度重なる回診を通して研修医と時間と空間を共有し合うチームワークをこそ，医療の豊かさと考えたい．若くて，老や死が生理的に実感しにくい研修医のフットワークと年長医の熟成した死生観との連携は不可欠である．ということで，次項につながる．

なお，ここでのEBMは，純粋に学究的なものであって，医療事故を意識したものではない．それから，治療のEBMの文献を世界に求めても，「医療現場の疑問の約3割しか解決できない」のも今や自明である．EBMの学習をすればするほど，単純な臨床的すっきりさが遠のくという逆説も多い．この分野の日本の権威である名郷直樹先生の一般向けの著書[33]にも，「100％有効な治療はほとんどない．逆に治療をしない場合に，100％不幸な事態に至るということでもない」とある．

■ RCTをめぐる私見

末尾ながら，私見を少し述べさせていただく．1つめは，治療のEBMの最高峰だとされているRCT〔randomized controlled trial；ランダム化（無作為化）比較試験〕は，インフォームド・コンセントに基づく"人体実験"である

という再確認である．"人体実験"という大仰な言葉を使ったが，決して否定的な意味合いではない．ランダム化（無作為化）は，元より科学的に公平な比較を期するための手段である．しかしよく考えてみると，このランダム化という作業は，治療を受ける側に相当の覚悟を要求する．つまり被験者は，治療群と対照群のどちらになるかが偶然によって決まるという運命を自ら引き受けざるを得ないのである．こういった文脈におけるEBMは，単なる「技術」ではない．西洋の歴史に立脚する「科学」や「思想」や「哲学」にほかならないと，私はつとに考えている．そしてまさにこの点こそが，日本では受け入れられにくいのである．日本人にはとても苦手な事象なのである．

2つめは，新薬治験も，RCTに依る限り，インフォームド・コンセントに基づく"人体実験"であるということである．この際に一般的に用いられる単盲法や双盲（二重盲検）法における「目隠し」（盲検化；blinding）（マスク化；maskingともいう）は，治療薬と対照薬のどちらであるかをわからなくさせることにより，評価の主観性や偽薬効果をできるだけ排除しようとするものである．そして，これに則ったRCTは，目隠しをしない（できない）open（開放）RCTよりもさらに信頼性が高いものとされている．しかしながら，日本の新薬治験の現場を子細に眺めると，この目隠しが，ランダム化にまつわる自覚をむしろ薄めているのではないかと思えることがよくある．どういうことかというと，例えば抗癌剤療法と放射線療法のRCTや，血液透析と腹膜透析のRCTなどでは，そもそも目隠しができないだけに，ランダム化を自覚せざるを得ない．つまり，"人体実験"の感覚にとらわれる．一方，抗癌剤の第Ⅲ相の治験のように目隠しをする場合は，客観的にはより質を上げる営為ではあっても，被験者にはむしろランダム化の自覚が少なくて済む．つまり，実験の感覚がなくなる．RCTの最高峰にかかわっているのに，NRCT（nonrandomized controlled trial）くらいの少々"お手軽な"ものと錯覚できるのである．

3つめは，2つめの延長であるが，双盲法RCTのほうが開放RCTよりも"人体実験"の感覚が乏しいという逆説には，2つの問題が包まれることである．その第1は，日本では抗癌剤の新薬治験は双盲法RCTで割合実施できているが，開放RCTが全くといってよいほどに実施できないことである．

ということは，開放 RCT に則った日本発の臨床研究がなかなか生産されないということと同根である．第2の問題は，双盲法 RCT に依る新薬治験の際のインフォームド・コンセントは，現在果たして十分になされているのだろうかという反省である．これら双方の課題は，1957年に日本に初めて RCT を導入された故 砂原茂一先生が，一貫して指摘し，また嘆かれていたところである[34, 35]．

4つめは，日本の達成は NRCT までがほとんどなので，EBM の果実を享受している割には国際的貢献度が低いことである．したがって，何らかの弁済が必要かと思われる．そうでないと，国際的な信義が保てまい．欧米で使用されている抗癌剤の国内認可に手間取るドラッグ・ラグで厚生労働省が批判されることがあるが，この文脈からは国際的な傲慢というものではないだろうか．

5つめ，III章でも述べた「森 鷗外と高木兼寛の角逐・対立」が，今もなお継続していることである(☞74頁)．例えば2009年の秋には新型インフルエンザワクチンの供給確保や有効性をめぐる議論がかまびすしかったが，「RCT による数千人レベルでの抗体価変化」を調べようとする動きすらどこからも起きなかった．日本の疫学は，医学の傍系の歴史からなかなか脱皮しにくいのである．

3 チーム医療下での屋根瓦方式教育指導体制の構築

1年次研修医は，2年次研修医から学ぶ．2年次研修医は，3年次研修医から学ぶ．4～5年次の若手医師は病棟医長格になり，さらにその上により年長の指導医がいる構造である．新医師臨床研修制度に即していえば，初期研修医はまず後期研修医から学ぶ．この形が屋根瓦方式といわれ，最低1日に一度は行うべき回診の基本の形態である．そして，医学生は，クリニカル・クラークやサブインターンとして1年次研修医に付くのが，本来のクリニカ

ル・クラークシップなのである．"See one, do one, teach one"であり，知識や技能の修得においては，先輩のやり方から学び，自分でやったことはすぐに後輩に伝えたい．チームの構成員が多すぎる団子状態は，教育効率を悪くする．チームは5～6人で構成され，半年～1年ごとに編成が変わるのがよい．

　年長医や長老医にロールモデルやメンターシップを求めるのももちろんよいが，それは屋根瓦方式での基本的教育指導体制に上乗せすべきものである．兄・姉格の先輩医（プリセプター）から気軽に多くを学ぶのが，屋根瓦方式の味噌なのである．それに，理想的なロールモデルと呼べる年長医は，そんなにごろごろとは存在していない．

　研修医と指導医は，質問を遠慮し合わない．双方向的で，丁々発止の議論を行う．そのためには，責め合わないことが前提である（"no blame culture"）．もちろん，長幼の序への適度な配慮は欠かせない．ともあれ，研修医が臨床現場で刻々抱く疑問点の解決は，彼・彼女ら自身の「本や論文を読む」勉学に支えられるよりも，「耳学問」による吸収であるべきである．

　「民主的な議論に基づく科学的なチーム医療」を心がけたい．その眼目は，「中心に存在する秀逸な臨床力」「ジェネラリズム志向性」「医療空間の開明性」「医師集団の規模の適切さ」「構成員全員の教育熱心さ」の5つである（Ⅵ章の3☞144頁）．

　以上のような屋根瓦方式の教育指導体制が円滑に展開されている医療機関は，日本ではなお少ない．単独（1人）主治医制が墨守され，この形のチーム医療へ踏み切りにくいように見受けられる．しかし，その教育・診療上の効率のよさは欧米ではつとに立証されている．このような教育空間では，滑らかな症例呈示，特にオーラル・プレゼンテーションは，ごく日常的な光景になるのである．

　この項でのチーム医療は，医師についてのものであるが，Ⅲ章の4（☞33頁）で述べたように「広義のチーム医療」もある．看護師や薬剤師や理学療法士と協働するものであるが，その場合でも屋根瓦方式指導体制は教育上有効である．

　なお，医療の透明性の上に成り立つ屋根瓦方式教育指導体制であるから，インフォームド・コンセントの精神やセカンド・オピニオンを求める動きと

連動こそすれ，矛盾することはあり得ない．

それから上記の"see one, do one, teach one"であるが，前述した「H & Pによる鑑別診断」（☞102頁）の筆致でわかってもらえるように，教える者・教えられる者の間に「直接の観察・監督（direct observation・supervision）」が介在するものでなければならない．そうでなければ，臨床的有用性が激減するからである [36〜38]．

4 「総合する専門医」

「総合する専門医」は伴 信太郎先生（名古屋大学総合診療部教授）の造語である [39]．ここには2つのメッセージが含まれる．1つは，総合医＝非専門医ではなくて，修練すれば，当然ながら専門医と呼ばれるべきだということである．専門医は何となく高級で，総合医だとやや低級な語感があるが，そうではないという主張でもある．英米では歴史的に自明であることは，Ⅲ章の6（☞37頁）やⅣ章の1（☞83頁）で繰り返し述べた．もう1つは，従来の臓器別専門医に「分化する」という形容がふさわしいとすれば，専門総合医には「総合する」という形容が最適だということである．私は「間口と奥行きが大切」と主張しており，全く同感である．

a)「木を見て森を見ず」

臓器別専門医による専門特定疾患のレビューや病態生理の展開は，時に目を見張るものがある．ところがその同じ専門医が，同様の症候をきたす専門外の異なる疾患となると皆目見当はずれの対応しかできなくなり，思いもかけない不見識を露呈してしまうことがある．専門的な研究会での議論が尖りすぎて，思いもかけない視野の狭さに見舞われることがある．治療に関しても人間技とは思えない力量を発揮することがあるが，適応の考察が浅薄すぎるとしか思えないこともある．まさに「木を見て森を見ず」という格言がぴっ

たりのことがあるのだ.「井の中の蛙　大海を知らず　されど天の深さ(高さ)を知る」は学者としてならまだよいのだが,「井の中の蛙　天の深さ(高さ)を知る　されど大海を知らず」は医療では実害につながりやすい．逆もまた真であって，総合医の私たちが「森を見て木を見ず」の事態に陥ることもあるだろう．その場合にも，「木を見る必要がない」のと「木が全く見えない」のとでは臨床力が断然違う．ともかく「木も森も見るし，また見える」姿勢が総合医に要求される．

　「見立て(診断推論)」も要るし,「さじ加減(治療のEBM)」も要る．「論より証拠」でも「証拠より論」でもなく,「論も証拠も」であるべきだ．「E-E対立」ではなく,「経験も証拠も」と欲張りたい．「人間(患者)好き」が前提なのはいうまでもない．

b) 十種競技の伝統

　欧州で人気のある陸上競技に十種競技(デカスロン)や七種競技(ヘプタスロン)がある．100m・走幅跳・砲丸投といった走・跳・投を競い合う．ときには専門競技者の記録を超えることもあるという．優勝者は，キング(クイーン)・オブ・アスリートとされ，100mの世界新記録達成者並み，あるいはそれ以上に称えられる．唐突な比喩で申し訳ないが，総合診療の「間口と奥行き」はこのようなものだと私は思っている．こういうと,「スーパーマン(ウーマン)」でなければならないのかということになりかねない．つまり，何でもかんでもに長けなければならない感じだからだ．確かに私の恩師のウィリス先生は，私にはスーパーマンであった．しかし，そういうことではない．同じ陸上競技といっても，1つの競技に専念する専門競技者以外に，走・跳・投の多くの競技に習熟しようとする競技者がいるということなのである．そして，前者にも後者にもスーパーマンが存在するのである．多くの小型スーパーマン，さらに多くの非スーパーマンの頑張り屋に支えられているのは，競技も医療も変わらない．総合医は医療のオールラウンドプレイヤーである．

　ところが日本だと，こうはいかない．寡聞にして詳しくは知らないが，十

種競技や七種競技を極めようとするスポーツマン(ウーマン)はきわめて少ないはずである．一般にどの分野でも，「…一筋の職人気質」や「一芸に秀でる」が称揚されやすい．しかし，医学・医療がそれだけでは済まないことは，「木を見て森を見ず」の例で前述した．

こういう次第なので，総合医の卵は総合医の指導者から学ぶ．臓器別専門医からの学習を否定するものではないが，臓器別専門教育の足し算が秀でた総合医を生み出すわけではないのは確かである．

c) 高齢者とOccam's Razor

さて，高齢者・超高齢者の診断には，中年以前の年齢層と異なり，Occam's Razor(オッカムのかみそり：1つの現象を説明する仮説は，必要以上に増やしてはならない→症例の全特徴を1つの診断名で説明できるほうが，2つ以上の診断名で説明するよりもずっと正しい)を適用させにくいことが多い．つまり臓器別専門医の切れ味が発揮されにくい局面が多いのである．多病や余病をもっていたり，多くの合併症や後遺症があったりするからだ．次いで，高齢者・超高齢者の延命にも医学知識や技能の「分化に基づく進歩」が不可欠であるが，その「分化に基づく進歩」の応用は，若年・中年層に対するものと同じであってはなるまい．かえって害になることがあるからだ．加齢は全身に及んでおり，若年層のように個別の臓器の疾病であることは少ない．平均寿命だけでなく，「健康寿命」といったものを真剣に考えるならば，知識・技能・技術の「総合」「統合」が必要になる．介護老人保健施設や介護老人福祉施設で働く医師たちによると，臓器別専門医による処方の合計が30種類にも達してしまう入所者がおり，仕分け作業に難渋するという．精神科医からの処方も多種類であることが多く，臨床薬理学の観点からは，日本の精神科医の多くは臓器別専門医と同じであることがわかる．

水野 肇氏の近著『医療は，どこで間違ったのか』[40]には，とても示唆に富む内容が多い．ご自身が80歳を超えられているだけに，以下の発言は重い．

歯に衣を着せずにいえば，後期高齢者を相手に，今，日本の医療の主流を走っている臓器別医療を適用させるなということである．臓器別医療が悪いのではない．これこそ，世界の医療の主流であることは間違いないし，これによってずいぶん多くの人の命が救われたことも事実である．しかし，これは身体の一部の修理工のようなものであって，身体全体を考えている学問とはいえない．…後期高齢者にとって必要なことは，身体全体を考える医学である．これを担うのは，実は「総合医」である．…総合医というのは患者の病気を治すためのみの存在ではなく，患者一人ひとりの人間全体を診察するというのが仕事なわけである．したがって，後期高齢者の医療というのは，単に臓器や器官を診て，"修理して元通りにする"というものではなく"高齢者という人間"を全人的に診るものである．

　政府は2008年4月1日から新しい老人保険として後期高齢者を対象とする保険をスタートさせた．しかし，今のところ，この後期高齢者にふさわしい医療を提供するということはあまり考えていない．医療費の面でできるだけ少なくできればいいぐらいの考えしかない．せっかく新しい保険をつくったのである．だから新しい皮袋には新しい酒を入れねばならない．私は全人的医療をこの後期高齢者に提供できるようにしないと，何のための新しい保険か，その理解に苦しむ．私は後期高齢者は原則として総合医に診てもらうようにし，そこからユニークな老人医療を導き出して，もしも結果として医療費減につながれば，大きな成功になるだろうと思う．

　日本が真剣に考えねばならないのは，繰り返し述べたように，75歳以上の後期高齢者の処遇である．私が言いたいのは，後期高齢者を若い人と同じように今の臓器別の専門医中心の医療に投げ込んで，回復の見込みはそう大きくない大手術をして苦痛に耐えさせねばならないのかということだ．人間は平均寿命を通過した時点で，今までの人生観と変わることも多い．何が何でも生きようという人生観から，残された日々を静かに生きようという人生観に変わるのである．少なくとも40～50歳代の成人病治療と同じことをするのでは，「後期高齢者」と銘打って新しい制度までつくった意味を問われるのではないか．

　80歳を過ぎて，内臓の大半を摘出し経管栄養にして，まだ生きていくことを希望する後期高齢者は実際にいるのだろうか．繰り返しになるが，新しい医療制度の構築には，新しい考え方を盛らねばならないと思う．

V
「1つ上の段階の総合医」を目指して

　Ⅳ章の6でNBM(narrative based medicine)について触れた(☞97頁).普遍的・科学的なEBMとともに,個別性を重んじるNBMが作動すべき分野であろう.

5　専門医認定制度の構築

　「総合する専門医」は,きちっとした専門医認定制度の下で認定されるものでなければ医学界での市民権を得られないだろう.前自民党政権の下での「医療における安心・希望確保のための専門医・家庭医(医師後期臨床研修制度)のあり方に関する研究班」(班長:土屋了介 国立がんセンター中央病院長)の答申でも,「家庭医・総合医は専門性を有する医師として,充実した教育体制と厳格な専門医認定制度のもとに認証されるものでなければならない」と言及されている[41,42].ところで,日本プライマリ・ケア学会と日本家庭医療学会,日本総合診療医学会の3学会が合同・合併し,2010年4月に日本プライマリ・ケア連合学会として発足した.会員数は約6,000人と聞く.それぞれの学会の従来の専門医認定制度についていうと,日本プライマリ・ケア学会はつとに認定医・専門医制を敷いていたが,会員には年長の開業医も多く,特に早期の認定医の認定基準は甘めのものであった.日本家庭医療学会認定の専門医審査は2009年に始まったばかりであるが,同学会認定の後期研修プログラム終了者しか受験できない.日本総合診療医学会には,専門医認定制度がなかった.

日本プライマリ・ケア連合学会の専門医認定制度

　現在進行形であるが,日本プライマリ・ケア連合学会は,2年間の初期臨床研修後に3年間の家庭医療専門研修を行う「家庭医療後期研修プログラム」を策定している.病院総合医の専門医制度としては,その後に1～2年間の研修をさらに上積みする「病院総合医後期研修プログラム」が策定されつつあ

る．ところで日本内科学会専門医制度は1973年に最初の認定が行われているが，2008年からは「総合内科専門医」と「総合」の名をかぶせており，内部的に議論のあったことがうかがえる．日本プライマリ・ケア連合学会系の認定「病院総合医」と日本内科学会系の認定「総合内科専門医」の実質的な重なりに関しては，将来いろいろな調整が要る．政治的にややこしいのは日本医師会の出方であり，協力と横やりに注意が欠かせない．

　病院総合医認定制度の最大の問題は，修練の中身とインセンティブである．医学部卒業から資格認定までに何せ6～7年間もかかる．これはちょっと時間がかかりすぎではないだろうか．これだけの年月を優秀な研修医に飽きさせない施設がどこにあるのだろうか．私の経験ではそう思える．また私はこれまであまりアカデミックな医学環境にいなかったので，教え子たちも勲章を欲しがらないことが多かった．患者の喜怒哀楽と評価が，彼・彼女らの原動力であった．日本総合診療医学会の運営委員の末席を汚してきたわが身を考えると，いかにも無責任な発言で心苦しいのだが，ともかくこういった繰り言が出ないためには，「家庭医療後期研修プログラム」と並行した，やはり3年間の「病院総合医後期研修プログラム」の早期策定こそが望ましい．今後喫緊の検討課題であろう．病院総合医の認定資格取得と市民権獲得は重要な課題であり，その構築は熟年世代の責務であると心得てはいるが，これは老婆心からの小さな異見である．

　ところで，まともな診断推論から途方もなく外れた検査好きの傾向は，日本の専門医や患者の双方によく見られる．「かぜに抗菌薬」「どんな下痢にも止痢薬」の習慣も，開業医と患者の双方に根強い．「このごろの研修医は，何でもかんでもEBMと言い過ぎる…」と不満たらたらの年配の開業医の苦情に接することも多い．病院総合医認定制度は，それを合格した若手医師に，診断と治療に関する良質のEBMを展開できる権威を与えるものであってほしい．

　ともあれ，専門医認定制度は，きちっとした臨床的実力を担保するものでなければならない．プログラムにいくら御託が並べてあっても，アウトカム（所産）の質が悪ければ意味がないのである．

　そうなると，「専門医も学位も」が可能かどうかということになる．専門医制度の中身がしっかりとし，その継続維持に歯ごたえが出てくればくるほど，

V 「1つ上の段階の総合医」を目指して

「専門医だけでいい」という傾向になるだろう．そして，これはとても清々しい，自然な流れである．

6 画像診断や手技の訓練

　米国のホスピタリストは，診断推論と治療のEBMを駆使し，懸命に研修医を指導する．そして，評価される．日本の病院総合診療専門医には，診断・治療・教育において米国に匹敵できる力量は今はない．しかし，もしも対等に近づいたとしても，何か足りないのである．それは，画像診断や胃カメラや腹部超音波検査ができるかどうかに象徴される．

　これにはいろいろな意味が含まれる．第1に，日本では診断推論では食えないのである．Tierney先生は，米国でクリニカル・マスターと呼ばれ，「鑑別診断の帝王」であるが，画像診断はあまり得意でないし，手技はほとんどできないし，やらない．米国では，画像診断や各種の手技のようにコストが高いものは，臓器別専門医の特権事項である．これでは日本だと，「何でもよく知ってはおられるが…」で終わってしまう．日本は臨床診断学の土壌が肥えていないのである．第2に，文字通りお金にならないのである．診療報酬点数に全く還元されないものは，医療社会での市民権を得にくい．第3に，日本には中小の病院が多く，処置や治療が大事であって，鑑別診断にうつつを抜かす余裕などほとんどないのである．

　だから，日本の病院総合診療専門医には，とてつもない臨機応変さが要求される．画像診断や胃カメラや腹部超音波検査や，時には大腸ファイバーや心臓超音波検査も修得する必要に迫られるのだ．診断推論やEBMだけではとても渡世はできないと悟るべきである．

文献

1) Crombie DL : Diagnostic process. J Coll Gen Pract 6 : 579-589, 1963
2) Hampton JR, Harrison MJG, et al : Relative contributions of history taking, physical examination and laboratory investigation to diagnosis and management of medical outpatients. Br Med J 2 : 486-489, 1975
3) Sandler G : The importance of the history in the medical clinic and the cost of unnecessary tests. Am Heart J 100 : 928-931, 1980
4) Peterson MC, Holbrook JH, Von Hales D, et al : Contributions of the history, physical examination, and laboratory investigation in making medical diagnoses. West J Med 156 : 163-165, 1992
5) マッシー池田の神経内科快刀乱麻！(上巻) 第1回 どうしてキライ？ 神経内科．ケアネットDVD, 2004
6) 須藤 博，錦織 宏，川島篤志：身体診察の「足し算」を始めよう．医学界新聞 2858 : 1-4, 2009
7) 野口善令，福原俊一：誰も教えてくれなかった診断学—患者の言葉から診断仮説をどう作るか．p184, 医学書院，2008
8) 福井次矢：臨床医の決断と心理．pp17-18, 医学書院，1988
9) 同上，pp8-9
10) 松村理司："大リーガー医"に学ぶ—地域病院における一般内科研修の試み．p184, 医学書院，2002
11) 同上，p186
12) ローレンス・ティアニー，松村正巳：ティアニー先生の診断入門．医学書院，2008
13) Fletcher RH, Fletcher SW(原著)，福井次矢(監訳)：臨床疫学 EBM実践のための必須知識(第2版)．p47, メディカル・サイエンス・インターナショナル，2006
14) 名郷直樹：続EBM実践ワークブック—今，できる限りの医療を．p117, 南江堂，2002
15) 久繁哲徳：臨床情報のチェックポイント—ベッドサイドの医療評価学．pp13-17, 医歯薬出版，1994
16) Fukui T, Rhaman M, Takahashi O, et al : The ecology of medical care in Japan. JMAJ 48 : 163-167, 2005
17) Tierney LM, Henderson MC(ed) : THE PATIENT HISTORY : Evidence-Based Approach. McGraw-Hill, 2005
18) ローレンス・ティアニー，マーク・ヘンダーソン(編)，山内豊明(監訳)：聞く技術—答えは患者の中にある(上・下)．日経BP社，2006
19) Stern SD, Cifu AS, Altkorn D : Symptom to Diagnosis ; An Evidence -Based Guide (2nd ed). McGraw-Hill, 2009
20) スコット・スターン，アダム・シーフー，ダイアン・オールトカーム(著)，竹本 毅(訳)：考える技術—臨床的思考を分析する．日経BP社，2007
21) McGee S : Evidence-Based Physical Diagnosis(2nd ed). pp167-168, p173, Saunders, 2007
22) 柴田寿彦(監訳)：マクギーの身体診断学—エビデンスにもとづくグローバル・スタン

ダード(原著第 2 版).診断と治療社,2009
23) Simel DL, Rennie D : THE RATIONAL CLINICAL EXAMINATION : Evidence-Based Clinical Diagnosis. McGraw-Hill, 2009
24) デヴィッド・L・サイメル,ドルモンド・レニ(著),竹本 毅(訳):JAMA 版 論理的診察の技術―エビデンスに基づく診断のノウハウ.日経 BP 社,2010
25) Orient JM : Sapira's Art & Science of Bedside Diagnosis(4th ed). Lippincott Williams & Wilkins, 2010
26) 松村理司(監訳):Dr.ウィリス ベッドサイド診断―病歴と身体診察でここまでわかる! 医学書院,2008
27) 生坂政臣:めざせ! 外来診療の達人―外来カンファレンスで学ぶ診断推論(第 2 版).日本医事新報社,2008
28) 宮城征四郎・徳田安春(編集):疾患を絞り込む・見抜く! 身体所見からの臨床診断.羊土社,2010
29) Ikeda M, Matsunaga T, Irabu N, et al : Using vital signs to diagnose impaired consciousness : Cross sectional observational study. BMJ 325 : 800-802, 2002
30) 松村理司(監修),酒見英太(編集):診察エッセンシャルズ(新訂版).p407,日経メディカル開発,2009
31) 前掲 10),p163
32) 濱口杉大,稲生 綾,玉那覇エリカ,ほか:プライマリ・ケア医を目指す研修医による臨床研修病院 3 施設の比較検討.第 30 回日本医学教育学会大会,1998
33) 名郷直樹:治療をためらうあなたは案外正しい.p5,日経 BP 社,2008
34) 砂原茂一:臨床医学研究序説―方法論と倫理.pp72-76, pp114-116, pp170-184,医学書院,1988
35) 前掲 10),pp282-288
36) Holmboe ES, Hawkins RE : Methods for evaluating the clinical competence of residents in internal medicine ; A review. Ann Int Med 129 : 42-48, 1998
37) Hicks CM, et al : Procedural experience and comfort level in internal medicine trainees. J Gen Intern Med 15 : 716-722, 2000
38) Saunders L : Every Patient Tells a Story ; Medical Mysteries and the Art of Diagnosis. pp159-163, Broadway Books, 2009
39) 伴 信太郎:21 世紀 プライマリ・ケア序説(改訂版).プリメド社,2009
40) 水野 肇:医療は,どこで間違ったのか.pp18-19, pp70-71,リベルタス・クレオ,2008
41) 医療における安心・希望確保のための専門医・家庭医(医師後期臨床研修制度)のあり方に関する研究(http://medtrain.umin.jp/)
42) 渡邊清高,土屋了介:医師後期専門研修のあり方と病院の役割.病院 68 : 1010-1014, 2009

VI
洛和会音羽病院の医局と
総合診療科

（松村理司）

VI 洛和会音羽病院の医局と総合診療科

1 沿革と現状

　洛和会音羽病院(以下,当院)は京都市の東端にあり,山科区(人口約137,000人)の名神京都東インターのごく近くに位置している．開設は1980年なので比較的新興であるが,急性期を中心に回復期から慢性期まで一貫した医療を提供する地域の中核病院である．病床は588床であり,一般病床428床(ICU/CCU12床,救急病床7床を含む)と慢性期病床160床(回復期リハビリテーション病床50床,医療療養型病床50床,認知症病床60床)から成っている．手術室は10室ある．いわば大型のケアミックス病院といえる．なお,当院を含め4つの病院・4つのクリニック・数多くの介護施設・その他いくつかの医療関連部門で構成される洛和会ヘルスケアシステムの一翼を担っている．システム全体の常勤職員が約2,500人,非常勤職員が約1,150人である．コーポレート・スローガンは,「子供たちのために,未来へ…(for the Future of our Children…)」となっている．2008年には,「次世代育成支援企業」に認定されており,認定マーク(愛称「くるみん」)を使用していることは,Ⅲ章の7(☞43頁)で述べたところである．1985年には洛和会京都看護学校を開設している．

　洛和会ヘルスケアシステムという「保健・医療・福祉複合体」が,当院を下支えしてくれている．しかし,民間病院は単体としても赤字は許されない．そこで近年の当院は,国の医療経済政策をできるだけ先取りする形で歩んできた．すなわち,2001年に電子カルテを導入し,外来分離(クリニックは別法人)を行い,2002年に急性期特定加算を取得している．ただし,2005年に厚生労働省の特定共同指導があり,法人が異なる外来分離に対して厳重注意を受けた．2006年には急性期特定入院加算制度自体が解消されることになった．2004年にはDPCの試行的適用病院となり,2006年には対象病院となっている．また同年に救急医療管理加算,2007年に一般病棟入院基本料7対1,2008年に入院時医学管理加算を取得するなどの経営努力により,一般病床の平均1日単価は60,000円を超えている．

　外部評価機構も積極的に受審してきた．日本医療機能評価機構による病院

機能評価は，2000年に複合病院種別B／バージョン4.0を認証取得し，2005年にバージョン5.0に更新している．2007年には付加機能〈救急医療機能〉も認証取得している．ISO(International Organization for Standardization；国際標準化機構)は，2003年に9001/2000を認証取得し，2009年に9001/2008に更新している．プライバシーマークは，2006年に認証取得し，2008年に更新している．2009年には環境マネジメントシステム・スタンダード(KESステップ2)を認証取得している．

標榜診療科数は34である．2009年度(2009年4月～2010年3月)の入院患者数は8,687名，救急車搬入件数は4,992件，救急外来患者数は35,160名，救急室経由入院患者数3,100名，手術件数は4,507件，うち全身麻酔件数2,234件となっており，漸増している現状である．一般病床の平均在院日数は，約13.7日となっている．

陣容としては，2010年4月当初にて，医師・歯科医師常勤169名(非常勤53名)，看護師常勤493名(非常勤41名)，コメディカル常勤205名(非常勤12名)，事務員常勤102名(非常勤46名)であり，全体としては常勤969名(非常勤152名)となっている．

2 総合医局

医師臨床研修病院指定は1997年，歯科医師臨床研修病院指定は1999年となっている．2010年4月当初にて，当院には1年次10名，2年次10名の研修医(医科)がいるが，その他にも後期研修医(3～5年次)が30名，歯科・口腔外科研修医(1～3年次)が5名いる．一方，指導する側のスタッフ(医員以上，6年次以降の医師と4年次以降の歯科・口腔外科医師)は，後者10名(うち歯科麻酔医3名)を含め114名であり，常勤医全体で169名のかなり大きな所帯になっている(表6-1)．女性医師(以下，女医)は41名，女性歯科医師は8名である．非常勤医も53名と多い．副院長や所長や部長といった幹部級医師の人事は，大学絡みやその関連である場合が多いが，ヘッドハン

VI 洛和会音羽病院の医局と総合診療科

表6-1　総合医局

・1年次研修医	10名（ 5名）	・歯科・口腔外科研修医	5名（ 3名）
・2年次研修医	10名（ 2名）	・歯科・口腔外科スタッフ	10名（ 5名）
・後期研修医	30名（ 9名）		
・スタッフ	104名（25名）	・常勤医	169名（49名）
		・非常勤医	53名（ 9名）

（2010年4月1日現在）　（　）は女医の人数

ティングによる者が少しずつ増えてきている．関連大学としては，土地柄もあり京都大学医学部が主体であるが，京都府立医科大学も絡み，その他の近隣大学がいくつも含まれる．スタッフにはフリー採用の者も多く，研修医には学閥色は一切ない．

　医師の多くが生息する医局は，固有の「文化」を形成するものである．ちなみに当院の医局は，巨大な「総合医局」であり，169名の常勤医全員が1つの空間に集合している．文字通りガラス張りの院長室も，その隅に位置している．ブラインドは一切なく，会議中以外ドアはいつも開けている．各診療科間・各医師間の垣根を，とりあえず物理的に除外しようというコンセプトである．こういう構造は，機能の追求には便利であるが，プライバシーは守られにくく，医師個々人による自分の空間への愛着も生まれにくい．囲碁の勝負に長時間をかけるといった昔風の医局の姿は，もちろんながら全く見かけられない．いわば「文化」が育ちにくい環境である．それでも，テレビがあり，相撲を観たり，サッカーのゴールに歓声が上がる光景が散見される．狭いながら，漫画コーナーもある．「好きで」，深夜まで医局にいる者もいる．これらは「労働」の問題ではなく，「趣味」の問題といえる．米国では，午後5時以降の会議は厳禁とされる．家庭が優先されるからである．しかし，ここは日本であり，医療界においても職住分離が完成されている米国ではない．

a）平均的な労働実態

　合計160床の慢性期病床は，かなり限られた数の医師によって担われている．したがって，医師・歯科医師の大半の労働力は，428床の一般病床業務

と外来・検査業務に割かれる．一般病床の稼働率は約80％であり，研修医も含めれば169名の所帯だから，医師・歯科医師の勤務には全体としてかなりゆとりがある．スタッフは完全週休2日制であるが，公休日は日曜日とその他の曜日としており，各専門科内部で調整してもらうことにより，土曜日を病院の休日にしていない．公休日を利用した他医療施設での勤務は，届け出のうえでの許可制となっているが，時折みかけられる．研修医の場合は，4週8休制となっている．女性医師・歯科医師は，前述したように計49名に達している．若手医師に女性の割合が高く，とりわけ研修医については医科・歯科ともに過半数を超える年次がある．こういった時代の趨勢に鑑み彼女たちに対する産休・育休体制も最大限配慮されており，不満はほとんど聞こえてこない．

　時間外労働はごくわずかなので，病院職員の中で医師・歯科医師だけには対価としての割増賃金は支給されず，年俸制となっている．ただし，突発的に発生する緊急手術や侵襲的検査・治療の類は，時間外手当てを支給している．

　夜間勤務明けの勤務免除は，他職種と同様に，つとに常識的なものとなっている．研修医が午後5時ちょっと過ぎに帰宅できる光景も散見される．医師・歯科医師の年俸は，公的病院に比較してそれぞれ2～3割高く設定されているが，それでも病院全体の人件費率が50％前後ですんでいるのは，前述の経営努力に加えて，新人看護師の定着率が低く，看護師の人件費が相対的に低いことも手伝っている．ただし，このことは反省点でもある．

b）例外的な労働実態

　こういう一般的な状況の中で，週40時間をはるかに超えて働く医師が少数ながらいる．超多忙な科に属する医師，個人的に超多忙な医師，一部の研修医および病院管理者である．

　超多忙な科では，懸命の雇用努力にかかわらず慢性の定員不足が続いている．これは，「特別手当て」の支給対象である．当院では，長らく腎臓内科（透析科）がその筆頭であった．長期入院患者を含めて計300名の慢性維持透析患者が対象だが，常勤医は4～5名なので，激務ぶりが想像していただける

だろう．若手医師による週に何日もの泊り込みが常態であった．研修医が参加してもあまり役立たないし，大半の後期研修医は怖気づいてローテーションしようとしない．長期滞在者も含め，入院患者が100名近くになってきたこともあり，2008年4月に新病院(洛和会音羽記念病院)を建て，現在では別組織となっている．次いで，産婦人科が2名だけで年間分娩265件をこなしていた時期があった．現在は4名体制だが，助産師がなかなか得がたいことも手伝い，宅直オン・コール制の下での労働はかなり過重である．産婦人科医の欠乏は，全国的にもとどろくほどの構造的なものなので，当院でもかなりの高給年俸を設定し，いくつもの人材派遣会社と不断に連絡をとりあっている．高齢社会における整形外科医は，外来・入院患者ともに多く担当し，どの医療施設でも多忙なものであるが，当院も例外ではない．ただし，受け身のものではなく，部長のリーダーシップの下での積極的な忙しさなので，清々しい．

個人的に超多忙な医師には，2種類ある．一方は，いわば「タレント医師」であり，患者「集客」が群を抜いている医師である．当院の水準でも，少数ながら存在する．「稼ぎ頭」と決まっているわけではないが，全員が評価され，年俸が高く設定されている．他方は，病院の管理運営に多大に功労する医師である．医師としては珍しいタイプだが，ごく例外的に存在する．こちらの年俸も，高く設定されている．病院管理者の私は「ノブレス・オブリージュ」として，今回の考察の対象外である．

なお，産婦人科医以上に全国的な不足が喧伝されている麻酔科医と小児科医であるが，早くからの取り組みが幸いし，少数の後期研修医を含めると前者が8名(歯科麻酔医4名を含む)，後者が7名と数字的には比較的恵まれている．

c) 研修医の「仕事」

ここで，研修医の「仕事」について考えてみたい．手始めに，「研修医は労働者か否か」を考えたい．関西医科大学の研修医過労死問題に関する訴訟で，最高裁は2005年6月3日に，「研修医は労働基準法の規定による労働者に当

たる」と初判断した．いまさらこんな判断を仰ぐまでもなく，私個人は長年，「研修医は労働者で(も)ある」と考えてきた．したがって，「年齢と労働に見合った適当な賃金と休息と保険が保障されなければならない」のは自明と思ってきた．一部の大学病院で全くそれが守られていなかったのは，端的には財源の枯渇に基づくわけだが，内部からの刷新がこれまであまりみられなかったのは，主として医局講座制の下でのいろいろな甘えや縛りに彩られた歴史的経緯があるからである．

しかし，研修医の「仕事」は「労働」だけではない．「労働＋教育受容」である．そして，研修の初期ほど「教育受容」の側面が強い．つまり，病院滞在時間のすべてが労働時間というわけでは全くない．また，「仕事」の中身が点検されなければならない．「教育受容」の中身も点検されるべきだ．厳しい「仕事」ぶりで有名であった米国の研修が，近年は週80時間とかなり減少しており，今後さらに減少する傾向にいち早く注目し，それを模倣しようとする動きが日本にもあるが，早計に過ぎる．米国に比べ，日本での研修はまだまだ中身が薄い．指導医が少ないこともあり，米国の水準と同じ程度の知識や技能を得るのに，とても時間がかかる．研修医の大半は，時間がかかるのを嫌がっているわけでもない．あるいは，そんなものだと思い込んでいる．つまり，日本の研修医は，「ゆっくり学習する」のである．

その意味では，関西医大の件の研修医の労働が，過重だったとは全く思われない．ごくごく平均的なものにしかみえない．関西医大の耳鼻咽喉科教室の研修だけが，中身が濃く，したがって，「速く，効率よく学習できる」わけでもあるまい．

d) 病院の「格」と医療の「質」

5年前に縁あって以下の文章を書いた[1]．

> 創立25年目の当院が向後幸いにも発展し，提供する医療水準がさらに向上すればどうなるだろうかということを考えてみたい．あちこちで残業が目立ってくることは，まず間違いない．重症患者も増えるし，手術の難度も高くなる．

その割に診療点数は上がらず，支出は増え，病院運営は厳しくなる．残業に対する対価も十分には払えない．勤務医が文献の渉猟や業績の整理に割く時間が増えるが，病院の風格の向上にはつながっても，経営はますます苦しくなるだけである．現在の日本の良質の病院が直面する根本問題に，当院も遅まきながら到達することになる．はたしてこの種の残業は，老舗の格調高い病院だけが，引き受けるべき苦悩なのだろうか．

視野を広げて眺めると，現今の日本の病院の「良質さ」は，当該の勤務医の過重労働に大きく支えられている様がよくわかる．勤務医は，一般的に誠に忙しい．その割に，賃金は大したことはない．米国と比べると，相当見劣りがする．

とりわけ大学病院の勤務医の過重労働と低賃金は，目に余る．研究に割く時間の割合やアルバイト収入の多寡の問題はあるが，ともかく過重労働がまかり通っている．無給医局員の存在は，低賃金かどうかの議論の範疇を通り越している．30歳を超えて，賃金0といった情けない状態が，全国の大学病院に今も存在する．こういう中で，旧国立大学病院が独立行政法人へ移行した2004年4月に，これらの病院にも労働基準法が適応されることになったのである．この法律がまともに適応されれば，これらの病院の「質」が急落するのは間違いない．ということは，まともには適応されないということになるはずである．

旧国立病院にも，2004年4月の独立行政法人移行に際して，労働基準法が適応されることになった．医長は「管理・監督の地位にある者」に含められるので，「労働時間の適応を除外される」存在になった．つまり，午後10時～午前5時の深夜労働を除き，時間外労働手当てがつかないのである．時間外労働を自己抑制できない医長は相当数に上るから，彼・彼女らの不満が全国に渦巻いている．

医学知識・医療技術はますます拡大・進歩するので，未来の医療には一層手がかかることになる．高齢者・超高齢者の増加に対応できる医療の安全性も，医師の労働の質的・量的拡大なしでは保障できない．インフォームド・コンセント（納得診療）やターミナル・ケアの充実にも，医師の労働が前提になる．医療は，誠に労働集約型産業である．

医師以外のマンパワーの拡充も，今後もほとんど望めない．医療秘書の豊富な米国と異なり，日本の医師は何でもかんでも自分でしなければならず，労働採算性は低いが，その飛躍的な向上は今後も望めない．

以上を要するに，勤務医は過重労働に喘ぎ，今後容易に改善されることはなさそうである．したがって，この状況での労働基準法は，網の目をくぐられるのが落ちだといえる．

読み直してみて，感慨深い．3点指摘したい．第1点は，当院の残業がさほど増えていない事実である．私を含む病院管理側の自覚的努力によるというよりは，短期間での病院の風格向上は困難なのだと悟らされる．第2点は，特に最近になって，大学病院での残業代不払いが労働基準監督署から是正勧告されるようになり，億単位での支払いが新聞沙汰になっていることである．労働基準法の網の目をくぐることができなくなってきたのである．第3点は，大学病院のこういった方面での歴史的窮状が，2009年秋の中医協初参加(Ⅲ章の11 ☞ 53頁)につながったと考えられることである．

3 総合診療科の陣容と教育内容

a) 沿革

　2004年春に研修医5名(4年次2名，3年次1名，2年次2名)とで市立舞鶴市民病院から"落ち延び"，私は洛和会音羽病院総合診療科に参画することになった．それまでの同科は実質的には3名で構成されていたが，すでに部長(角田　誠医師)，医長(戸城仁一医師)，医長(川口晶子医師)といった方々ばかりであり，落ち着いてまとまった雰囲気を醸していた．新医師臨床研修制度が始まったばかりであり，研修医を束ねる場としても機能していた．その時点での同科の拡大には，角田元部長のたくましい情熱と根回しが奏功した．救急部(京都ER救急救命センター)は，1名の救急専門医がフリーで採用されたばかりだったので，日勤帯は総合診療科が日替わりで専任することになった．洛和会ヘルスケアシステムには数多くの介護施設があり，発熱や体調不良や誤嚥の高齢者には事欠かない．従来は"ロシアン・ルーレット"と称して，研修医がどの診療科で研修していようと関係なく日替わり担当医になることがほとんどだったのが，新装なった総合診療科で引き受けることにした．一般病床の規模からみても突出した専門科はそれほど多くなく，二次医療のレベルでの競合が予想されたが，紳士・淑女的な話し合いに終始でき

表 6-2　音羽病院の総合診療科

- 年間入院患者数は，34 科中最多
- 入院患者の 75% が ER から
  → ER 全体からみると約 25% が総合診療科へ
- 所長 1 名，部長 1 名，医長 3 名，医員 11 名，後期研修医 12 名
  → 4 チームの屋根瓦方式教育体制
    （院長，医学教育センター所長・副院長）
    （救急部 8 名，ICU 3 名）
    （丸太町病院：医長 1 名，医員 2 名，後期研修医 1 名）
- 「救急・総合診療科」
- 総合診療のマグネットホスピタル

（2010 年 4 月 1 日現在）

たのは幸いであった．

その後にも中堅指導医や熟達指導医の参画が相次いだ．中には熟年の専門医でありながら，総合診療を改めて勉強したいという理由での参画の申し出もあり，是々非々で配慮させてもらっている．

b）現在の陣容

現在の総合診療科（**表 6-2**）は当院 34 標榜診療科の中で最大の規模であり，年間入院患者数も約 1,100 名と最多である．同科入院患者の約 75% が ER からであり，それは ER 全体からみると約 25% にあたる．所長 1 名，部長 1 名，医長 3 名，医員 11 名，後期研修医 12 名を 4 チームに分けており，3 チームで常時約 60〜90 名の入院患者を診療している．残りの 1 チームを，洛和会丸太町病院〔本章 5（☞ 154 頁），Ⅶ章の A（☞ 180 頁）〕に派遣している．

所長の金地研二医師〔Ⅰ章の 2（☞ 4 頁）〕は，2010 年 4 月 1 日着任のほやほやであるが，舞鶴時代の私の同志でもある．今回は洛和会総合診療センター所長として，音羽病院だけでなく，洛和会全体の総合診療を束ねる立場で招聘された．音羽病院副院長の兼務である．神谷 亨部長は，米国感染症学会専門医であり，2007 年帰国後に当院感染症科部長として活動を開始していたのだが，2008 年春に総合診療科部長兼副院長であった二宮 清医師〔本章 5（☞ 154 頁）〕が，急きょ関連病院である丸太町病院院長に就任したために，

後任指名となったのである．なお，神谷医師は1991年の卒業であり，その直後から7年間にわたり私の前任地の舞鶴市民病院で研修・勤務している．金地所長とは，かつての師弟関係になる．部長の彼が44歳であり，医長以下全員が40歳以下ととても若い構成である．枠外の存在である医学教育センター（本章の9 ☞ 169頁）所長兼副院長や院長の私も，たまたま総合診療出身である．これら以外に，救急専属医8名（後期研修医2名を含む）とICU専従医3名（後期研修医1名を含む）がおり，総合診療科と連携している．『救急・総合診療科』という名称を適宜使うこともある．

　感染症科には4名いるが，すべて兼務となっているので，各人がばらばらにならずに，総合診療科の3つのうちの1チームに所属するように配慮している．院内の感染症関係のコンサルテーションに有機的にかかわりやすくするためでもある．リウマチ科の以前の専門医は，総合診療を学びたいと参画した者であったが，ごく最近母校の某大学のリウマチ科設立で異動した．整形外科医の1人が日本リウマチ学会専門医の資格を取っているが，内科系リウマチ医としては機能し得ない．変わり種として，女性健康（women's health）を一貫して追求している女医（池田裕美枝医師）がいる．すでにⅢ章の7で登場してもらっている（☞ 39頁）．現在卒後8年目であるが，総合診療を私たちの下で3年間研修したのちに他院で産婦人科を3年間研修し，2009年に縁あって"出戻り"となった．日本産科婦人科学会産婦人科専門医の資格も取り，当院では総合診療科と産婦人科の掛けもち勤務である．「女性健康って何？」という私の質問には，「女性の総合診療ですよ」と明快である．なお，漢方医学やその他のalternative medicineへの興味は，横断的な広がりをみせず，個人的なものに留まっている．

　Ⅷ章（☞ 221頁）で登場してもらう島田利彦医師は医長であるが，業務の半分は臨床研究である．日本の地域病院には臨床研究専従者を雇う余裕がなかなかないが[2]，私たちはその必要性は理解しているつもりである．そして総合診療科の大きさが，彼の収支の"貧困さ"を覆うように工夫してもらっている．最近の彼の学術業績に"Systematic review and metaanalysis; Urinary antigen tests for legionellosis"[3]があるが，近い将来にも彼の周辺でこのような臨床論文が続出すれば，そんな日本的姑息さからは解放されよう．

c）教育内容

　教育内容としては，Ⅴ章で述べたように，ひたすら「1つ上の段階の総合医」を目指している（☞99頁）．「診断推論や臨床推論の徹底した訓練」と「治療のEBM」と「チーム医療下での屋根瓦方式教育指導体制」と「more generalism」を，標語として掲げている．

　研修医（初期・後期とも）の1日のうちチーム全員が集合する場面を具体的にみると，まず朝8時から30分間は「研修医レクチャー」である．各診療科指導医，総合診療科スタッフ・後期研修医が担当する．主として，日常遭遇する機会の多い疾患について学ぶ．8時30分から約2時間は，病棟回診である．チームごとに分かれて行う．H＆Pに基づくベッドサイド教育の展開である．討議を重視する．昼12時半から1時間は，症例カンファレンスである．ランチカンファレンスとも称されるように，参加者が適当に昼食をとりながら行う．慣れない目にはちょっと行儀が悪く映るが，忙しさと調和させるためである．研修医が新入院患者についてプレゼンテーションを行う．ディスカッサントは総合診療科スタッフ・後期研修医である．"大リーガー医"のことも多い．双方向的に診断推論を鍛える場である．午後4時から1時間は，"大リーガー医"による講義である．そして午後5時以降の適当な時間帯で1〜2時間にわたり，チームごとに入院患者全体についての「まとめカンファレンス」を行う．「振り返り」とも称している．その他の教育活動としては，後期研修医のための外来診療教育がある．適宜にしか行えていないが，週半日，1回2〜3名の外来新患を診療したあとに，指導医と討議しながら検査・治療方針を決定するものである．その日の外来新患全例の振り返りは，向後の宿題となっている．ジャーナルクラブは隔週に行っている．退院カンファレンスも隔週に行っているが，退院患者について振り返り，オーラル・プレゼンテーションを訓練する場である．感染症科カンファレンスやリウマチカンファレンスも週1回ないし隔週に行っているが，総合診療科活動の一環である．

　2009年の入院症例を，図6-1に示す．その他の症例には，不明熱症例，炎症反応高値例，食欲不振例，高齢者の多臓器疾患例などが多数含まれる．

3 総合診療科の陣容と教育内容

合計 1,123 人

その他の症例
結核(肺, 粟粒, 髄膜, 脊椎, リンパ節),
細菌性髄膜炎, ヘルペス脳炎,
クリプトコッカス髄膜炎, 心内膜炎,
化膿性脊椎炎, 化膿性関節炎,
多発性筋痛症, 多発性筋炎, SLE,
側頭動脈炎, Churg-Strauss 症候群,
高安病, 成人 Still 病,
膠原病関連間質性肺炎, 後天性血友病 A,
後腹膜線維症, 血管内リンパ腫,
悪性貧血, 副腎不全, 腸チフス,
狂犬病, 腹膜垂炎, 大網梗塞,
Crowned dens 症候群　など

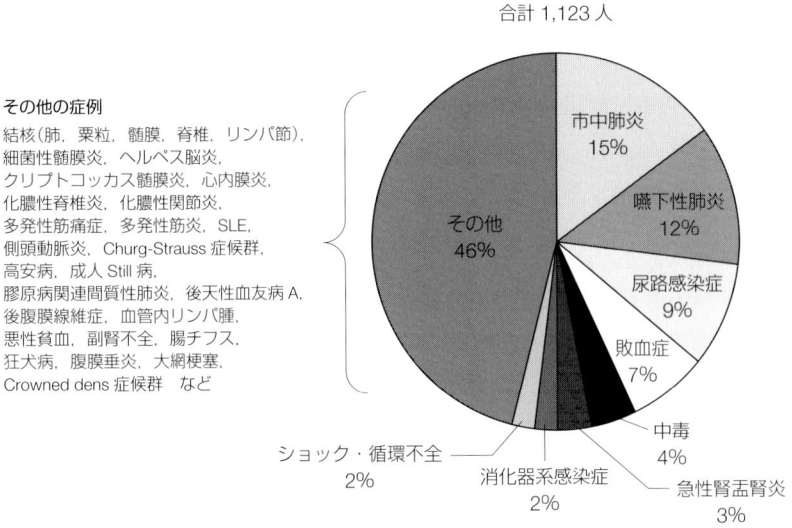

- 市中肺炎 15%
- 嚥下性肺炎 12%
- 尿路感染症 9%
- 敗血症 7%
- 中毒 4%
- 急性腎盂腎炎 3%
- 消化器系感染症 2%
- ショック・循環不全 2%
- その他 46%

図6-1　総合診療科における入院患者(2009年)

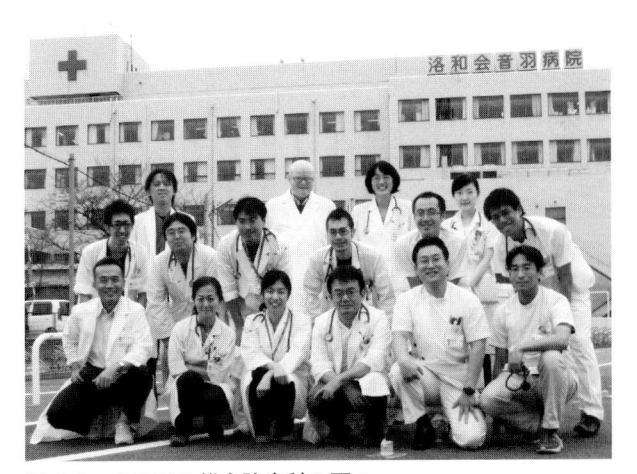

図6-2　ある日の総合診療科の面々
後列中央は Lawrence Tierney 先生.

また, 稀な症例やごく稀な症例を担当することも明示されている. 写真(図6-2)は, 2009年小春日和のランチカンファレンス後のものである.

143

d)「2:6:2の法則」

さて，舞鶴市民病院での試みを以下のように書いたことがある[4]．

「民主的な議論に基づく科学的なチーム医療」を目指す私たちの臨床研修の原則は，「中心に存在する秀でた臨床力，ジェネラリズム志向性，医療空間の開明性，医師集団の規模の適切さ，構成員全員の教育熱心さ」の5つである．その他としては，体力があり，英語を毛嫌いさえしなければよい．「患者中心の医療」が十全にできている自信はないが，掛け声倒れにならない前提はできている．管理層はピカピカした建物も，大きな画像診断機器も一切用意しなくてよい．そういう意味ではコンセプトの追求だけなので，誠にささやかである．全国に咲く他のいろいろな研修プログラムと同様に，引き続き御愛顧・御検討いただきたい．

寺子屋風の味付けは変わらないが，全体の規模が格段に大きくなった．私の立場の変化も伴って，見晴らしが悪くなった．かつては皆が成長すると思ったが，必ずしもそうではない．「2:6:2の法則」というものがある．組織の中で，上位2割が高い生産性を上げ，中位6割は並で，下位2割がぶら下がっているという経験則である．上位2割が居なくなっても，残り8割のうちの上位2割がメキメキと生産性を向上するので，結局はまた2:6:2の割合に分かれる．希望退職で優秀な人が辞めても大きくは困らない理由の1つとされる．逆に下位2割を取り除いても，残り8割のうちの下位2割は見る見る腐ってきて，やはり結局はまた2:6:2の割合に分かれる．指名解雇が必ずしも生産性の向上に直結しない理由の1つだとされる．いろいろと考えさせられる．

ともあれ，地域病院における単独診療科の構成医師数の上限は10〜15名だと思われるので，当院総合診療科の現在の陣容はかなり挑戦的なものとなっている．他の診療科に対する数的圧力は，神谷部長の生来の謙虚さと構成医師の平均的若さが緩衝剤になっている．

後期研修医が多くの専門診療科をローテートするのは一般に奨励されているが，総合診療科に属する後期研修医の専門諸科ローテーションも同様である．研修医個々人の学習に資するだけでなく，専門診療科にとっても大きな

マンパワーである．また，多くの専門医との具体的な顔つなぎができることで，専門諸科と総合診療科との協働が円滑になるからである．

看護師の理解と協力が要となる．カバーする疾患・病態が多岐にわたり，また研修医が多いために，医師の指示や訂正を受ける看護業務量も多くなる．看護の独自性が展開できるための相互の話し合いが欠かせない．

4 総合診療科と DPC

私は以前から，少なくとも日本では，"出来高払い制での「教育か経営か」""包括払い制での「教育も経営も」"と信じてきた．その心は，こういうことである．前者では"検査漬け・薬漬け"になりやすく，教育がおろそかになる．逆に"検査の無駄・薬の無駄"を指摘すると，経営が行き詰まる．後者での"外的規制"があってはじめて，教育が真剣みを帯びる．医療資源を有効利用しないと，経営が行き詰まる．粗診粗療はあり得るが，無縁でありたい．そしてこれらは，Ⅲ章の11(☞ 52頁)，12のc)(☞ 58頁)，14のb)の9)〜11)(☞ 68〜70頁)，Ⅳ章の2(☞ 88頁)，Ⅴ章の1のk)(☞ 116頁)で繰り返し述べた．

では，教育はどの程度経営に関連するのか．診断推論や治療のEBMは，医療資源を節約しているのか．実地診療に埋没気味の私たちには詳細な資料はないが，当院のDPC導入後にしばらくみられた現象を示すことにする．

前述のように，2004年春に当院総合診療科は拡大しはじめた．同年7月にDPCを導入した日に，奇しくも私が院長に就任している．**表6-3**では，総合診療科の入院・外来総収入が1年で倍加している．腎臓内科(透析が主体)，心臓内科，整形外科が三大稼ぎ頭である．**表6-4**の2005年3月単月でみると，粗利益(診療収入から薬品費と材料費を引いたもの)における総合診療科の奮闘がわかる．透析は薬品費が高く，心臓内科は材料費が高いからである．なお，この時点では診療科ごとの原価計算は行えていない．DPC導入1年後の出来高点数との比較では，**表6-5**のように総合診療科の突出が目立つ．整形外科の退院数が少ないのは，回復期リハビリテーション病棟

表 6-3　入院・外来の診療収入

	2003 年度	2004 年度
総合診療科	537,430	943,243
心臓内科	1,092,045	1,241,422
消化器内科	637,009	704,376
腎臓内科	2,203,608	2,227,025
外科	601,310	621,187
整形外科	1,081,818	1,212,211
眼科	207,771	211,797

(単位：千円)

表 6-4　科別診療収入・薬品・材料・粗利益検討表

	診療収入	薬品費	材料費	粗利益
総合診療科	81,631	10,057	1,468	70,105
心臓内科	106,258	8,623	50,405	47,229
消化器内科	50,925	8,911	2,096	39,919
腎臓内科	116,699	27,961	7,468	81,269
外科	33,517	4,391	1,455	27,671
整形外科	94,535	4,044	8,339	82,152
眼科	15,214	1,703	14	13,497

(2005 年 3 月)　　　　　　　　　　　　　　　　　　(単位：千円)

表 6-5　DPC 導入後科別出来高比較進捗表

	退院数	DPC 点数(①)	出来高点数(②)	①－②
総合診療科	82	3,533,550	2,928,648	604,902
心臓内科	54	6,851,274	6,562,351	288,923
消化器内科	44	2,689,089	2,381,305	307,784
腎臓内科	39	5,651,250	5,268,965	382,285
外科	31	3,681,824	3,365,810	316,014
整形外科	15	1,036,002	907,800	128,202
眼科	21	888,782	803,696	85,086

(2005 年 8 月)

に転棟した患者群を除外していたり，多くの自賠責（自動車損害賠償責任）保険や労災（労働者災害補償）保険の患者がDPC対象でないからである．この時点でのDPCに対する医局全体への病院方針は，「出来高払い制の場合と同様に」であった．その後は2006年の−3.16％の診療報酬改定に向けて各種の見直しを行っているが，その詳細はⅢ章の13のc）（☞62頁）で述べた．

　すなわち，①入院時諸検査の可及的外来化，②ジェネリック薬への変更，③検査の適応・セット化の見直し，④細菌検査室の創設に象徴される臨床感染症学の充実による抗菌薬使用量（円換算）の減少，⑤各種加算の取得による機能評価係数の上昇，ということだが，③や④が総合診療科においてはつとに実践されていたというわけである．

5　総合診療科の出前（"雑務"）

　かなり順調に拡大してきた当院総合診療科だが，局地的変異・地域的変容は付き物である．つまり，一口に総合診療科といっても，勤める場所によって内容が変わる．したがって，以下にあげる業務の細目にも普遍的意味合いはさほどないが，総合診療はその構築の自由自在さ，融通無碍さ，伸縮自在さこそが売り物であることを考えると，何らかの参考になるかもしれない．なお，出前とか雑務とか刺激的な言葉を用いている．特に雑務に関しては，院内や洛和会関連病院内からさえ批判的な意見が出ているが，「一般的には雑務や雑用にしか思われない仕事であっても，非特異的・横断的に診療に携わる総合診療医とその卵たちには別個の感覚が湧き得る」ということを強調したいために敢えて使用している次第である．

■崩壊した心療内科の残務整理

　20年間以上にわたって常勤医を抱え，近年は九州大学と関西医科大学からそれぞれ2人のスタッフを派遣してもらい，4人もの常勤医から成っていた心療内科だったが，新医師臨床研修制度の開始とも大いにかかわり，つい

に派遣がなくなるという事態になった．同科の創立と維持には矢野一郎洛和会理事長の並々ならぬ決意があったので，私も懸命に崩壊を食い止めようとしたが，できなかった．また，まともでフリーの心療内科医にもめったに遭遇できない．

　何百人にも及ぶ外来患者は他病院・他施設に必死に振り分けてもらったが，どうしても当院に残りたい方々もおられる．結局，精神科部長と川口総合診療科医長が担当することになり，現在に至っている．実際の患者数は総合診療科のほうが断然多く，川口医長によれば3.5コマの外来をこなしているという．1コマは午前ないし午後なので，丸々1.75日分ということになる．

■慢性常勤医不足の内科系A科の外来・検査応援・暫時移籍

　このA科は消化器内科である．35床の病棟はほぼ常に満床であり，上・下部消化器内視鏡実施件数は年間約7,000件であるが，常勤医数に変動はあるものの慢性的に不足状態である．非常勤医は常に6～7名を超えるが，内視鏡医としての応援がほとんどであり，外来はなかなか担えない．

　大規模に成長した総合診療科医の中には，もともとは消化器内科医であったり，消化器内視鏡の手技を身につけている指導医・中堅医・若手医師がいるものであり，当院でも同様である．また，総合診療科の後期研修医の中にも，上部消化器内視鏡検査ができる者がいたりする．彼・彼女たちと話し合い，消化器外来や検査の応援をしてもらっている．中には3～6か月間にわたり，完全に消化器内科医として機能してもらう場合もある．

■常勤医1名になった血液内科の主治医機能

　長らく常勤医2名体制だったのが，1名の留学を機に，残り1名が部長という体制になってしまった．京都大学医学部からの派遣だったので，早速当該教授に連絡したところ，丁寧ながら，即座にきっぱりと「教室員が7名足りませんので…．そのうちに…」との返事であった．

　常勤医2名と1名では大違いであり，1名では入院患者を受け持ちにくい．たまたま当院総合診療科の中堅医の中に他大学の血液内科出身の者がいるので，彼を中心に入院機能を構築し，リンパ腫などは担当している．急性白血

病は血液専門医でないと担当できない．最近も他院での3年間の血液内科の後期研修を終え，当院総合診療科に仲間入りした若手医師がいる．血液内科の1名体制は数年に及ぶが，適宜の話し合いで協力関係を調整している．

■ 外科系B科の術後遷延性意識障害患者の主治医交代

このB科は脳神経外科である．4名体制が3名体制になると，脳神経外科の運営が急に苦しくなる．というのも，3名のうち1名は長老なので，夜間のオン・コール体制から外れているからである．当院の救急医療全体の継続にとっても死活問題なので，神経内科と協力して，とにもかくにも負担の軽減を図ることになった．その第1が，術後遷延性意識障害患者の主治医交代であった．ちなみに第2は，救急室受診の脳出血患者の手術適応を画像転送で判断してもらい，適応のない症例はICUでオーバーナイトするものである．

■ 認知症病床患者の身体合併症への対応

当院の認知症病床60床は精神科医の管轄にある．入院に際して患者本人の同意を必要としない強制入院(うち医療保護入院)にしているため，精神保健指定医の診察が必要だからである．その書類作成には熟練と時間を要する．もう1人の精神科医には精神保健指定医の資格がなく，またきわめて多数の広汎性発達障害児童の外来診察に忙殺されている．患者の紹介窓口は神経内科であることも多く，入院患者への神経内科の関与は不可欠である．

認知症患者の身体合併症への対応は，やはり身体科が望ましいが，相談案件の窓口は総合診療科である．日替わりで対応しているが，後期研修医や若手医師の力量では相当時間がかかるのが難点である．

■ ER型救急医療現場への主体的関与―「救急を断らない民間病院」

前述した1名の救急専属医(安田冬彦医師)は，元心臓血管外科医であり，ER型救急医ではなかった．つまり，一次救急全般の専門医ではなかった．あくまでER型救急の構築が目的であったので，2004年に作戦を練った．福岡県の麻生飯塚病院で救急を含む5年間の研修を終えて当院総合診療科に

VI
洛和会音羽病院の医局と総合診療科

参画した金井伸行医師（現 淀さんせん会金井病院理事長）は，若手医師ではあるが，当時の同科では指導医であった．彼は臨床力と人格に恵まれ，総合診療科と救急部の橋渡し役に最適とされ，「救急・総合診療科」の第1世代になってくれた．その後にも似たようなケースが続いた．谷口洋貴医師もそうである．2010年2月まで総合診療科と救急部のそれぞれの副部長だったが，それ以前に総合診療科に専従したのちに救急部に横滑りしている．もともと独立行政法人京都医療センター総合内科医員であったが，後半3年間弱は同院三次救命救急センターに所属していた．なお，谷口医師の救急部への異動は，自らの意思であった．このようにして一歩一歩ER型救急が構築された次第である．現在はER型救急専属医6名以外に後期研修医2～3名が専従で働いているが，総合診療科の後期研修医や若手医師も必ず出向・出前を繰り返すように組んでいる．大切な追加事項であるが，ER型救急の常として，専属医や専従期間は入院患者を担当しない．シフト制勤務や当直体制が自由に組めなくなるからでもある．

当院は「救急を断らない民間病院」として何度かマスコミにも取り上げられており，年間救急車搬入要請約5,000件に対する応需率は99.9%である．もちろん救急車搬入以外に断ることは原則としてない．救急を断らない必要条件としては，ER型救急専属医の存在や総合診療医の主体的関与以外に，常勤医の豊富な陣容＝専門医の協力，ICUの充実と空床確保，慢性期病床（回復期リハビリテーション，医療療養型）の存在，精神疾患患者への偏見の軽減・眼差しの好転，癌患者などの入院予約が殺到していないことなどがあげられる．「救急搬入要請に伴う受け入れ拒否報告書」というものがあり，やむを得ず断った場合の理由を記載し，関連部局数名の捺印とともに私に提出されることになっている．なお，当院は自前のドクターカーを所有しており，救命救急センターや大学病院への「逆搬送」や，近隣の病院・診療所からの搬送に役立てている．後者の場合の入院率は94%，ICU入室率は59%と高率である．

■集中治療室(ICU)への横断的かかわり

もともとICU/CCUと称してはいた．CCUは，多数の心臓内科医によっ

て日当直を含め24時間365日の管理体制が敷けていた．しかし，ICUは各診療科それぞれの担当となっており，横断的な統一がなかった．看護師への指示出しもまとまりに欠けた．ICU/CCU室長は，心臓内科部長の兼務であったが，彼からも「循環器医としての業務量が拡大しており，ICUには目が届かないし力量もない．CCU室長としては機能できても，ICU/CCU室長の職責を果たせていない．については，ドア1つで隣接する救急部がICUの管理責任をもつのはいかがか」と提案される次第であった．しかし，救急部には立ち上げ時特有の内部のごたごたもあり，水平展開にまで手が出せるようなものではなかった．

こういう中で，舞鶴組5名の研修医で筆頭格の大野博司医師が，「ICUでがんばりたい」と言い出した．そこで，超巨大な透析部での6か月間の訓練を終えたあとで，当院のICU医員に任命した．ICU専属医の誕生である．2005年10月であった．その後，現在に至るまでの5年間弱の彼の苦闘と活躍は，ICUの奥の一室がわが家状態となってしまっていることからも想像できよう．他院のICU/CCUと同様に，当院ICU/CCUにも外科系・内科系（CCUを含む）・救急系の入り口がある．ICU専属医と各診療科との接触・協力・協調のあり様は多岐にわたり，柔軟な構造の下での率直な議論の展開が欠かせない．ICU専属医が増え，ICUが切り盛りできる規模に発展しても，常にリベラルで，オープンな雰囲気作りを心がける必要がある．

大野医師は，臨床感染症学に興味があり，「感染症入門セミナー」「感染症サマーセミナー／ウィンターセミナー」などを組織し，日本感染症教育研究会（IDATEN）に発展させた立役者である．書くのも速く，私との共著[5]もある．

最近は医学系商業出版社から独自でお呼びがかかる存在になり，執筆[6,7]や編集[8]に八面六臂の活動である．感染症関連の講演や症例検討会への招聘も多く，当院での職務免除の年間最多者となっている．

また大野医師を中心に当院のICUに蓄積されてきた臨床的経験が，統計的にも整理され，EBMの網をもくぐってさらに上質なものに結実する機運が熟してきた．

■往診活動，家庭医療科の萌芽，小児科への援助

舞鶴市民病院時代には結構往診活動を行っていたが，都会の総合診療科でも出番が多いことに驚かされている．入退院を繰り返す患者，脳梗塞後遺症などによる寝たきり患者，在宅人工呼吸器装着患者(筋萎縮性側索硬化症など)，末期癌患者などでできるだけの在宅ケアを望まれる方々には往診チームが必要であり，単独開業医の手に余ることが多いという事情がある．都道府県がん診療連携拠点病院から地域医療連携室を介しての癌患者の移動もますます頻繁になることが予想されるが，往診活動となると，どの単独専門科もなかなか実施困難である．総合診療科の鼎(かなえ)の軽重が問われる局面の到来である．

こういった分野をもう少し特化して実践しようとすれば，家庭医療科の出番であろう．しかも，かなり拡大してきた当院総合診療科の後期研修医の中には家庭医療に深く興味をもつものが散見されるようになってきていた．しかし，病院総合医用の従来のプログラムだけでは不備である．と思っていたら，前述した谷口医師が家庭医療科を立ち上げたいと言い出した．救急部・総合診療科副部長を振り捨ててである．総合診療科の2名の若手医師が共鳴したので，各人が小児科研修をやり直すことになり，共闘態勢を構築し始めた．少し離れた都会の一画に彼がファミリークリニックを設立することになり，2010年4月にオープンにこぎつけた(大津ファミリークリニック)．家庭医療後期研修プログラムも1年間かけて作成し，当院の総合診療科，救急部，小児科，呼吸器科，神経内科，皮膚科，放射線科，訪問歯科，産婦人科，居宅療養部，訪問看護部，地域医療連携部などとの連携も図ろうとしている．

小児科研修を終えた銘々には，早速小児科救急や小児科当直に参加してもらっている．2009年秋の小児科救急外来は新型インフルエンザ対応で混雑を極めたが，労働力の一角を形成してくれた．

■健診・検診活動

他院や当院で定年を迎えた方々に半常勤の形で働いてもらっている．健診センターがあり，職域健康診断実施機関に指定されているので，産業医科大

学卒業生の修学資金返還免除対策として利用してもらっている．契約企業の身体診察スクリーニングが膨大になる時期があり，健診車（バス）で巡回している．これは初期研修医の地域医療研修の場の1つとしてもごく限定的に使っており，その場合は洛和会京都医学教育センター（本章の9 ☞ 169頁）所長の点検指導を受けることになっている．大小の企業約200社以外に，個人事業所約700箇所との健診契約がある．また人間ドックでの検診をはじめ何かと業務量がかさむ．細切れの労働力が必要な部署でもあり，総合診療科の人手が狙われやすい．

　健診活動の一環として，企業への産業医派遣が要請される．契約企業はかなりの数になるので，多数の産業医が必要になる．数人の副院長以外にはどうしても総合診療医に期待がかかる．

■ その他の診療・教育的貢献

　感染症対策を間違えると，患者だけでなく，病院も命を取られる．感染予防委員会はそれほど重要であるが，実質的なリーダーは感染症科部長兼務の神谷総合診療科部長である．新型インフルエンザ対策は任せておけるという次第である．地味なICT（infection control team）は感染予防委員会の下部組織であるが，その活動にも他の総合診療医がかかわっている．

　臨床研修指導医養成講習会も当院独自で連続2年間開催し，49名（うち4名は他院からの受講）の指導医を生み出している．その活動の主体は洛和会京都医学教育センター（本章の9 ☞ 169頁）であるが，複数の総合診療医（うち2名は他院からの応援）がかかわっている．また，3年前から「ベスト・アテンディング・オブ・ザ・イヤー」賞を設けている．初期研修医全員の得票で決定し，年に一度幹部忘年会の席上で表彰している．1年目は心臓内科医長であったが，その後は，教育に重きを置くので当然とはいえ，総合診療医の受賞が3年続いている．なお，最優秀な2年次初期研修医を表彰する「ジュニアレジデント・オブ・ザ・イヤー」の選出は，後期研修医以上の医師全員と看護部各部署による評価で行っている．

　医学生の研修・見学が年間に250名を超え，その指導は楽しいと同時に，とても労力を要する．いくつかの関連大学の臨床教授・准教授に指名された

医師たちによる学外実習の場合は，医学生1名につき2～4週間にも及ぶ．総合診療科・救急部での研修が全体の約7割を占めるので，両科の教育的負担は大きい．Ⅴ章の3(☞121頁)で，「医学生は，クリニカル・クラークやサブインターンとして1年次研修医に付くのが，本来のクリニカル・クラークシップなのである」と述べたが，屋根瓦方式教育指導体制をかなりきっちりと構築できている当院総合診療科であっても(あるいは逆に，あるがゆえに)，過重教育負担を訴える1～2年次研修医の不満が時折聞こえてくる．

■ 関連病院(洛和会丸太町病院)への継続的複数医師派遣(院外出前)
〔Ⅶ章のA(☞180頁)〕

洛和会丸太町病院は，京都府立医科大学の教室人事が圧倒的に支配的であったが，170床と小規模なこともあり，徐々に内科系医師の補充が手薄になってきていた．2006年春にそれが決定的となり，当院に応援が緊急に求められた．当院からは総合診療医2人を派遣することになったが，うち1人は総合診療科部長になりたての二宮　清医師であった．本人が買って出てくれたのである．彼は昭和53(1978)年卒業の呼吸器内科医だったが，「50の手習い」で当院に総合診療を1～2年間学びに来ていたのだった．当院に来る前は，国立病院機構福岡東医療センターおよびその前身の組織の(統括)診療部長を6年間以上経験していただけあって，マネジメント能力は抜群であり，空席であった総合診療科部長にこちらから拝み倒して就いてもらったところであった．その彼が，窮状を救うのに手を上げてくれたのである．熟年医の志ほど青年のやる気をあおるものも少ない．以降の比較的円滑な複数総合医派遣の道筋は，このときに定まったといえる．なお，二宮医師の臨戦態勢や器量は天賦ではないかと思えるほどである．約2年半前に当院の精神科医の1人が裁判関連資料の「秘密漏示」容疑で奈良地方検察庁に逮捕されることがあったが，それ以前に行われた早朝突然の家宅(病院)捜索時にも，出張中の私に代わり胆力を発揮してくれた．またこの前後の当該精神科医の不在に際し，精神科部長とともに，慣れない精神科外来(広汎性発達障害児が多い)のとりあえずの応急処置をしてくれた．

継続は力なりとはよくいったものである．創立40年を超える歴史，京都

市の中央にある立地条件，中小規模であること，内科系専門医が極少であること，二宮医師が2008年春に院長に指名されたことなどの要因が絡み，丸太町病院の総合診療科はとてもまとまりのある組織に成長した．二宮院長を除いて，当院からの派遣は後期研修医を含め一時は6人に増加したが，うち3人はすでに異動してしまう（丸太町病院の常勤医を希望）ことになったし，派遣期間を延長してほしいという若手医師・研修医も続出するようになった．こういう次第であり，自前運営も目前なので，この項の見出しも不適切なものになってきた．さらに嬉しいことに，経営が好転してきたのである．医業利益だけでなく，最近では経常利益が出るようになってきた．中小病院における総合医の下支えはⅣ章の5（☞95頁）で触れたが，まさに身近な実例である．

双方の病院の医局合同症例検討会は26年間も継続しているのだが，最近では総合診療科に限った合同症例検討会（総診おとまる合同カンファレンス．「おと」は音羽病院,「まる」は丸太町病院の略）も毎月開かれるようになってきた．また，双方の総合診療科での研修教育の長短を比較検討したものを学会（第41回日本医学教育学会大会）[9]や誌上[10]で発表している．いずれの病院においても後期研修成功の鍵は，第1に指導医の力量・人柄，第2に対象症例・診療形態などの診療環境，第3にレクチャーなどの教育プログラムの充実となっている．給料，病院・研修環境のアメニティ，"大リーガー医"招聘プログラムはそれ以下の順位である．ともあれ協力関係だけでなく，よい意味での競合関係も加わってきたと感じる昨今である．

■その他の洛和会関連病院への当直応援（院外出前）

2008年4月に洛和会音羽記念病院を設立，2009年9月には経営破綻した竜王会小澤病院（現 洛和会みささぎ病院）を復興させたので，当会が山科区に3つの病院を抱えることになった．新規2病院の常勤医師数は限られているので，非常勤医の協力が要る．圧倒的多数の常勤医を抱える当院の出番であるが，当院も「救急を断らない病院」を謳っており，救急主力部隊は残さなければならない．2病院の当直は当院のそれに比べれば，ずっと楽な「寝当直」なので，できれば専門科の部長・副部長級にお願いしたいところだが，強制はできない．「ともかく皆でがんばろう」との檄を飛ばしたのが図6-3

平成 21 年 8 月 31 日

洛和会音羽病院院長
洛和会山科地区統括責任者
松村理司

洛和会音羽病院
医師　各位へ

院長通達
医師の日当直について

標題につき下記の通り通達する．

- 洛和会音羽病院は，今後も「救急を断らない」医療を堅持する方針である．これまでも ER 型・救急専属医とその予備軍（一定期間以上にわたって救急に従事する後期研修医など）の陣容の確保・充実に努めてきたが，その理由は，日替わりメニューで専門医が頻繁に救急当直をし，一次救急に駆り出され，ふだん経験しない「非専門」に悪戦苦闘し，結果として疲労困憊する日本式救急のあり様をできるだけ乗り越えようとの意図からである．
- こういう状況の中で，集中治療の夜間体制の一層の充実を図るべく，今秋 10 月からは，CCU とは別個に ICU の当直体制が追加されることになった．
- ところで，洛和会音羽記念病院と洛和会みささぎ病院（9月1日に開設）は，洛和会音羽病院と無関係に存在する病院ではなく，姉妹病院として互いに連携しあう関係にある．音羽病院にとっては，単なる水平展開ではなく，むしろ垂直展開というべきものであり，これらの2病院は，音羽病院の急性期・亜急性期・慢性期の医療・介護のメリハリのある展開を支えるものである．このことは，さる 8 月 27 日の幹部会でも理事長自身によって明確に表明されたところである．
- 以上のような次第なので，山科区における洛和会3病院の日当直体制は，音羽病院のすべての医師・研修医の関心事にしていただきたい．洛和会音羽病院の医師の日当直業務の主体が，「救急を断らない」音羽病院にあるのはいうまでもないが，今後は音羽記念病院やみささぎ病院の日当直業務にもより積極的にかかわっていただきたい．ER 型救急専属医，総合診療科医，各診療科専門医，後期研修医の連携の力をぜひ発揮していただきたい．
- 新医師臨床研修制度の下で育った後期研修医や若手医師たちのプライマリ・ケア能力や救急のセンスは，それ以前の世代よりは確実に向上したと全国的規模で報告されている．ただし，音羽病院とは異なり，音羽記念病院やみささぎ病院の日当直業務がそういった能力を全面的に試されるものでないことは，諒とされたい．また救急告示でないこれら2病院の当直翌日の音羽病院での通常業務は，免除されないものとする．
- 今秋以降，音羽病院の医師・研修医は，3病院のいずれかの日当直業務を原則として以下のように行うことに協力いただきたい．後期研修医は合計で月に4回以上，30代医師は3回以上，40代医師は2回以上．なお，この回数の設定は，労働基準法を踏まえ，全国の医師・研修医の日当直業務の実態をも踏まえたものであるが，おおよその目処であり，種々の事情の斟酌を妨げるものではない．
- 各診療科にて個別の当直体制がある場合は，この限りではない．
- その他特別の事情があり，院長が承認した場合はこの限りではない．
- 割り当ての詳細は，音羽病院における従来の日当直希望をもとに，3病院が連携して決定するものとする．

図 6-3　院長通達

の院長通達である．

■ 他病院への教育回診―ベッドサイド診断学（院外出前）

「2：6：2の法則」の上位2割の者にしか妥当しないことであるが，全国のあちこちの病院から教育回診を頼まれることがある．数日間単位で，早朝から夜遅くまで研修医と丁々発止を繰り返す．若さと情熱，知識，スキルをもつ者にのみ許される特権だが，へとへとになりながらも，快感だと表白するし，相手病院の評価も上々である．そういった中堅医の話を聞くたびに「出藍の誉れ（弟子が師匠よりもすぐれた業績をあげる）」と私は嬉しさを隠し切れない．

諏訪中央病院からも講師派遣の依頼があった．同院の後期研修医が3～6か月単位で当院総合診療科や救急部に派遣され，研修を受けて帰ったこともある．しかし，Ⅶ章Cの佐藤泰吾医師の文章（☞201頁）や派遣研修医たちの優秀さに接すると，当方のほうが居住まいを正させられる．また，Ⅶ章のBで登場する江別市立病院の濱口杉大医師（☞188頁）から後期研修医を紹介され，「こちらはまだ発展途上なので，貴院で本格的な総合医教育を受けてもらって…」との推薦状を開くのも面映ゆい．

■ その他の院外出前

2008年春に開院した洛和会音羽記念病院は，透析専門病院であり，それ以前まで当院にあった透析部門がほぼそのまま水平展開したものである．併設の緩和ケア病棟を除けば，単科病院である．100床の入院病棟の大半は慢性維持透析患者であり，重病や余病をもつ方々が多い．各科のコンサルタントがほしいところだが，そうもいかず，臨床的ニーズから現在は心臓内科医と総合診療医で対応している．また，洛和会ヘルスケアシステムには数多くの介護施設があり，往診の出前を頼まれることが多い．これもその役を総合診療医に振ることになる．

その他に変わったところでは，山科刑務所の医務活動の応援がある．2名の常勤医がおられるが，週4日というのが相場だそうで，空白の時間帯がどうしても生じるとか．週ないし隔週半日程度の応援は，またしても総合診療医でということになる．

6 総合診療科の玉手箱より—狂犬病騒動

　間口と奥行きを大きく構えた「救急・総合診療科」の玉手箱には，興味のある症例が蓄積する．以下の症例も大変教訓的であり，象徴として呈示させていただく．山本舜悟医師の手になる「途上国帰りの咬症（狂犬病）」[11]の若干の改変である．主治医は卒後5年次だった山本医師であるが，狂犬病という"未知の疾患"に遭遇した彼らの困惑に満ちた診断推論が透けてうかがえる．日本国内発生の狂犬病は1957年のネコ由来が最後であり，輸入症例でも1970年にネパールでイヌに咬まれて帰国後に発症した事例が最後であった．36年ぶりの輸入症例だったが，この1週間後に横浜で同様なフィリピンからの輸入症例があったことは比較的記憶に新しい．

　その日は，折しもノロウイルスによる下痢が流行っていて，救急室はにぎわっていた．その人は60歳代の男性で，救急外来の予診表には「風邪が1週間治らない」といったようなことが書かれてあったように思う．1週間ほど前から発熱，咳，鼻汁があり，かかりつけの病院を受診して感冒薬をもらっていたが，なかなかよくならないので受診したという．普段は糖尿病で他院にかかっているが，他には大病のない人だった．
　「風邪でいいのかな」と思いつつも海外渡航歴を尋ねると，1か月ほど前にフィリピンに2週間ほど滞在していたという．デング熱にしては潜伏期が長いようだ．インフルエンザはありかもしれない．フィリピンではマニラ近郊にしか行っていないということだった．マニラ近郊では最近マラリアは発生していないとつい先日なにかで読んだばかりだった．インフルエンザ迅速検査も陰性だった．もちろん，迅速検査陰性だけでは除外できないが，1週間前からの症状なので，どちらにしても抗ウイルス薬の適応にはならない．
　続けて話を聞いていると，「水を飲もうとすると喉のあたりが受けつけないような感じで息苦しくなる」「風邪にあたるとつらいので，風をよけながら歩いている」という訴えがあった．
　初めて聞く訴えで，正直いって何を意味するのかはわからなかった．神経学的な診察では特に異常はなく，脳梗塞で嚥下障害がきているというわけでもなさそうだった．水が飲めないという訴えから，一瞬狂犬病が頭をよぎった．ま

さかとは思ったが，念のためフィリピンでの動物接触歴をたずねた．イヌは嫌いだから咬まれるどころか触ってもいないし，他の動物にも特に接触した覚えはないということだった．

さすがに動物接触歴が全くなければ，狂犬病は考えなくていいだろう．それにしても，どこかひっかかる．重症感が強いわけではないが，「なんとなく気になる」という感じだった．糖尿病があり，糖尿病性ケトアシドーシスは除外する必要があるので，採血はしておこう．水分がとれないというので点滴も行った．そういえば感冒様症状でCO中毒だったというのを，後輩が得意気に語っていたことを思い出した．尋ねてみると，寒くなったので家は部屋を閉め切ってガス暖房をつけているという返事だった．もしかしてと思って血液ガスをとってみたが，CO-Hb（一酸化炭素と結合したヘモグロビン）は正常でアシドーシスもなかった．血液検査では若干の血液濃縮がみられたが，脱水のためだろう．細胞外液の点滴を500 mlほどしたら気分がよくなったといい，ペットボトルの水も少し飲んでいたので，その日は帰宅してもらうことにした．

翌日の午後，何気なく救急外来を訪れると，前日見た顔が目に入った．聞くと，前日自分が診たあとにも夜間に救急外来を受診し，またこの日の朝もかかりつけの病院を受診していた．そこで「虫が見える」という幻覚症状のために精神疾患を疑われて紹介されてきていた．

私のことを前医の医師と勘違いしたようで，最初はひどく興奮状態だったが，前日に救急外来で診た者であることを説明すると，よく顔が似ていたからと謝られた．会話は成り立つが，時々興奮した様子で大声を出したりされていた．さらに脱水が進行していたため入院することになり，自分が初期研修医とともに担当することになった．

発汗が著明で，頻脈，振戦があった．「虫が見える」という幻視症状とあわせてアルコール離脱症候群に典型的だった．私は，桁外れの大酒家（焼酎を1日1升飲むとか）が多い地域で初期研修を行ったので，アルコール離脱症候群の患者は何人も診たことがあった．典型的すぎるほど典型的だった．あとになって考えれば，このとき脳炎としてのワークアップをするべきだったかもしれないが，会話は成り立つし，前日と比べてそんなに意識がおかしくなっているとは思えなかった．前日に飲酒歴について尋ねたときには，最近はほとんど飲酒していないということだったが，研修医が改めて聞くと，今でも結構飲んでいるという返事が返ってきた．水分があまり飲めないので，アルコールも飲めなくなって離脱症状が出ているのだろう，と考えた．補液をしながらベンゾジアゼピンを投与していくと興奮状態は治まり，落ち着いてきた．

このとき，前日よりも水が恐い，風が不快だという症状が強くなっていた．トイレに行っても水が恐いので手を洗えない，エアコンの風が恐い，人が傍を通るわずかな空気の流れさえも恐いという．まさか，まさかと，再度狂犬病の疑いが頭をもたげる．しかし，何度聞いても海外での動物との接触は否定される．アルコール離脱に典型的と思いながらも，どこか釈然としないものを感じていた．

深夜，病院から急変のコールがかかった．痙攣のあとに心肺停止に陥ったということだった．「すぐに行きます！」と返事をしながら，釈然としなかったのはこのことかと思った．同時に釈然としないものを感じながら何も手を打たなかった自分を責めた（といって，後から考えても何かができたということはなかったのだが）．

病室に到着すると，当直医によりすでに蘇生がなされ，心拍は再開していた．そして，集中治療室に入室した．

翌日，家族と連絡がつき，1か月半ほど前のフィリピン滞在中に左手をイヌに咬まれたかもしれないという情報が入った．全身に鳥肌がたった．「やっぱりか」と思う一方で「まさか，そんなはずは」と信じられない自分がいた．保健所へ相談すると，国立感染症研究所（以下，感染研）に連絡するように言われた．感染研に経過やイヌ咬傷歴について伝えると，やはり疑いが強いということになった．すぐに検査をしてくれるということだったが，検体をどうやって送ろうかと思っていたら，感染研のスタッフが取りに来てくださることになった．

曝露歴や症状は狂犬病に典型的だが，経過はこんなに速いものだろうか．自信がなかった．前年，フィリピンでの熱帯医学研修で狂犬病患者を何人か診てきたと聞いていた知人の岩渕千太郎医師（今は旭中央病院勤務，当時亀田総合病院勤務）にその夜電話で相談した．やはり経過も矛盾はしない，疑いは強いということだった．

翌日感染研の先生が検体を取りに来院した．唾液，尿，血液と後頸部の皮膚生検組織を提出した．急いで検査をしてもらったようで，一晩で結果がでた．唾液で狂犬病ウイルスのPCR検査が陽性になったという報告が届いた．しかもフィリピン由来の株に遺伝子が非常に似ているということだった．またもや鳥肌がたった．また，後頸部の毛根神経組織の免疫染色でウイルス抗原が陽性であった．これらをもって狂犬病の確定診断に至った．心肺停止による低酸素脳症の影響もあったと思うが，痙攣重積が続き，多臓器不全も進行した．患者は第5病日に永眠した．

後日わかったことだが，患者がフィリピンで咬まれたイヌは飼い犬で，その

イヌもそれからしばらくして死んでしまったということだった．咬まれた際に病院受診を勧められていたそうだが，傷も小さかった（少なくとも私が見たときにはどこを咬まれたのかはわからない程度だった）ためか，受診しなかったそうだ．

日本ではまだ旅行医学というコンセプトが浸透しておらず，このように予防可能な疾患で亡くなる方が出てしまうのは非常に残念である．

いったん発症してしまえば，致死率はほぼ100％である．しかし，予防する方法はある．曝露前予防接種にはヒト専用の狂犬病ワクチンを用いる．咬まれた後の発症予防には，抗狂犬病免疫グロブリンとワクチン接種を行う．ワクチンはWHOやCDCのプロトコールで5回（接種開始日を0日として，3, 7, 14, 28日），日本のプロトコールでは6回（接種開始日を0日として3, 7, 14, 30, 90日）必要になる．抗狂犬病免疫グロブリンは国内未承認であり，日本では入手が困難である．受傷後可能な限り早期に投与するべきであり，海外で受傷した場合は現地で初期治療を開始しておく必要がある．

教訓を箇条書きにする．
1) 原因不明の脳炎症状を呈する患者では，海外での動物接触歴を確認すべきである．
2) その際に患者本人からは正確な病歴聴取ができない可能性があるので，家族などの第三者にも確認する．
3) 恐水症状＋恐風症状は，狂犬病に非常に特徴的である．その症状に流行地域への渡航歴が加われば，狂犬病を必ず疑う．
4) 狂犬病流行地域で動物に咬まれたら，すぐに現地の医療機関を受診し，狂犬病予防（と破傷風予防）を受ける．

なお，この事態の直後に招聘した"大リーガー医"で，鑑別診断の帝王のLawrence Tierny先生に症例を呈示したところ，「そんな患者は診たことがない」であった[12]．

ついでに，この症例絡みのその他の学術論文を章末にまとめて示す[13〜18]．この症例は病理解剖も実施できているが，国立感染症研究所の手になる精緻な報告もある[18]．なお，病理解剖への遺族の承諾には時間と気力・体力を要したが，「院内の関係者だけでの実施は拒否」という反応がみられ，医療事故でもないのにどうしてなのかと考え，感じさせられるところが多かった．

7 "大リーガー医"招聘

　Ⅳ章の2(☞86頁)で述べた"大リーガー医"は，2004年春から招聘を継続している(**表6-6**)．市立舞鶴市民病院での試みとは違って，問題点が2つ生じている．

　1つは，新医師臨床研修制度の開始と同時期だったわけだが，"大リーガー医"の教育水準をどこに設定するかということである．初期研修医に照準を合わせると，総合診療科の後期研修医や若手医師には物足りない．かといって，後者に合わせると前者は眠くなる．初期研修医はローテーターであり，総合医の卵に限られるわけではない．したがって，北米臨床医学曝露や医学英語修得のインセンティブも，後期の舞鶴時代に比べると劣るからである．もう1つは，病院の規模が大きくなり，専門医数も圧倒的に多くなったが，病院全体としての"大リーガー医"への関心が下降したことである．総合医の招聘がほとんどだからという理由もあるが，「本物の北米臨床医学の展開」というものが，日本の平均的な地域病院ではあまり考えられたことがないことのほうが大きい．近い将来での一層の軟着陸を心掛けたい．

　ところで当院における医学英語での発表は，数多くはないが，国際学会や英文誌で専門医を中心に時折みられる．少なくともそういった専門医は，遠慮を捨てて，生身の"大リーガー医"にもっと接近してほしいものである．一方，"大リーガー医"周辺の総合医は，対外的な英語での発信をもっと盛んにしてほしいものである．

　さて，2009度の招聘を振り返ってみよう．リピーターのベテランや中堅に混じってJames Nixon先生やSanjay Saint先生といった新顔が活躍した．Nixon先生は，内科と小児科両方の専門医であり，当方でも小児科教育にも寄与してくれた．Saint先生はTierney先生の教え子だが，"セイフラ"（セイントとフランシス）シリーズ[19,20]で有名なこともあり，院外からの見学・研修も多かった．そして彼ら旬の胎動は，大好評を博した．2枚の写真(**図6-4, 5**)は，ベテランと旬のそれぞれのスナップである．

表6-6 "大リーガー医"の招聘実績

【2004年】
- Thomas Cooney先生(オレゴン健康科学大学医学部教授,一般内科学):
  5月3日〜6月26日
- Robert Chow先生(ジョンズ・ホプキンス大学医学部准教授,一般内科学):
  7月3日〜31日
- Jeffrey Jackson先生(Uniformed Services University of the Health Sciences医学部准教授,一般内科学):8月1日〜27日
- Rebecca Harrison先生(オレゴン健康科学大学医学部助教,ホスピタリスト):
  9月3日〜30日
- Lawrence Tierney先生(カリフォルニア大学サンフランシスコ校医学部教授,一般内科学):11月1日〜19日
- Gerald Stein先生(フロリダ大学医学部准教授,一般内科学・リウマチ学):
  11月22日〜26日
- Tah-Hsiung Hsu先生(ジョンズ・ホプキンス大学医学部准教授,一般内科学・内分泌学):
  12月1日〜29日

【2005年】
- 五味晴美先生(前 南イリノイ大学准教授,感染症学):2月7日〜3月31日
- Gordon Noel先生(オレゴン健康科学大学医学部教授,一般内科学):
  4月9日〜25日,7月25日〜27日
- George Meyer先生(カリフォルニア大学デービス校医学部臨床教授,一般内科学・消化器病学):8月1日〜26日
- Gustave Heudebert先生(アラバマ大学バーミンガム校医学部教授,一般内科学):
  9月15日〜30日
- Kishor Shah先生(インド・ボンベイ大学医学部臨床教授,心臓病学):10月9日〜15日
- Lawrence Tierney先生:
  10月22日〜11月12日
- Gerald Stein先生:11月28日〜12月2日

【2006年】
- Jules Constant先生(心臓病学):1月27日
- Gordon Noel先生:4月3日〜28日
- Rebecca Harrison先生:5月8日〜30日
- Tah-Hsiung Hsu先生:6月2日〜29日
- Kishor Shah先生:9月25日〜29日
- William Schlott先生(ジョンズ・ホプキンス大学医学部准教授,一般内科学):
  10月10日〜20日
- Tze Shien Lo先生(北ダコタ大学医学部准教授,感染症学):10月23日〜27日
- Lawrence Tierney先生:11月6日〜17日
- Gerald Stein先生:12月4日〜8日

【2007年】
- Gordon Noel先生:4月6日〜22日
- George Meyer先生:6月1日〜29日
- Rebecca Harrison先生:7月1日〜21日
- Robert Chow先生:8月1日〜29日
- Phil Mackowiak先生(メリーランド大学医学部教授,感染症学):9月1日〜29日
- Robert Gibbons先生(デンバー・聖ヨセフ病院内科部長・内科研修部長,一般内科学・リウマチ学):9月29日〜10月19日
- Lawrence Tierney先生:11月4日〜15日
- Sheila Mitsuma先生(マサチューセッツ総合病院,一般内科学):12月3日〜15日

【2008年】
- Gordon Noel先生:3月31日〜4月26日
- Lawrence J Hergott先生(コロラド大学医学部准教授,心臓病学):5月14日
- William Browne先生(ミネソタ大学医学部准教授,集中治療学):6月21日〜7月12日
- Jeffrey Jackson先生:7月22日〜8月8日
- Alan Hunter先生(オレゴン健康科学大学医学部准教授,一般内科学):8月18日〜29日
- Rebecca Harrison先生:
  9月26日〜10月10日
- Lawrence Tierney先生:11月16日〜23日

【2009年】
- George Meyer先生:4月8日〜17日
- Gordon Noel先生:5月11日〜22日
- James Nixon先生(ミネソタ大学医学部准教授,内科・小児科学):7月13日〜31日
- Sanjay Saint先生(ミシガン大学医学部教授,一般内科学):8月10日〜28日
- William Browne先生:9月7日〜25日
- Tze Shien Lo先生:10月5日〜9日
- Thomas Cooney先生:10月19日〜30日
- Lawrence Tierney先生:11月12日〜18日

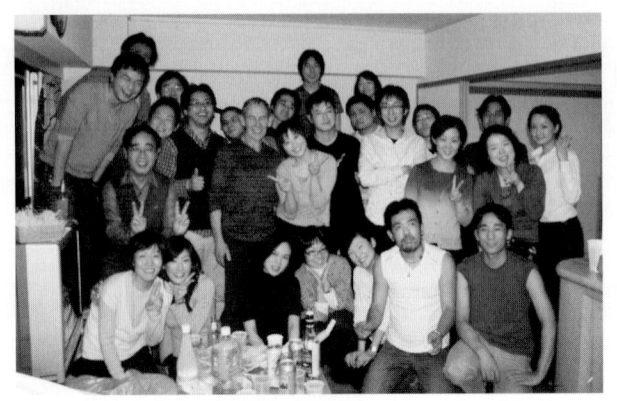

図 6-4　Gordon Noel 先生の歓送会
2 列目左から 3 人目が Gordon Noel 先生.

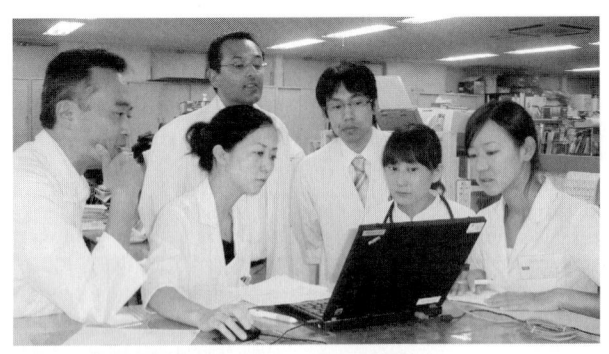

図 6-5　総合医局内の Sanjay Saint 先生
写真は回診前の光景. 後列中央が Sanjay Saint 先生.

8　総合診療科のアクションプラン

　当院では年に一度，全診療科の部長たちにアクションプランを発表してもらっている．**図 6-6** はその依頼書である．発表と討議は，病院側（院長・副院長・管理部長・看護部長）と洛和会本部側（理事長・専務理事・本部長・副本部長）を交えて行われる．以下は 2009 年度の私の依頼文に対する神谷　亨総合診療科・感染症科部長の回答文である．

平成 21 年 6 月 3 日　　　　　　　　　　　　　　　　　　　　洛和会音羽病院院長
　　　　　　　　　　　　　　　　　　　　　　　　　　　　　　松村理司
診療科長各位

新たなアクションプランの作成依頼
および質問への回答依頼

　2008年4月の洛和会音羽記念病院の開設，それに伴う透析部門の大規模な異動，そのあとに昨秋までかかった当院の改修工事のため，2008年上期の収支は，想定通りに大打撃を受けました．アメニティの改善と皆さま方の自覚・努力により，下期にはなんとか挽回を図ることができたように思えます．今年度は，これまで比較的好調な稼働率を維持できていますが，新入院患者数は，残念ながら伸び悩んでおります．入院をめぐる各診療科の実力が問われている現状です．

　当院の今後数年間の経営状況を展望してみます．2010年春は，DPCの調整係数が大幅に見直されます．調整係数が日本一の当院にとっては，大きな痛手です．その1～2年後には，待望のがん治療棟(仮称)が竣工します．がん患者さまの集客と，アメニティの更なる向上が期待できることになるわけですが，銀行からの大きな借り入れが双肩にかかってきます．そのあとには，懸案となっております電子カルテの抜本的改善に着手しなければなりません．良いものほど高くつきます．どこまで行っても，経営の話から逃れられない次第です．

　角度を変えます．私たちは，病院勤務医です．開業医でもなく，大学病院勤務医でもありません．その固有の立場に固執する夢や希望があるはずです．昨今の『立ち去り型サボタージュ』の風潮を一掃し，破顔一笑したいものです．ぜひ大いに自己主張してください．

　しかしながら，健全な勤務状況を支える人材の採用は，最大の課題の1つです．全国的に見ますと，大学からの医師派遣の綻びが，いよいよ目立つからです．後輩の育成は，自前で行う時代に突入した感があります．貴科ではいかがでしょうか．

　では，以下の4個の項目に回答していただき，6月17日(水)までに院長室まで届けてください．貴科に該当しない項目は，適宜省略していただいてけっこうです．理事長・本部との会合は，6月29日(月)，30日(火)を設定しています．d)は自由記載ですので，何なりと建設的意見を聞かせてもらえれば幸いです．なお，話し合いの時間も含めて昨年から20分間に減少していますので，提示は簡潔明瞭にお願いします．

1) 貴科の医業利益・経常利益を一層好転させるアクションプラン
2) 貴科の今後の展望や夢
3) 貴科の医師・歯科医師確保の現状と課題
4) その他

図 6-6　アクションプランの作成依頼と質問への回答依頼

1) 医業利益・経常利益を好転させるアクションプラン

- 昨年 1 年間の総合診療科入院患者数は 1,086 人であり，その約 75％が ER からの入院であった．また，ER からの入院の 25％が当科に入院となっている．したがって，総合診療科入院患者数は，ER や外来受診患者数の影響を大きく受ける特質がある．ベッド稼働率を高いレベルで維持するためにも，総合診療科として ER や外来に十分なマンパワーを供給し続けることが重要である．

- 2008 年の総合診療科入院患者平均在院日数は 17.1 日であったが，2007 年の 13.6 日と比べて約 3 日間長期化している．DPC 下では入院が長期化するほど収益幅は減少するため，特に入院日数が半月を超える入院患者をいかに早期退院にもっていくかが常に課題である．総合診療科入院患者は，高齢で認知症を有する寝たきり患者が多く，特に誤嚥性肺炎や尿路感染症で入院する患者は全体の約 4 割を占めている．治療によりいったん軽快しても誤嚥性肺炎や尿路感染症を再発することが多く，嚥下評価，排尿障害評価，リハビリ，経管栄養導入，胃瘻造設，転院先探しなどに多くの日数を要している．引き続き早期から転院先探しに着手し，病棟看護師・MSW・リハビリスタッフ，患者家族との連絡を密に取って在院日数の適正化に努める．

- 毎週 1 回，チームごとに医師と看護師のミーティングを開いている．それぞれのチームの患者の治療方針の確認，退院調整についての話し合いを行っている．今後も継続し，チームワークの強化に努める．

- 毎月 1 回，部長，各チームリーダー，師長，主任が集まって 5B 病棟運営委員会を開いている．ベッド稼働率を高く維持するために医師，看護師双方でできること(例：一度に多数の患者が退院することを避けるために 1 日の退院患者数をコントロールするなど)を確認したり，看護師の仕事が円滑に進むように医師が協力できること(例：医師指示はできるだけ午後 4 時までに出す，点滴の実施時間は朝・昼・夕の食事介助時を避ける，夜間の点滴指示は薬剤部まで医師が点滴を取りに行くなど)などを話し合っている．入院患者への治療・ケアの質が向上するために重要であり，今後も継続する．

- スタッフ・研修医に適度なコスト意識をもつように指導し，検査・投薬の適正化を推進する．

- 入院中 DPC 主病名に包括されない検査は極力外来で実施するように指導する．

2) 今後の展望や夢

高齢社会に突入した日本は，多臓器複数疾患を抱える高齢患者の比率が増大

している.それらの患者を何科の医師が診療するのが適切なのかは,本来は国民全体が考えなければならない課題である.従来,日本の医学界は専門医の養成に力点を置いてきたが,これらの患者群を専門医だけで診療していくのは,医師の数のうえで無理があるだけではなく,医療コスト,患者の利便性の面からもデメリットが大きい.先進諸国同様に,ジェネラリスト(またはプライマリ・ケア医)を医師全体の3〜5割ほどに増やしていく必要がある.総合的な視野を有し,コーディネーター的役割を果たす"総合医"と各分野で最良の医療を提供する"専門医"とのコラボレーションが展開されていくことが,日本の医療の質を高いレベルで維持していくために必要不可欠であると考える.

当院総合診療科のミッションは,「日本の高齢社会を支える良きジェネラリストを育てる」ことである.当院で育てようとしている「良きジェネラリスト」とは,内科系の総合的臨床能力を有する医師であり,主として総合内科医(入院診療および外来診療を担うホスピタリスト)を養成することを目指しているが,将来家庭医を目指す人材も積極的に受け入れている.内科系の総合的臨床能力とは,①内科的問題点を抽出整理する力,②診断推論の力,③基本的内科疾患のマネジメント力,④患者の最大の利益につながるように専門医を紹介し,治療内容全体を統合する力,⑤患者・家族・スタッフから信頼され,意見を調整統合し,患者の最大の利益につながる決断ができるようにサポートする能力,である.

「良きジェネラリスト」を育てるというミッションを実現させるためには,総合診療科全体としての安定した収益の維持が必要であり,それを実現させるためには,総合診療科の入院外来診療およびER診療を支える優秀な若手医師の継続的確保が欠かせない.優秀な若手医師を継続的に確保していくことは,当科のみならず病院全体にも資することであり,「良き総合医」を育てる教育力ある病院として,今後も科をあげて努力していく必要がある.

この20年間,日本全体として総合診療科は迷走を続け,残念ながらいまだに市民権を得た存在とはなっていない.その理由として,①複数のプライマリ・ケア関連学会が迷走しているために方向性が定まらない,②圧倒的多数を占める各科専門医に総合医が病院で必要な存在であると認識されていない(プライマリ・ケアは開業医が担えばよいと考える病院勤務医が多いため),③総合医と各科専門医との良好な関係構築に成功した病院が数少ない,④若手医師に希望ある将来像を提示できず,総合医の担い手を増やすことができない,⑤卓越した診断推論の習得には年月,才能,多彩な症例への曝露が必要であり,量産しにくい,⑥一般市民にわかりにくい,などがあげられる.

これらの困難な状況が続いている中でも,当院総合診療科は,「日本の高齢社

会を支える良きジェネラリストを育てる」というミッションを研修医，スタッフに明示し，日本有数の良質な総合医を育て上げる基幹病院となることを目指す．各科専門医や患者に，総合医に相談してよかった，総合医に診てもらってよかったと感じてもらえる存在となるように，1つひとつの期待に誠実に答えていくという現場での日々の積み重ねを重視する．そして，当院内部で総合医と各科専門医の良好な関係構築を実現させて若手医師に希望ある総合医の将来像を提示する．診断推論の訓練のためにも自由にディスカッションが展開される雰囲気を醸成し，風土とする．

丸太町病院は，音羽病院よりも規模が小さく専門医が少ないため，総合医の教育，修練の場として重要な位置を占めている．今後とも後期研修医，スタッフの派遣を継続し，合同カンファレンスなどを通じて交流を図っていきたい．

感染症科としては，本年当院が日本感染症学会認定の連携研修施設となること，および当科スタッフが日本感染症学会認定専門医となることを目指す．各地で開催されるさまざまな感染症勉強会にも積極的に参加して若手医師の教育に貢献し，執筆活動も精力的に行う．感染症科は現在スタッフが3名であるが，来年度は後期研修医の中でも感染症に興味のある医師を採用し，コンサルテーションの件数増加を図りたい．将来的には，総合内科と感染症の基本的な技能を訓練する3年ほどのフェローシッププログラムを立ち上げたい．

3) 医師確保の現状と課題

2009年度は，昨年の3年目後期研修医4名が全員当科医員となり，産婦人科と兼務の池田医師を医員として迎え，さらに新たに1年目後期研修医4名を確保できたため，スタッフ16名，後期研修医9名でスタートした．しかし，スタッフ16名のうち4名は丸太町病院に派遣されており，消化器科に1名が派遣され，来年度開く予定であるファミリークリニックの準備として2名が小児科に派遣となり，7月から1名が広島大学病院リウマチ・膠原病科に異動となるため，7月以降実質的に音羽病院総合診療科で活動できるスタッフは8名である．現在，総合診療科外来と入院診療以外に，消化器科外来（週5コマ），内視鏡（週3コマ），人間ドック検診（週4コマ），ストレス外来（週3コマ），禁煙外来（週1コマ），ヴィラ桃山往診（週2コマ），音羽記念病院往診（週1コマ），刑務所往診隔（週1コマ），居宅療養部往診（週5コマ），リハビリ2病棟往診（週6コマ）を行っており，医員，後期研修医をフルに稼働させている．来年度，ファミリークリニックで3名のスタッフが当科を去ることが現時点で判明しており，来年度は最低でも4～5名のスタッフ確保，4～5名の後期研修医確保を目指さなければならない．

医員確保のためには，昨年度よりも積極的なスタッフの発掘，勧誘が必要である．例えば，本年7月26日に東京で開催される総合医スキルアップセミナーにて当科スタッフ3名が講義を行うことで当科を全国的にアピールしたり，当院ホームページや他のメーリングリストでスタッフ募集を呼びかけたり，雑誌（「日経メディカル」の連載「日常診療のピットフォール」など）への執筆活動でアピールをしていく．

　音羽病院の総合診療科のアクションプランとして不具合は特に認められないが，2つ感じることがある．1つは，人材が果たして陸続と育ってきているかという心配である．ロールモデル（いろいろな水準があっていい）やメンターやプリセプターがごろごろとまではいかなくとも，そこそこいないとだめだと痛感させられる．「手塩にかけて育てる」という風土が，教育や臨床研修には要る．「手取り足取りの訓練」は，外科系修業に限られるわけではない．もう1つは，単独診療科としてはあまりに大きくなり，そろそろ洛和会全体としての総合診療を考えねばならない時期になったという感慨である．そこで2010年4月には洛和会総合診療センターを創設し，幸いにも所長（副院長兼務）を招聘することができている．もちろん，現場のロールモデルの1人としても最適任の人選のつもりであり，具体的にはⅠ章の2（☞4頁）と本章の3のb）（☞140頁）で登場した金地研二医師である．

　管理者にとってもあまりの視界不良は避けたい．私は京都市の岡崎・南禅寺界隈に住んでおり，たまたま音羽病院と丸太町病院の中間に位置するので，「南禅寺顔見世」とでも称する懇親会を適宜拙宅で開いている理由である．

9　洛和会京都医学教育センターからの発信

　2004年4月の私の異動時の役職名が，洛和会京都医学教育センター所長（兼副院長）であった．新医師臨床研修制度の発足に当たり，教育の内実を堅固にするのが任された役目であった．音羽病院だけでなく，丸太町病院をもカバーしてほしいと依頼されたし，また将来は看護や介護の分野にも進出して

ほしいと要望された.「箱物は十分にしてきた.これからは中身だ.教育元年にしたい」という囁きが,私の周囲では聞こえたものである.舞鶴生活は20年間に及んだので,外来患者数があまりに多くなり,また管理職業務も増え続け,教育になかなか専念できなかった.臨床教育は,診療の多忙さや収支的な束縛から解放され,本来は専念すべき業務である.そういったロールモデルは日本ではまだ少なかったので,私の期待は大きかった.だが,夢は全く思いがけなくも破れてしまった.大学の同級生で,7年間も音羽病院の院長職にいた中島久宜医師が,3月31日に出張先で客死してしまったのだ.3か月後には私が院長に押され,力点を病院管理に置くことになった.ほかに適材がいなかったので,洛和会京都医学教育センター所長の兼務を望んだが,院長職に徹してほしいと強く望まれた.2年間の空席ののちに就任したのが酒見英太医師で,独立行政法人京都医療センター総合内科医長・研修部長からの異動であった.総合診療医ないし家庭医としての酒見医師の臨床力には以前より定評があり,当院でも4年間にわたって力を発揮してもらってきている.

a) マッチング対策

京都医学教育センターには,マッチングの受容の中心となってもらっている.当初からフルマッチを維持している.2010年用のマッチングも,従来の中身を変えることなく実施したが,10名の定員に60名を超える応募があった.初期研修でプライマリ・ケアを重視したい医学生が集ってきているので,今年の学生気質が変化した感じはない.後期研修医として残る者は,例年4~5割くらいであり,漸増している.他院から当院後期研修への応募があれば,当該診療科部長とともに同席してもらい,抱負や人となりの判断以外に各応募者の初期研修の状況についても聞いてもらっている.

医学生のための初期研修病院合同セミナーには最近は参加していないが,研修医のための後期研修病院合同セミナーには年に1~2回は参加している.その部隊のディレクターとして,任意参加の各診療科部長の姿勢と異なり,当院の後期研修制度の自由度の高さを謳ってもらっている.

初期研修医の地域保健研修には近隣の開業医に何人も参画してもらっているが，双方の満足感の調整が欠かせない．開業医との交渉やさまざまな微調整に時間をかけてもらってもいる．

b）臨床研修指導医養成講習会

2年間連続して講習会を開き，49名（うち4名は他病院からの参加）の指導者を生み出すことができた．私が（名前だけの）ディレクター，酒見医師がチーフ・タスクフォースであるが，両名ともに医学教育の道でこの種の仕事を何度となく経験してきている．診断推論や症例検討には精を出すのにこの種の会にはあまり汗を流さないタイプの医学教育者もいるが，酒見医師がどちらも得意にしているのには助かる．

c）"大リーガー医"対策

"大リーガー医"がかかわると，症例検討や講義や回診が当然英語中心となる．英語に堪能な酒見医師は，適時通訳を兼ねたファシリテーターとして機能している．4年前にこの役を開始したてのころは，彼の抜群の臨床力が光り，"大リーガー医"が立ち往生することも散見されたが，今ではごく円滑な司会になった．丸太町病院への出前の際にも，同行している．

"大リーガー医"の評価も，積極的・分析的になされるようになった．再招聘もその評価に基づいてなされるが，酒見医師の冷徹さは，時に私の情緒的あいまいさと対立する．"大リーガー医"選別の水平展開，つまり救急部や小児科，さらにその他の診療科の"大リーガー医"の招聘の検討も，京都医学教育センターの職務となっている．

冬期は原則として避けており，2010年も，Richard Williams 先生（メリーランド大学医学部教授，一般内科学・消化器病学，4月8～23日），Stephen Jones 先生（オレゴン健康科学大学医学部教授，一般内科学，5月10～28日）と順調に始まっている．

d）出版

　酒見医師が編集に主体的にかかわり，最近2冊の本を上梓できている．『診断力 強化トレーニング』（医学書院刊，2008年）と『診察エッセンシャルズ 新訂版』（日経メディカル開発刊，2009年）である．前者は，1998年から継続している「京都GIMカンファレンス」での呈示症例をまとめたものである．読者対象は後期研修医以上になる．後者は，新医師臨床研修制度の開始に間に合わせた旧版を大幅に改訂したものである．厚生労働省が示した経験目標のうち，「頻度の高い症状のすべてと緊急を要する症状・病態の一部」についての症候学である．症候ごとに臨床研修病院で見逃してはならない疾患・病態をあげ，病歴・身体所見・検査所見から迫っている．読者対象は，初期研修医から指導医までと幅広い．

e）診断学への一層の貢献

■身体所見の取り方

　酒見医師が毎年，主として新人初期研修医相手に4月から翌年3月まで50数回のレクチャーと数回の実習を行うものである．内容は，診断学総論／全身の概観／手の診断学／バイタルサインのとり方／皮膚の診方／リンパ節の診方／頭部（頭蓋）の診方／眼の診方／耳鼻の診方／口咽喉の診方／頸部の診方／乳房の診方／心臓の診方／胸部の診方／腹部の診方／泌尿生殖器の診方／筋骨格系の診方／神経系の診方，とすべてを網羅している．最近は看護師用のバージョンで，図の挿入がさらに多い作品も用意しているとのことである．

　身体診察をこよなく大切にしてきた酒見医師が心血を注いで作ったものであるから，水準が高い．いくら噛んで含めるように説明してもらってもわかりにくいことが多いのが欠点である．かといって，各診療科の専門医は，知らないことが多くても，何をいまさらという顔になりやすい．何年も前から出版の話があるが，いつでも最新のものでありたいという気持ちと数々の写真の著作権がネックになっている（＝いつまで経っても出版できない⁉）．

■「研修医のための診断推論トレーニング」執筆フォーマット

　研修医用の診断推論の本を物することになった．20例以上の実例に基づくものとすることにし，当院と丸太町病院の総合診療科の症例から選ぶことにした．早速，酒見医師に執筆フォーマットの作成を依頼したところ，案として提起されたのが次の1〜17である．まず仮説演繹法が使われている．そして，V章の1で取り上げた「病歴に科学を！」（図5-1 ☞ 102頁）のような展開が示されている．すなわち，病歴，診察，検査のそれぞれの過程の前後に確率（事前確率，事後確率）があり，それぞれの過程にスクリーニング的なものと確定的なものがある．鑑別診断（診断仮説）の確率がどのように変動していくかが克明に描かれている．やや長くなるが，H＆Pと初期検査依頼の段階までを詳述する．

1）患者プロフィールと主訴
　糖尿病をもつ65歳男性が，3か月くらい前から徐々に始まった大腿に及ぶ両下肢の浮腫と腹部膨満感で来院した．

2）これだけの情報（患者の年齢・性別・ごく簡単なプロフィールと発症からの期間を含む主訴）からまず思い浮かべる鑑別診断（可能性の高いものから順に）と，それぞれについて確認したい病歴
①ネフローゼ症候群→糖尿病罹病期間とコントロール，顔面や手のむくみの有無
②肝硬変症→アルコール歴，輸血歴・静脈内薬物乱用（以下，IVDA）歴，肝炎の家族歴，性交歴，刺青歴
③薬剤性塩分貯留→使用薬剤と期間（特にグリタゾン系，NSAIDs，甘草）
④うっ血性心不全→労作時息切れ（以下，DOE），発作性夜間呼吸困難（以下，PND）や夜間の咳，高血圧歴

3）現病歴と，ルーチンに聴取するであろう既往歴・使用薬物・社会歴・家族歴
　1か月前には近くの病院を受診し，腹部超音波や採血の結果，肝機能異常と腹水を指摘され，利尿剤（ラシックス®とアルダクトンA®）の投与を受け一時的に改善したもののすぐに再発し，2週間前からは両下肢浮腫と膨満感が悪化した．指輪もきつくなって外したという．腹満の苦痛が強いため，精査加療を求めて

紹介受診．

　輸血歴，IVDA 歴，刺青歴，多数（≧3）との性交渉歴・同性愛歴，海外渡航歴はなく，肝疾患の家族歴もない．アルコールは過去も現在もせいぜいビール 700 ml/日まで．胸痛，動悸，PND・夜間の咳はないが，階段途中で立ち止まらなければならない倦怠感と息切れもここ 1 か月ほどあり．

　使用薬剤：それまで飲んでいたアクトス®は 3 か月前に中止され，糖尿病にはベイスン® 0.6 mg/日＋グリコラン® 750 mg/日　各分 3 のみ．1 か月前からラシックス® 20 mg/日＋アルダクトン A® 50 mg/日．漢方薬・OTC（大衆薬）・サプリメントの服用歴なし．

・嗜好品：20 本/日×32 年の喫煙後，15 年前に禁煙．
・職業：60 歳まで事務系公務員．
・既往歴：50 歳より糖尿病．1 か月前の $HbA_{1c}=6.3\%$．そのときまで蛋白尿，網膜症は指摘されていない．高血圧は指摘されていない．
・家族歴：父親が 72 歳で胃癌，母親は 87 歳で肺炎にて死亡．弟に糖尿病あり．

4）現病歴を聴いたうえで主訴から思い浮かべたそれぞれの鑑別診断の可能性はどう変化したか（↑，↓または→），あるいは新たな鑑別診断を追加すべきか，変化があればその理由
①ネフローゼ症候群：→（ただし糖尿病性腎症の可能性は↓）
②肝硬変症：↑前医での肝機能異常の指摘
③薬剤性塩分貯留：↓塩分貯留をきたす薬剤使用がない
④うっ血性心不全：↑DOE あり

5）さらに確かめておきたい随伴症状（機械的 ROS よりは pertinent positive/negative を意識したもの），ルーチン以外に押さえておきたい既往歴・家族歴などの患者背景（それらを尋ねる理由を添えて）
・食欲・体重変化（悪性腫瘍や慢性炎症による消耗がないか）
　→食欲はやや低下気味だが，体重減少はなく，むしろここ 2 週間で 3 kg 増加
・悪寒・戦慄・発熱・寝汗（慢性感染症，悪性腫瘍が疑えるか）→なし
・悪心・嘔吐，腹痛，下痢・下血（消化器疾患による低栄養が疑えるか）→なし
・黄疸・皮膚瘙痒感（胆汁うっ滞がないか）→なし
・尿量減少・着色尿（腎不全，腎炎，黄疸尿がないか）→なし
・家族歴：自己免疫病，結核（遺伝の素因や曝露がないか）→なし

6) 病歴聴取を終えた段階で可能性が高い鑑別診断とその理由
① 肝硬変症：全身の割に腹水が目立つのは門脈圧亢進を疑わせる．肝障害の指摘がある．胸水（とくに右）が大量にたまってDOEを起こすことがある．
② ネフローゼ症候群：症状が矛盾せず，糖尿病性以外にも原因は多くある．両側胸水がたまってもよい．
③ うっ血性心不全：易疲労性とDOEもあるが，慢性肺動脈血栓塞栓症や原発性肺高血圧症（以下，PPH）などに続発する右心不全が中心かもしれない．

7) 身体診察において，鑑別に役立つと考えられるので焦点を当てたい所見（バイタルサイン以外）
① 肝硬変症：クモ状血管腫や手掌紅斑，肝脾腫，腹壁静脈拡張，睾丸萎縮，痔核，便潜血
② ネフローゼ症候群：なし（早く尿検査をしたい）
③ うっ血性心不全：頸静脈怒張（以下，JVD），心拡大，Ⅱpの亢進，ギャロップ，心雑音，肺野crackles，下肢浮腫の左右差

8) 詳細に取られた身体所見
・全般：腹満でつらそう，意識清明，身長169 cm，体重70 kg
・バイタル：T 36.8，BP 108/84，P 92 整，R 21，Sat 95％（室内気）
・頭部：貧血・黄疸なし，灰色の角膜環あり，顔面浮腫や血管拡張なし，舌下静脈拡張あり，チアノーゼなし，咽頭正常
・頸部：JVD・吸気時にも減少しない，血管雑音なし，胸骨上気管短縮なし，呼吸補助筋肥厚なし，リンパ節腫脹なし，圧痛なし，甲状腺正常
・心臓：打診にて心拡大なし，心尖部にⅢ音様過剰音あり，雑音なし
・胸部：クモ状血管腫・女性化乳房なし，樽状胸郭なし，肺音清で左右差なし
・腹部：膨満（＋＋），小さな非嵌頓臍ヘルニア（＋），腸雑音正常，血管雑音なし，腹壁静脈拡張なし，移動性濁音（＋），腹膜刺激徴候なし，圧痛・肝叩打痛なし，脾濁音界やや拡大，腹満で肝縁は触れず
・陰部・直腸：陰毛・睾丸正常，内痔核あり，前立腺正常，腫瘤・圧痛なし，茶色便潜血オルトリジン（−）／グアヤック（−）
・四肢：仙骨部以下足背に至るまで2＋ pitting浮腫あり・左右差なし，左環指に指輪を外した跡がある，手掌紅斑なし，羽ばたき振戦なし
・皮膚：正常皮膚色，クモ状血管腫・出血斑・皮疹なし，白色爪なし
・リンパ節：リンパ節腫脹なし

・神経：両アキレス腱反射減弱，不随意運動・固縮なし，その他の巣徴候なし

9) 身体診察を終えた段階で，あげた鑑別診断の可能性はどう変化したか，あるいは新たな鑑別診断が加わったか
① 肝硬変症：↓JVD が合わない，大量胸水の所見もない(ただし脾腫はある模様)，肝硬変症の皮膚徴候・女性化徴候なし．
② ネフローゼ症候群：↓JVD が合わない，大量胸水の所見もない．
③ うっ血性心不全：↑JVD あり，Ⅲ音様過剰音あり(しかしそれにしては，肺うっ血の所見がない)．慢性肺動脈血栓塞栓症や PPH などによる肺性心としての右心不全の可能性は残る．
④ 収縮性心膜炎：脈圧が小さめで頻脈傾向，頭頸部の静脈拡張があり，Kussmaul 徴候がある，心拡大なく，両側肺音清なのに心尖部にⅢ音様過剰音があり，心膜ノック音を疑わしめる．

10) 鑑別診断を効率よく rule in/rule out するための検査選択：検体検査，画像検査，生理検査の順を問わない(簡便，迅速，低侵襲，安価なものほどよいが，核心に迫るものであることを重視すること)
① 肝硬変症→腹部 US (門脈，肝静脈，IVC の血流エコーを含む)，採血(CBC，生化学，凝固系，肝炎ウイルス抗原・抗体，凝固系，蛋白電気泳動，免疫グロブリン，ANA・AMA・LKM 抗体)，腹水穿刺
② ネフローゼ症候群→検尿，血液化学
③ うっ血性心不全→胸部 X 線，心エコー，心電図，BNP
④ 収縮性心膜炎→心臓 MRI，右心カテ

11) 初期検査結果

12) 初期検査結果を得た段階で，あげた鑑別診断の可能性はどう変化したか，あるいは新たな鑑別診断が加わったか

13) 診断を rule in/rule out するための精査は何か

14) 精査結果

15) 最終診断

16）本症例の診断のポイント

17）本症例のその後の経過

f）"Case of the Week"

　京都医学教育センターの前所長であった私が開始し，これまで演者として細々と続けているものである．研修医，医学生，若手医師を対象にした週刊症例呈示会として出発したが，私の立場の変化や医局の教育環境の変遷に伴い，第 100 回目の現在では不定期で，かつ臨床・医学教育概論や医療事故や医政に関する話題が大半になっている．

　最近は，以下のような演題の隙間に私個人の経験症例呈示がわずかに収まった構成に終始している．

　CPC の意義／EBM との遭遇／新薬治験と EBM ／インフォームド・コンセントの今昔／医学教育の今昔／医学生と医療安全／医学博士号取得の今昔／福島県立大野病院事件の判決をめぐって／「東京 ER・墨東」をめぐって／MSBP（代理ミュンヒハウゼン症候群）／ALS（筋萎縮性側索硬化症）の最期／軍医 森 林太郎の臨終／医師臨床研修制度の今／チーム回診の今昔／血の色（CO 中毒死）／「ドクター G」の手前で／医療と政権／DPC と経営／"See one, do one, teach one"／教育環境日本一⁉／メディカルスクール構想／『私がしたことは殺人ですか？』を読んで／『逝かない身体 ALS 的日常を生きる』を読んで．

VI 洛和会音羽病院の医局と総合診療科

文献

1) 松村理司：勤務医と労働基準法—医療の現実と法 医師を管理する立場から 医療現場からの提起．病院 64：798-802, 2005
2) 横山菜子, 三品浩基, 松村理司, ほか：臨床研究および臨床研究者養成のための教育への病院上層部の関心—病院特性による比較．医学教育 40：333-340, 2009
3) Shimada T, Noguchi Y, Jackson JL, et al：Systematic review and metaanalysis；Urinary antigen tests for legionellosis. Chest 136：1576-1585, 2009
4) 松村理司："大リーガー医"に学ぶ—地域病院における一般内科研修の試み．p313, 医学書院, 2002
5) 松村理司(編著)：診察エッセンシャルズ．日経メディカル開発, 2004
6) 大野博司：感染症入門レクチャーノーツ．医学書院, 2007
7) IDATENセミナーテキスト編集委員会(編)：市中感染症診療の考え方と進め方—IDATEN感染症セミナー．医学書院, 2009
8) 大野博司(編)：これだけは知っておきたい 感染症診療の落とし穴．臨床研修プラクティス 6(10), 2009
9) 金森真紀, ほか：洛和会音羽病院・丸太町病院の内科後期研修における総合診療医養成の試み．医学教育 40(補冊)：78, 2009
10) 金森真紀：後期研修医が指導医とともに規模の異なる病院間をローテート研修する試み．日常診療のスキルアップ—若手医師を中心に，総合診療医の育成のために 第14回, Medical Tribune：55, 2009年10月8日
11) 山本舜悟：途上国帰りの咬症(狂犬病)．medicina 46：632-635, 2009
12) 山本舜悟, 岩崎千尋, 大野博司, ほか：ティアニー先生も初めて！JIM 19：849-851, 2009
13) 山本舜悟：なぜ狂犬病と疑ったのか 狂犬病患者の発生を踏まえて—京都と横浜の発生事例の検証から．感染研セミナー記録集, pp6-20, 国立感染症研究所, 2007
14) 山本舜悟, 岩崎千尋, 大野博司, ほか：本邦36年ぶりの狂犬病輸入症例の報告—京都の事例．病原微生物検出情報 28：63-64, 2007
15) 二宮 清, 岩崎千尋, 大野博司, ほか：36年ぶり「狂犬病」—フィリピンからの狂犬病輸入症例と生理検査・病理解剖に従事した検査技師の感染予防策．Medical Technology 35：1111-1112, 2007
16) Yamamoto S, Iwasaki C, Oono H, et al：The first imported case of rabies into Japan in 36 years；A forgotten life-threatening disease. J Travel Med 15：372-374, 2008
17) 二宮 清：ヒトの狂犬病—臨床経験から．狂犬病の脅威と征圧．Avant 14：20-22, 2009
18) Tobiume M, et al：Rabies virus dissemination in neural tissues of autopsy cases due to rabies imported into Japan from the Philippines；Immunohistochemistry. Pathol Int 59：555-566, 2009
19) 亀谷 学, 大橋博樹, 喜瀬守人(監訳)：セイントとフランシスの内科診療ガイド(第2版)．メディカル・サイエンス・インターナショナル, 2005
20) Sanjay Saint：Clinical Clerkship in Inpatient Medicine(3rd ed.). Lippincott Williams & Wilkins, 2010

VII

いくつかの地域病院における総合診療

- *A* 洛和会丸太町病院 　（植西憲達）
- *B* 江別市立病院 　　　（濱口杉大）
- *C* 諏訪中央病院 　　　（佐藤泰吾）

VII いくつかの地域病院における総合診療

A 洛和会丸太町病院

(植西憲達)

1 はじめに

　現在私が勤務している洛和会丸太町病院の内科は，長らく消化器内科，心臓内科，腎臓内科の専門各科から成り立っていた．一般内科はなく，スタッフの採用は，近隣の京都府立医科大学からの医師派遣に頼ってきた．近年，勤務医が疲労困憊したあげくに病院から撤退する『立ち去り型サボタージュ』に表象される病院崩壊の進行状況がある一方で，2004年の新医師臨床研修制度の開始直後からの医局入局者減少の結果，従来型の大学医局による一般病院への医師派遣体制は維持が困難となり，必然的に拠点病院への集中化が起こり，それ以外へは引き揚げや派遣中止が開始された．

　京都市の中心部にある当院のような中小病院においても，地方と同様に大学医局からの医師派遣は困難を極めることになり，2006年以降，内科所属医師6名中5名が相次いで当院を去ることになったが，大学からの医師補充も一切ない状況下で，内科診療体制の立て直しを迫られることになった．当院が選択した道は，洛和会ヘルスケアシステムのもう1つの構成病院である洛和会音羽病院へ応援を仰いだことである．当時の私が所属していた音羽病院総合診療科は，全国から集まった総合診療や救急医療を志望するやる気のある後期研修医が増えつつあり，新たな後期研修のフィールドと研修スタイルを模索する必要性が生じてきた時期でもあった．私は，丸太町病院総合内科ローテート研修が開始された2006年の3か月間と2008年7月から現在まで当院総合内科に所属し，現在総合診療科の診療と研修責任者を務めている

が，総合診療科を軸に内科の診療体制を建て直し，研修医教育にも力を注いでいる．全国には同じような危機に陥っている中小病院があると思われるので，私たちの経験と理念が何らかのお役に立てばと思い，筆をとった．

2 洛和会丸太町病院の特徴

洛和会丸太町病院は，京都市の中心部に近い住宅街にある．近隣には京都第二赤十字病院や京都市立病院といった大病院に加えて，300床以下の規模の病院も点在している中で，急性期から慢性期までを扱う地域病院として1967年に設立された．全病床数は合計170床であり，うち急性期病床は137床(HCU8床を含む)，慢性期への移行病床は33床(医療療養型10床，介護療養型23床)である．オペ室2室，64列CT，1.5TMRIを備えている．常勤医は24人(初期研修医3人を含む)という小規模な所帯ではあるが，救急に力を入れており，24時間救急患者を受け入れている．最近1年間の新入院患者2,040名，救急車の受け入れ数1,880台である．

3 洛和会音羽病院の特徴

かたや洛和会音羽病院は1980年に300床規模で開設され，現在までに588床の病院として専門医療を中心に発展し，現在は研修医や非常勤医師も含めて220人を超える医師，歯科医師が勤務している．いわば専門科が一通りそろった病院であり，地域の急性期を中心とした総合病院として機能している．

4 丸太町病院に総合内科医が常駐するようになった背景

　内科医がもともと少なく，2006年度は，内科系常勤医は心臓内科医2人，消化器内科医3人，腎臓内科医1人，初期研修医2人という体制であった．こういう次第であるから，一般内科常勤医がいない他の中小病院がそうであるように，丸太町病院の内科系専門医師は専門外の疾患をもった患者の治療・管理も行う必要があり，24時間救急対応の当直業務もこなしながら多忙極まりない状態であった．

　そこで，丸太町病院からの要請で，姉妹病院である音羽病院から指導医と後期研修医の2人の総合内科医が3か月ずつ持ち回りで丸太町病院へ勤務することとなった．何しろ常勤の専門内科としては心臓内科，消化器内科，腎臓内科のみであったので，総合診療科に課せられる業務の範囲は大きく，上記3科以外の内科患者全体の管理を総合診療科が中心となって行うこととなった．総合診療科ローテート研修が軌道に乗りかけた矢先の2007年度当初，心臓内科医2名と腎臓内科1名が他施設へ異動し，両科が一時休診となった．年度途中から心臓内科医2名が音羽病院から派遣され心臓内科は再開され，他施設から呼吸器内科医1名と内分泌糖尿病内科医1名が異動してきて何とか現状維持はできたが，2007年度の年度途中で呼吸器内科医1名が辞職し，一時的に救急体制の維持が困難となり，救急患者の受け入れを止めざるを得なくなる事態に直面した．さらに追い打ちをかけるように，年度末に消化器内科医3名のうち2名と内分泌糖尿病内科医1名の合計3名が辞職することになり，総合診療科2名以外の常勤内科医は消化器科医1名と心臓内科医1名しか残らないという内科崩壊寸前の事態に直面した．

　この緊急事態を乗り切る方策として選択されたのが，内科系専門医の抜けた穴を総合内科医で埋める構想であった．2年間の実績から，当初の予想以上に丸太町病院での総合内科医の役割が大きいことが明らかとなったことと，音羽病院での総合診療科のスタッフと後期研修医の拡充が進んだことから，2008年4月より総合診療科としてスタッフ1名と卒後3年目以上の後

期研修医3名の計4人体制，同年7月よりスタッフ2人＋後期研修医4人の計6人が配置されることとなった．また心臓内科医も3人常勤として丸太町病院へ配置されることとなった．

丸太町病院での総合内科医の拡充に伴い，心臓内科・消化器内科患者以外の内科系患者の外来・入院の診療と，日勤帯ではすべて，当直帯では約2/3の割合で救急外来の内科系患者を総合診療科が受け持つこととなった．また，当初の初期研修医は，内科系では心臓内科と消化器内科のみをローテートしていたが，総合診療科も回ることになった．さらに，2009年4月からは近隣の関連透析クリニックへ出かけることになり，心臓内科とともに外来透析患者管理の一部をも担うことになった．

5 総合内科医の質を向上させるために

このような丸太町病院における総合内科医の役割の増大は喜ばしいものであり，期待したものでもあった．総合内科医は"欲張り"であり，なんでも広く診たいのである．専門内科が2〜3科しか，それも少人数しかいないという環境が目の前に出現したわけだから，その環境で総合内科医の役割が増大するのは必然であり，逆にそうならないようでは，よほど何らかの問題が総合内科医にあるとしか考えられない．しかし，こういった総合内科医が役割を広げやすい環境は，図に乗ると，軽薄で浅い医療をしてしまう可能性がある．貴重な労働力としての存在をありがたがられていることをいいことに，大したこともしていないのに何でもできるかのような錯覚をする可能性がある．こんなことが医師になってたかだか3〜4年の後期研修医に万が一起こってしまっては，大きな社会的な害である．もっと経験のある医師にとっても同様の錯覚が生まれうる．このような事態を回避するために重要と考えている具体的方策がいくつかある．

- チームで診療をすること
- 症例をベースにしたカンファレンスを科全体で頻繁に行うこと

- 専門科との関係を良好に保ち,気軽に相談できる(される)ようになっておくこと
- 学会や勉強会,その他を通して他院(病院,開業医)との交流を行うこと
- 診察で出合うさまざまな疾患に関して可能な限り学びつくすこと

a) チームで診療

現在丸太町病院の総合診療科では,10年目前後の年長医,5～6年目の中堅医,3～4年目の後期研修医,1～2年目の初期研修医(期間は区々)の3～4人のチームを2チーム作っている.そのチームが受け持つ患者の診療を全員で朝から晩まで管理している.チームの誰かが受け持っている患者は,他のメンバー全員が知っていなければならない.主な主治医は初期と後期の研修医とし,彼らは自分より年長の医師全員から指導を受ける形となっている.

この中で5～6年目の中堅医の役割は非常に大きい.もし彼らがいなくて年長医と研修医だけであれば,おそらく研修医は年長医の言うがままの診療を行うことになるのではないだろうか.中堅医には,年長医とともに患者の診療において重要な決断をする役割と,研修医の教育をする役割,年長医と議論をする役割がある.これにより,年長医は一定の検査・治療上の決断に関して,十分に説明できる根拠を用意する必要が生じる.向上心旺盛な研修医たちも,この議論に積極的に参加するようになってくるのはいうまでもない.

朝の患者全員のベッドサイド回診で,夕方のベッドサイドやカルテを前にした患者回診で,また必要なら日中も適宜,このような議論がチームごとに侃々諤々と行われる.

b) 症例カンファレンス

丸太町病院の総合診療科には2つのチームがある.互いのチームに入院している興味深い症例,問題となった症例などを共有する機会として,朝に30～40分程度の時間をかけて全員で1例ずつ議論をする時間を設けている.これは研修医のプレゼンテーションの技術を向上させ,症例の理解を深めさ

せるとともに，行っている診療内容の建設的批判も伴うので，診療内容の向上にもつながっている．また週に一度，退院カンファレンスにて全員の症例のレビューを行っている．

c）専門科との関係を良好に保つこと

　専門科との関係を良好に保つことは，非常に重要である．病院内および社会的に最も新しい科である総合診療科が既存の環境にうまく馴染み，有効に機能できるかどうかは，これに尽きるといっても過言ではない．

　有能な専門医は，その分野のスタンダードなことに対してはもちろんのこと，さまざまな例外的な問題に対しても適切な対応ができる．また無駄がない．自分の診るべき疾患なのか，そうでないのかを見分けることができる．切れ味のよい剣のような能力をもって患者の診療を行うことができる．

　総合内科医の重要な仕事の1つは，このような専門医がその実力を十分発揮できる下支えの役割をすることだと私は考える．当院のような中小病院では，前述のようにこういった内容は非常に多い．

　そのためには，自分のやるべき仕事を責任をもって確実にこなし，適切な患者を適切なタイミングでコンサルテーションすることが肝要である．何でもかんでも相談しすぎたり，また逆に必要なときにも相談しないようでは，信頼される総合内科医にはなれない．

　専門医に依頼された仕事を絶対に断ってはいけない．「それはわれわれの科の仕事ではない」という言葉は禁忌である．それを言った途端，自分の領域が狭くなるという結果しか生まれない．必要なのは，「勉強させていただきます」といった態度である．そうやって割り振られた患者に，他の専門医の治療が必要な場合ももちろんある．そういう症例は，さらに適切なところへ適切なタイミングで相談すればよいだけのことである．専門医とともに1つの症例を管理することにより，自分たちだけでは学ぶことのできないことを多く学ぶことができ，そのたびに総合内科医としての深みを増すことができる．

d）他院との交流

　地域の中小病院の問題は，勤務する医師の数の少なさから，すべての患者を自分たちだけで診るのは不可能なことである．例えば脳外科や心臓外科の疾患など，われわれで管理できない専門的治療を要する患者は，姉妹病院の音羽病院もしくは近隣の大病院へ転送している．

　勤務する医師の数が少ないことによるもう1つの問題は，自身の相対的な位置がわかりにくいことである．つまり，自分が現在の医療のレベルの中でどの程度のことが行えているのかということがわかりにくい．これはインターネットによる情報が溢れる時代においても変わらない．この打開策は，自分から求める以外にない．有効な手段は，学会や勉強会への積極的な参加と，他院の医師との交流を深めることである．丸太町病院総合診療科は，音羽病院の総合診療科との月1回の症例検討会，また当院心臓内科医師も参加する地域の開業医との症例検討会，京都 GIM カンファレンス（近畿周辺の病院の総合診療医が月1回音羽病院に集まって行う症例検討会）などを通して定期的に他院の医師との交流を行っている．これ以外に各種学会への参加，地域の勉強会への参加も積極的に行っている．

e）可能な限り学ぶこと

　総合内科医はさまざまな患者を診る．ただし，専門医のように何度も繰り返して一定の範囲の疾患を数多く経験できるわけではない．数年に一度しか出合わない疾患も数多くある．多忙の中，楽をすればうわべだけをなぞる診療でも大抵は問題なく終わっていく．それではいつまでも広く浅い知識しかない医師となってしまう．総合内科医の面白さを実感する，他に伝える，他科から信頼されるためには，これでもかというほど深める努力をすることである．

　丸太町病院総合診療科では，各自が学んだものをほかへ共有する精神を尊重している．前述の症例検討会のほかにさまざまな内容の講義をほぼ毎朝行っている．後期研修医以上の医師は，その講師として持ち回りで講義を受け持つ．ときに専門医にも講義を行ってもらい，大いなる刺激を受ける．

6 地域貢献を願う心

　丸太町病院という中小病院の中での総合診療科の役割や質を向上させるために心がけていることを書いてきた．最後に，私が個人的に最も重要だと思うことを書きたい．

　それは，「地域の患者を大切にし，この地域のために貢献したい」という心である．患者のために能力とやる気と優しさを維持したいという気持ちである．その心は，病院全体を患者のために向上させたいという期待を生む．地域の医師として，丸太町病院の医師として，また総合診療医として自分ができる役割は何かと考えさせられる．実現可能な目標を持ち，できることを1つずつ実践することが重要である．

　1人でできることには限界がある．自分以外の科や他の職種の人たち，他病院の医師や開業医などが重要な仲間である．そう気付くと，考えの違いを受け入れ，協力することが容易となる．病院のレベルを上げるためには，他院や開業医との交流が重要である．この地域に（偶然にも？）来た研修医を大切に思うようになる．できる限りの力で育てたい．日ごろの研修内容を良質でアクティブなものとし，研修医の能力とやる気を磨きたい．結果的にこの病院で研修した医師が大きな魅力を発散させ，他の研修医を引きつけることができるようになればよい．そして最終的には，多くの有能でやる気に満ち

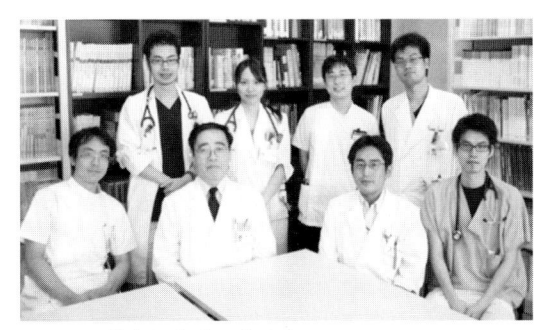

図7-1　総合医とその卵たち
図書館での勢揃い

た医師が，この病院やこの地域に愛情をもってともに働いてくれるようになればいい．

　総合医が病院崩壊を救うのだろうか？　私にはわからない．ただ京都市の中心という立地にあってもなお，絶対的に医師が不足している病院はあり，その中での総合診療科の役割が大きいことは間違いないようである．そして総合医が地域のニーズに答えられる医療を行えるかどうかは，専門科や開業医など他の医師のさまざまな次元の協力の下，己の質の向上を保つ方法を模索し，不断の努力を続ける姿勢にかかっている．図7-1は，そんな総合医とその卵たちの集合風景である．

B 江別市立病院

（濱口杉大）

1 はじめに

　北海道は全国の都道府県の中で最も面積が広い．これは医療分野にとって何を意味するか．それはある医療機関とその他の医療機関との距離が最も離れた地域が，日本で最も多く存在するということである．例えば脳出血患者が発生した場合，救急車で脳神経外科を有する後方病院に搬送するのに2時間以上かかる僻地がいくつかある．それならばヘリコプターはどうか．現在いくつかの医療機関で使用されているドクターヘリの多くは，燃料や機能の限界から半径100 km範囲までをカバーするのがやっとである．実際には北海道の僻地や離島で緊急搬送患者が発生した場合，使用されるヘリコプター

や飛行機は海上保安庁や自衛隊所有のものとなっている．これらは医療用に作られたものではないため，機内の設備は医療的に充実したものとはなっていない．またスタッフも患者搬送のためだけに24時間待機しているわけではなく，さまざまな有事，災害対応，人命救助を含めた任務における1つの活動にすぎないため，医療専用のドクターヘリに比べてどうしても劣る面がある．

　実際に筆者が3年弱勤務した利尻島では，ヘリコプターや飛行機などの航空搬送をする場合，要請してから利尻空港に搬送機が到着するのに2〜3時間を要することがほとんどであった．ヘリコプターや飛行機が常駐しているのは札幌であり，利尻島まで1時間半前後の時間を要するのに加え，旭川などで一度燃料を入れてから利尻島に向かうというケースが多いためである．ヘリコプター搬送というと数分以内にヘリコプターがやってきて短時間のうちに後方病院に到着でき，救急医療の地域格差をなくす画期的な手段であるというのが一般的なイメージであろうが，それは北海道の僻地にはそのままあてはまらないことが多い．したがって救急医療に限らず，このように広大な土地を有する北海道では，それぞれの地域である程度「地域完結型」の地域医療の実践が望まれている．

　北海道でも新医師臨床研修制度の導入により，病院に勤務する若手医師の数が人気の高い研修病院に集中し，地方勤務のベテラン医師が当直，病棟，外来，往診と多岐にわたる仕事を担当し，また特に地方では自分の専門分野以外の診療も余儀なくされるため，そのうちに疲弊し，都市部に開業するというパターンが作り上げられた．北海道庁の集計データによると，この10年間で北海道の人口10万人あたりの医師数は全国平均を上回り，ほぼ横ばいから若干右肩上がりである．内訳をみると，開業医や無床診療所医の数が増加し，有床診療所医と病院勤務医の数が減少している．医師全体の数は十分であるが，人口あたりの医師数は旭川周辺が最も多く，次いで札幌となっている．最も少ない根室地域は旭川地域の1/4である[1]．

　江別市立病院では2006年8月に内科医が総辞職した．理由は1つではないが，もともと内科は縦割りの専門科で分かれており，大学から派遣されていたそれぞれの専門医が科別に外来，病棟，救急を切り盛りしていたため，

VII

いくつかの地域病院における総合診療

当直回数の増加,科をまたぐ患者の診療,若手医師の不足などがあいまって勤務医の疲弊につながり,崩壊を招いたのが主な原因である.

これを教訓として,専門に分かれない総合内科を設立した.そして自治医科大学,札幌医科大学に所属する医師を中心に総合内科医が少しずつ集まり,見事な復活を果たした.

しかしながら江別市は人口12万人で札幌から鉄道で約30分の比較的便利のよい地域であり,本来ならば市立病院としては以前のように専門医集団を要する専門医療の拠点となるべき地理的環境ともいえる.もちろん,地域医療＝僻地医療ではないため江別市でも地域医療の実践は可能である.しかし,江別市には中小規模の病院が多数あり,開業医の数も多い.札幌に近いため少し足を伸ばせばほとんど無理のない医療が受けられる.それでは再生した江別市立病院の役割は何か.「地域医療をする医師のトレーニングの場」というのが現在のわれわれの打ち出した概念である.江別市立病院は地域医療実践のためのdoctor-producing hospitalとしての役割と,その延長線上で江別市とその周辺の地域の医療を担っている.

家庭医療,プライマリケア,総合診療などなど,さまざまな言葉によってジェネラリズムが表現されているが,われわれはそれにとらわれずフレキシブルな研修環境を提供し,地域医療の実践を希望しているどんな医師でもトレーニングを積むことができるようにしている.地域医療のセンター病院として機能し,地域に行き,また戻ってきて研修をするという良好なサイクルを構成することが目標である.それによって現在の医師不足,地域医療崩壊に歯止めをかけることができると信じている.

この項では,江別市立病院総合内科の研修について,①特徴,②詳細,③病棟研修,④週間スケジュールの順に述べ,江別市立病院の地域医療へのかかわり方をまとめる.

2 研修の特徴

　研修の特徴はなんといってもそのフレキシブルな研修オプションにある．初期研修，後期研修に加えてキャリアチェンジ研修を実施し，幅広い医師のニーズに対応している．目的は地域医療にかかわる医師のトレーニングの場，勉強の場として活用されることである．当科の研修を求めてくる医師たちの中には，将来地域で自分1人でもさまざまな問題にマネジメントできるように知識だけでなく技術も習得したいという若手医師もいれば，今まで内科以外の専門医でやってきたが将来は診療所などで地域医療をする家庭医になりたい，しかし臨床にブランクもあり自信がないので研修したいという医師にいたるまでさまざまである．前者であれば当直を含めてある程度の負荷を与えることで実力が伸びていくし，後者であれば当直業務はなくすなど，本人の状況に合わせて研修契約を結ぶ．したがってバリバリの研修を望む若手医師から，結婚・出産などを含めた一身上の都合で制限され，なかなか働く場がないが，地域医療を志しているベテラン医師にいたるまで幅広く対応している．

3 研修の詳細

　江別市立病院総合内科では，病院で入院患者をマネジメントできる医師を育成するために，病棟研修を中心にすえて，さらに病棟からつながる形で外来研修，訪問診療研修，救急研修を組み込んでいる（**図7-2**）．これは初期研修，後期研修で若干の相違はあるが，基本的骨格や概念は同じである．その分野をローテーションするのではなく，必ずつながりをもった研修体制を実現している．それに加えてキャリアチェンジ研修では，その医師の希望する部分を中心に研修を組んでいる．

VII いくつかの地域病院における総合診療

```
                    ┌─────────────┐
                    │ 総合医による教育 │
                    └──────┬──────┘
                           ↓
                        外来研修

┌──────────────┐     総合内科病棟研修      ┌──────────────┐
│ 国内外の外部講師 │→  ・病歴聴取，身体診察の洗練  ←│ 各科専門医による │
│ による教育     │    ・教育カンファレンス      │ 教育          │
└──────────────┘    ・感染症学              └──────────────┘
                    ・準専門レベルの技術習得
                    ・倫理的問題への取り組み

             訪問診療研修              救急研修
                ↑          ↑           ↑
        ┌──────────┐ ┌──────────┐ ┌──────────┐
        │総合医による教育│ │総合医による教育│ │総合医による教育│
        └──────────┘ └──────────┘ └──────────┘
```

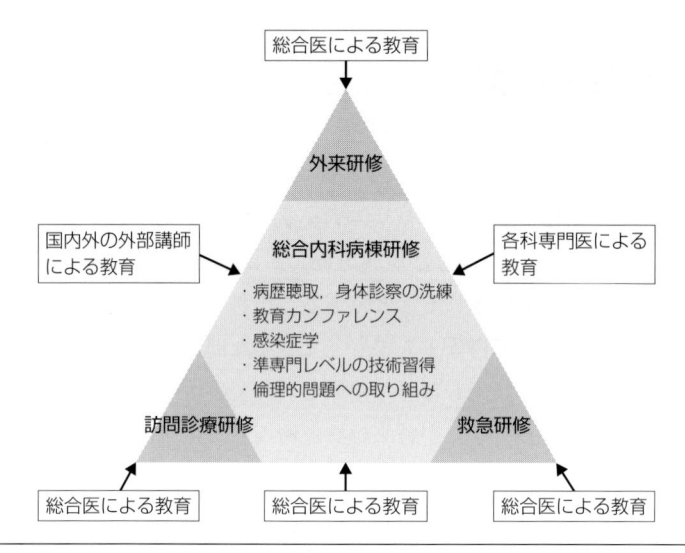

図 7-2　江別市立病院総合内科研修の骨格

a）病棟研修

　病棟研修の教育体制は，①総合内科医による教育，②各科専門医による教育，③国内外からの外部講師による教育の3本柱から成り立っている．

■ 総合内科医による教育

　ある科の専門医を育てるにはその科の専門医からの教育が必須であるように，総合医を育てるにも総合医による教育が必須である．総合医は各科をローテーションするだけのシンプルな概念では育成することは困難であり，臨床推論に従った診療スタイルをもった総合医からの教育を直接受ける必要がある．ローテーションでその分野の専門知識を短期間で学び次に移っていくというスタイルでは，その研修医の頭の中に各科分割式の診療スタイルが形成されやすい．総合診療ならぬ集合診療である．よほど自分自身で知識をうまく統合しようとしないかぎり，頭の中が総合医式のスタイルにならないのである．

　例えば診断に関していうと，呼吸困難の患者を診るときにまず呼吸器疾患

を思い浮かべ呼吸器系の精査をしたり呼吸器内科医にコンサルテーションしたりするが，診断がつかなければ循環器に送り，それでも診断がつかなければ精神的な原因とみなす，という各科分割式思考過程が頭の中に形成されてしまう．しかし総合医の場合，「呼吸困難」という主訴に対してはじめから呼吸器疾患，循環器疾患，消化器疾患（胃食道逆流など），内分泌疾患（甲状腺疾患など），血液疾患（貧血など），神経筋疾患（重症筋無力症，筋萎縮性側索硬化症など），薬剤（β遮断薬など），精神科疾患（パニック障害など）などを思い浮かべ，病歴聴取，身体診察を通して鑑別疾患を絞り，検査前確率，尤度比などを考慮したうえで診断につながる検査を進めていく．治療に関していうと，糖尿病と慢性心不全をもつ患者が肺炎で入院した場合，糖尿病は糖尿病科，心不全は循環器科，肺炎は呼吸器科のやり方で行い，つじつまが合わなくなったときに困ってしまうという状態に陥ることがある．しかし，総合医はこれを「糖尿病と慢性心不全のある患者の肺炎」ということで，はじめから1つの状態ととらえてマネジメントする．例えば感染症の起こっているときの血糖コントロールはどうしたらいいか，同時に輸液に関して現在の心不全状態ではどのようにしたらいいのか，など現在の状態を同時に起こっている現象とみなして考えることができる．

　病棟診療では小グループを形成し，それぞれのグループが研修医と上級医からなる屋根瓦方式教育体制を敷いている．さらにカンファレンスや回診は全体で行うため，異なるグループの医師からのフィードバックも入りやすくなっている．

■ 各科専門医による教育

　外来医療だけであれば問題はないかもしれないが，入院患者をマネジメントしていく中で必ず専門分野に関する知識や経験不足の壁にぶつかる．そのようなとき，まずは専門病院に患者を紹介することを考えるが，患者がその分野以外の問題を抱えていて紹介を断られたり，医学的な理由以外で転院が困難であったりする場合が多い．しかし，江別市立病院には総合内科以外に各科専門科を配備するだけの環境がない．おそらくこれは北海道の地方で働いた場合も同様である．したがって専門医と定期的にカンファレンスをもっ

Ⅶ いくつかの地域病院における総合診療

てコンサルテーションしたり，研修医の教育にかかわってもらったりする機会が必要となる．

　幸い，総合診療に理解のある消化器内科医が1名常勤しているため，消化器分野に関するコンサルテーションや研修医教育は十分な体制にある．さらに幸いなことに消化器専門医のバックアップがあるため，研修医をはじめとして総合内科医が消化器の難治例などを受け持つような貴重な経験が得られる．消化器内科医も今までは急性胃腸炎などのコモンディジーズさえも他科から回されマネジメントしなければならなかったのが，総合内科医がそれらの症例を受け持つことで，専門医のみにしかできない医療（例えば早期胃癌の内視鏡的胃粘膜下剝離術など）にのみ集中することができる．したがって総合医と専門医が手を取り合って良好な関係を築いている．

　循環器内科医に関しても近隣の専門病院に交渉し，週に1回，午前中は外来患者を比較的時間をかけて研修医とともに診察する外来循環器教育を行い，午後は病棟に上がり病棟患者のコンサルテーションを受け，余った時間を使ってミニレクチャーや心エコー実習などの教育を行っている．

　呼吸器内科医に関しては現在交渉中であり，今のところ大学病院から月1回の医師の派遣によりコンサルテーションとミニレクチャーをしていただくことが決定している．

　現在，感染症，膠原病・アレルギー，腎臓内科に関しても専門医の定期派遣を検討中である．

■ 国内外からの外部講師による教育

　総合内科医のレベルをより上げていくことも必要である．国内外から特に臨床能力，教育能力に秀でた総合内科医あるいは専門医を招聘し教育カンファレンスやレクチャーを行う体制を作った．国外からはいわゆる大リーガー医として米国，インド，そして現在英国の医師も交渉中である．国内からはJリーガー医と称して有名研修施設でclinician-educator（臨床医・教育者）として活躍する医師たちを招聘し，教育的なカンファレンスを行っている．

b) 外来研修，訪問診療研修，救急研修について

　外来研修，訪問診療研修はまず自分が入院で受け持った患者について自分が外来で定期的なフォローアップを続けるところから始める．慣れてきた時点で初診患者の診療もスタートする．外来研修で初診を担当する場合，5マイクロスキルズの手法を用いて上級医が教育を行う．

　救急研修については北海道の地方病院で役立つ環境を念頭に置いた対応をしている．つまり都市部の救急施設のように複数の救急専門医がそろっており，その中の1名のメンバーとして機能するという恵まれた環境は僻地では皆無であり，自分自身が常にリーダーとなって迅速かつ的確な判断と指示を下すという状況が待ち構えている．したがって研修医には常に救急室のリーダーとなってもらい，上級医はそれを要所でサポートするような体制を組んでいる．重症であるが他院に搬送できないような患者に関しては入院させ，時にはICUにて人工呼吸器を装着し全身管理をすることもある．

c) キャリアチェンジ研修

　当科では初期研修，後期研修のほかにキャリアチェンジ研修も行っている．キャリアチェンジ研修では，今まで専門医としてキャリアを積んだがその後開業したり，診療所などで働いたり，あるいは結婚・妊娠などによって限られた条件の中でしか勤務できなかったりする医師たちのために，その医師のニーズを極力考慮したフレキシブルな研修を提供している．その場合，勤務時間や当直業務なども本人と相談し無理のない範囲で対応している．現在は，もともと小児科医であり専門医も取得していたが，研究のため7年間臨床から離れていたベテラン女性医師が，今後診療所や訪問診療を中心とした家庭医療を希望して研修している．この医師は訪問診療を中心とした研修を行っているが，訪問外来診療だけではその患者を継続して診ることはできないため，患者が入院したあとも主治医として担当したいという本人の希望で，訪問患者が入院した場合も主治医として担当している．現在，在宅看取りなども実施し，訪問診療の中心的存在になっている．当直業務は行っていない．

4 病棟研修の内容

病棟研修では，a)病歴聴取，身体診察の洗練，b)教育カンファレンス，c)感染症学，d)準専門レベルの技術習得，e)倫理的問題への取り組みに重きを置いている(図 7-2 参照).

a) 病歴聴取，身体診察の洗練

病歴聴取と身体診察は，現在日本で比較的軽視されがちな医師の基本的診察項目である．しかし総合医はこれらから始まる臨床推論が診療の中心となっているため，病歴と身体診察から得られる情報が命である．洗練されたこれらの診察能力により診断の 80％程度がなされるという報告が多い．

研修医の臨床推論能力に関する評価やフィードバックは基本的にプレゼンテーションをしてもらうことで行っている．プレゼンテーションを聞くことによってその研修医がどの程度まで鑑別し病態の考察をしているかがはっきりとわかる．まさに洗練されたプレゼンテーションは高い臨床能力の象徴である．

b) 教育カンファレンス

カンファレンスは教育と管理とに分けている．管理カンファレンスというのは主に上級医の担当する患者に関してのディスカッションであり，教育的要素よりもそれぞれが受け持つ患者の確認を医師全体で行い，患者の問題を共有し管理する要素が大きい．これに対して教育カンファレンスは研修医の患者に対してのみ行い，上級医は研修医からのプレゼンテーションをもとにしてホワイトボードを利用し教育を交えながら自ら研修医の前で臨床推論を展開し，受け持ち患者の考察を深めていくものである．最終的には現在の研修医が上級医となったときにこの即興ホワイトボード教育を後輩医師に対してできることが目標である．

表7-1 江別市立病院後期研修の医療手技に関する最終達成目標項目

上部消化管内視鏡	心エコー
・早期胃癌の発見	・全体観察
・出血性消化性潰瘍の止血	・ドプラ測定（連続波，パルス波）
下部消化管内視鏡	その他のエコー
・スムーズなトータルコロノスコピー	・腹部エコー
・ポリペクトミー	・下肢静脈エコー
気管支鏡	その他の手技
・全体観察	・中心静脈カテーテル
・検体採取（BAL，ブラシ，TBLB）	・胸腔ドレナージ
	・胸膜生検

c） 感染症学

日本は公衆衛生の面では世界を圧倒するレベルの向上があったが，臨床感染症学は世界から遅れをとっていた．つまり，感染症学の臨床的専門科が単独で存在せず，肺炎なら呼吸器科，腸炎なら消化器科という具合にそれぞれの科が担当してきた．そのため日本の一般臨床感染症学は相対的に総合内科医が得意とする傾向が強くなった．江別市立病院もそれに従って，市立舞鶴市民病院，沖縄県立中部病院の流れを汲む臨床感染症学の実践を取り入れ，さらに英国London School of Hygiene & Tropical Medicineの感染症学，熱帯医学も教育に取り入れている．また，長崎大学熱帯医学研究所内科と連携し，インターネットによる症例カンファレンスも行っている．

d） 準専門レベルの技術習得

江別市立病院総合内科研修の中で最大の特徴の1つである（**表7-1**）．これはほかに類をみないと自負している．なぜ専門医でもないのにここまでするのか，そこまでは必要ないし，専門医に任せるべきだという意見をもつ人もいる．一般的に考えると当然である．しかしそのような人たちはおそらく北海道の僻地で勤務した経験がないと考えられる．北海道の僻地の現場を知っていれば準専門レベルの医療手技の習得がいかに大切で必須なものかが理解できる．不安ならば勉強すればよいのである．現在研修医たちは消化器内科

専門医の指導医の下で早期胃癌を見落とさないように積極的に内視鏡を学んでいる．現に研修医の中でこれらの目標をほぼ達成しているものもいる．

e）倫理的問題への取り組み

実際，地域医療では純粋な医学的問題を解決するだけですべてが解決される事例は少なく，周囲の状況も含めたさまざまな問題が絡み合うため，多職種が協力した総合医療が重要な場面がきわめて多い．研修の中で臨床倫理4分割法を取り入れた，いわゆる倫理カンファレンスを実施している．医師のみならず，看護師，リハビリテーションスタッフ，ケースワーカー，時には患者本人や家族も参加してそれぞれの観点から話し合いながらホワイトボードの4分割表を埋めていく．研修医はこの倫理カンファレンスの司会ができるようになることが目標である．

5 週間スケジュール

江別市立病院総合内科のスケジュール（表7-2）は，大まかに「早朝勉強し，午前働いて，午後勉強する」という構成になっている．朝は研修医のプレ回診から始まり，連絡会ののち各グループで回診を行う．午前中は主に上級医は外来や検査，研修医は病棟中心の仕事となる．午後は検査，病棟が中心となるがカンファレンスや回診も行う．

カンファレンスは総合内科カンファレンス，専門カンファレンスの2つに分かれている．

a）総合内科カンファレンス

総合内科カンファレンスとは総合内科だけでカンファレンスを行うものである．教育カンファレンスでは前述のとおり研修医の受け持ち患者について

B 江別市立病院

表7-2 週間スケジュール

	月	火	水	木	金
～ 7:30	プレ回診				研修医による自主的な勉強会6:30～，プレ回診
7:30～ 8:00	連絡会議	ジャーナルクラブ(月曜日休みの場合は連絡会議)	連絡会・症例相談	インターネットカンファレンス	連絡会・症例相談
8:00～ 8:45	グループ回診				
8:45～10:30	外来，病棟，検査，救急	外来，病棟，検査，救急	外来，病棟，検査，救急	外来，病棟，検査，救急	外来，病棟，検査，救急
10:30～12:30		教育カンファレンス回診(濱口)	循環器教育外来(手稲渓仁会循環器医師)		教育カンファレンス回診(濱口)
12:30～13:30	ランチョンカンファレンス(研修医室)				
13:30～14:00	外来，病棟，検査，救急	外来，病棟，検査，救急	外来，病棟，検査，救急	訪問診療／倫理カンファ	外来，病棟，検査，救急
14:00～15:30		新患カンファレンス 管理回診(西5病棟)	循環器病棟コンサルトカンファレンス(手稲渓仁会循環器医師)	外来，病棟，検査，救急	管理カンファレンス
15:30～16:00				感染症熱帯医学カンファ 長崎大学熱研内科(15:15～16:45)	管理回診(東5病棟)
16:00～16:30					
16:30～17:30	呼吸器コンサルトカンファ		外科カンファレンス	感染症コンサルトカンファ	消化器カンファレンス
17:30～18:30	M&Mカンファレンス(第3月曜)		医学英語		

プレゼンテーションをもとにディスカッションを行い，実際に患者のベッドサイドに行き問診，身体診察などを再確認する．その後再度ディスカッションを行う．新患カンファレンスでは1週間の新入院患者について研修医，上級医ともにプレゼンテーションし，情報を共有したり治療方針を決定したり

する．管理カンファレンスでは入院中の全患者の途中経過をショートプレゼンテーションし，情報を共有したり意見交換を行ったりする．

ランチョンカンファレンスはみんなで昼食を食べながら気軽に症例提示によるディスカッション，上級医によるミニレクチャーなどを行う．

b) 専門カンファレンス

専門カンファレンスとは総合以外の専門医とカンファレンスを行ったりインターネットを使って専門医へのコンサルテーションを行ったりするものをいう．今のところ消化器，循環器は専門医を確保しており，呼吸器，感染症に関してはサブスペシャリティをもつ総合内科医が担当している．

c) その他

その他のスケジュールとして，週1回のジャーナルクラブでは最新の英語文献を使って担当を決めて抄読会を行っている．国外からの外国人講師を招聘する場合があるため医学英語の時間も確保し，特に英語でのプレゼンテーション能力の向上に力を入れている．月1回は morbidity & mortality カンファレンスを行い，死亡患者の検討とフィードバックをしている．

6 おわりに

江別市立病院総合内科はこのようにして常に「学びの環境づくり」を意識している．そして総合診療に興味のある医師はどんな人でも一緒になって学ぶことができるフレキシブルな研修を提供し，地域医療を行う医師のマンパワーを増やし地域医療の崩壊を食い止める中心的役割を果たすべく，日々努力を重ねている．

医師個人が自分の生活や時間を犠牲にして，その地域のために働き続ける

スタイルでは継続が難しい．はじめのうちは美談として取り上げられるが，その医師が疲弊して地域を離れるとその地域は崩壊してしまう．したがって地域医療を目指す医師たちがチームを作って全体で医療を担い，1人ひとりが満足し疲弊せず，永続的にかかわっていくことが大切である．

文献

1）北海道 地域医師確保推進室（www.pref.hokkaido.lg.jp/hf/cis/index.htm）

C 諏訪中央病院

（佐藤泰吾）

1 はじめに

　筆者は卒後10年目の内科医である．諏訪中央病院で働き始めて5年目になる．現在，諏訪中央病院の内科／総合診療部に所属している．

a）筆者の受けた研修

　諏訪中央病院に勤務する前，私は舞鶴市民病院で5年間にわたって内科研修を受けた．松村先生の下で，「できるだけ間口を狭めず，かといって深み・緻密さ・微妙さを極力失うことのない一般内科と地域医療の展開」[1]をするチームのメンバーに加えていただき，"大リーガー医"のclinician-educator（一般内科医・教育者）に支えられながら，研修を受けてきた．そのような教育

を受けた私が,縁あって諏訪中央病院の内科／総合診療部において仕事をする機会を得ている.

b）地方中規模病院,内科勤務医

　私自身は「総合医」という自覚はない.「地方中規模病院,内科勤務医」というのが現時点での正直な自分の立ち位置である.時代背景もあろうが,私自身は「総合医」としてのトレーニングをしっかりと受けてきたわけではない.それでも「地方中規模病院,内科勤務医」は必要とあれば,内科全般にわたった診療はもちろん,小児診療も,小外科的な処置も,外傷初期診療も行うことが求められる.内科医であるが,地域の小児急病センターでも毎月1回当番として働くことも日常である.このような姿勢が卒後10年間の私にとっての日常であり,習慣である.

c）筆者の私見

　その私が現時点での率直な気持ちを述べると,"総合医が病院崩壊を救う"といった実感はほとんど,ない.ただし,総合的なスタンスで学び働く卒後1〜5年目の世代が育っていなければ,地方中規模病院（≒諏訪中央病院）は崩壊する,ということは間違いのない私の実感だ.

2　諏訪中央病院の現状

a）概要

　諏訪中央病院は362床の中規模病院で,急性期病床は266床.ほかに回復期リハビリ病棟や緩和ケア病棟,療養型病床を擁し,八ヶ岳山麓,諏訪湖周辺の背景人口約8万人を抱える地域の基幹病院となっている.「あたたかな

急性期病院」をスローガンとして掲げ，急性期から回復期，在宅医療まで病院をあげて取り組んでいる．

2009年4月現在，常勤医師数46名，後期研修医11名，初期研修医9名による診療体制で，年間延べ入院患者数110,911人，年間延べ外来患者数173,377人，年間救急車搬入数約2,000件の診療規模である．

病院東側の窓から見渡せる八ヶ岳山麓は圧巻であり，その稜線を含めた裾野の雄大さと美しさは諏訪中央病院の療養環境を支えている．

b) 地方中規模病院の苦境

諏訪中央病院も例にもれず，地方中規模病院としての苦境に立たされている．この5年間を振り返っても，大学医局による麻酔科医，眼科医，耳鼻科医の引き揚げ，脳神経外科の2名体制から1名体制への人員削減，常勤産婦人科医の開業に伴うお産の一時受け入れ休止，呼吸器内科医常勤医の退職など，数々の苦境を経験してきている．

その後，麻酔科は医局派遣ではない常勤医3名体制，耳鼻科は常勤医1名体制，産婦人科は常勤医3名体制を再構築し，地域の要望に応えている．

c) 諏訪中央病院と内科／総合診療部

諏訪中央病院は常に地域医療を大切に考えてきた病院である．今井 澄や鎌田 實が先頭に立ち，この地域で住民が何に困り，病院はそのことに対してどのように応えられるのかをいつも考えてきた．時代や地域が変われば，病院が住民の健康を支える形も変化しなければならない．時代の流れの中で，どうしたらよりよい地域医療を展開できるかを考えた結果，2006年に内科／総合診療部が設立された．

3 諏訪中央病院,内科／総合診療部

a) 概要

2009年4月時点において,内科／総合診療部には6人のスタッフがいる.
内科初診外来から救急外来,ICU管理から一般病棟,回復期や療養型病棟,そして在宅医療まで,必要であれば何でもする.研修医教育やNST活動,ICT活動,緩和ケアの中心にいるのも総合診療部のメンバーである.最近では救急外来の場をコーディネートする仕事も内科／総合診療部のメンバーが中心的に行っている.脳梗塞急性期治療(rt-PA)に関しても,総合診療部メンバーが積極的に講習を受け,脳外科医と協力の下行っている.

当院の規模から考えて,すべての診療分野別に専門家をそろえることは困難である.大規模病院と同じような診療体制では患者を守ることができない.多くの横糸を病院内に張り巡らすことで,患者を守るための体制を作り出すことが必要となる.その横糸を張り巡らせることが当院の内科／総合診療部の使命でもある.

b) スタッフの役割分担

2009年4月時点では3名のスタッフが病院総合医的な姿勢を軸足として仕事を展開しており,そこに後期・初期研修医を加えることで,2チーム体制で診療に当たっている.残り3名はそれぞれが在宅診療,緩和ケア,リハビリテーションおよび施設ケア(併設されている老人保健施設や特別養護老人ホーム)に軸足を置きながら仕事を展開している.おおまかに仕事の分担を記したが,その境界はあいまいで相互に協力しながら,仕事をしているのが特徴だ.

このような診療体制を毎年同じように維持できるわけではない.スタッフの出入りは当然ある.病院全体の診療体制を考え,それぞれが軸足を少しずつずらしながら仕事をしていかなければ,病院全体の診療体制が維持できな

くなる.実際,この5年間ぐらいを振り返ってみても,そのときどきでベストと考えられる内科／総合診療部のあり方を模索してきた.この変幻自在な体制を維持することは正直なところかなり大変であり,内科／総合診療部が自転車操業をしている感は拭いきれない.

4 なぜ内科／総合診療部が成立するか

それでもこのような状態を少なくともここ5年間維持できた背景には,a)総合的なスタンスで学び働く卒後1～5年目の世代の存在,b)「八ヶ岳の裾野のように幅広い臨床力をもつ医師を育てる」ための教育体制,c)諏訪中央病院における専門医の姿勢の3点があると考えている.

それぞれに関して当院での現状を提示していきたいと思う.

a)総合的なスタンスで学び働く卒後1～5年目の世代の存在

■症例提示

筆者は内科／総合診療部で,病院総合医的な姿勢を軸足として,一診療グループのチームリーダーをしている.その私への最近の相談内容を紹介することから始めたい.

① ある日の午後,救急外来担当者からの相談

「救急外来に肺結核を疑う患者がいます.90歳の女性で,施設入所中の方です.1週間にわたって肺炎としてレボフロキサシンの投与が行われていたようです.しかし肺炎が改善しないということで救急外来に紹介受診されています.バイタルはおおむね安定していますが,右上肺野に late inspiratory fine crackles が聴取され,胸部X線上右肺野に浸潤影を認めます.個室に結核対応で入院として,3日間の喀痰検査を行おうと思いますが,抗結核薬でもあるニューキノロン系抗菌薬が投与されているので結核菌を同定でき

るかどうかわかりません」

　この患者は内科／総合診療部に入院となり，繰り返しの喀痰検査で抗酸菌陽性が明らかとなった．その後，喀痰PCR検査で結核菌と同定され，結核病棟をもつ病院に転院となった．私に相談をしてきたのは内科系後期研修医の1年目．彼は将来神経内科を専攻したいと考えている．ちなみに諏訪中央病院では2008年から呼吸器内科医が不在である．

② ある日の夜，女性医師から私の携帯電話への連絡

　「遅くにすみません．脳外科病棟で瞳孔不同の患者がいるとのことで看護師より相談されました．緑内障の発作が疑われるので相談させてください．患者は70歳男性で視床出血，脳室内穿破しておりJCS 200，病歴聴取は困難です．確かに右瞳孔が6 mmと散瞳しておりますが，毛様充血を認めており，急性緑内障発作を疑います．念のため，頭部CTを再検しましたが出血の増大，脳ヘルニアなど認めていません．どのように対応するべきか迷っています」

　私の携帯電話に連絡をくれたのは初期研修医2年目の女性医師であった．私もすぐ病院に駆けつけ，簡易眼圧計で眼圧測定をしてみると眼圧は50 mmHg．当院には眼科常勤医が不在である．そこで当院で週3回眼科外来を開設している山梨大学病院眼科に電話連絡を行い，眼科待機医から緊急対応法をご教示いただいた．翌朝，非常勤の眼科医が来院するまで，電話で相談しながら私と彼女で治療を進めていった．

③ ある日の午後，救急外来担当医からの相談

　「Guillain-Barré症候群を疑う患者がいます．60歳女性が四肢の脱力を主訴に受診されました．2週間前に発熱と感冒症状を認め，その症状は改善したものの4日前から徐々に四肢の脱力が進行しているようです．その他に脳神経麻痺に伴うと考えられる複視，嗄声も認めます．四肢腱反射は消失しており，反復運動で筋力は増強も減弱もしません．鑑別としては重症筋無力症もあがると思います．しかし病歴と身体所見からはGuillain-Barré症候群を最も考えます．咳が十分にできていないこと，発症からの進行が速いこと，

寝た状態で頭部を持ち上げられないこと，肘が上がらないことなど考慮すると呼吸筋麻痺も心配なので，ICU に入院させます」

内科／総合診療部のメンバーが主治医になり，患者は ICU 入院となった．ガンマグロブリンの大量療法が行われ，幸いにも呼吸筋麻痺までは至らず，現在リハビリ中．徐々に筋力も回復してきている．このときの救急外来担当医は，当院で後期研修を終え，今年度から循環器科医を目指す卒後 6 年目のスタッフ．ちなみに諏訪中央病院に常勤の神経内科医はいない．

④ ある日の早朝，整形外科病棟で受けた相談

「先生に診てほしい患者がいます．76 歳の女性です．2 週間前に人工関節の化膿性関節炎が疑われて整形外科に入院している方です．化膿性関節炎が否定できないので抗菌薬が 1 週間投与されました．来院時に血液培養 2 セットと関節液培養を提出していますが，どちらも陰性であったために，感染は考えにくいと抗菌薬投与を中止して 2 日経過したところで，発熱と多発性関節炎，触知する紫斑が出現しました．感染性心内膜炎か血管炎が疑われると思います」

相談をしてくれたのは，整形外科ローテーション中の初期研修医 2 年目の医師．ともに診察に行くと心雑音，Osler 結節，Janeway 病変，爪下出血，結膜下出血を認めた．血液培養を繰り返したが，結局陰性であった．経食道エコー検査で感染性心内膜炎を示唆する所見を認め，Duke の基準に当てはめて培養陰性感染性心内膜炎と診断した．

当院に毎月来院される感染症診療アドバイザーの医師にも，メールで診断と治療方針を相談のうえ，抗菌薬治療を開始した．その後，患者は軽快退院した．

■ 具体例から読み取れる諏訪中央病院の現状

これらの症例を通じていえることは何か？
- 諏訪中央病院には各分野に十分な専門医がいるわけではない．しかし地域の基幹病院であるために，あらゆる分野の患者が集まってくる．
- 初期研修医と後期研修医がさまざまな診療の場で「総合医的」な姿勢で学び

働いている．
- 内科／総合診療部の医師が，総合的な姿勢で学び働いている初期研修医，内科系後期研修医を支えている．
- このような診療体制が専門医の足りない諏訪中央病院の診療体制を支えている．

　ここで示したように，総合的なスタンスで学び働く卒後1～5年目の世代が育っていなければ，現在の諏訪中央病院の診療体制はかなり厳しい状況に置かれていたことは予想に難くない．

　卒後1～5年目の世代が未熟であるがゆえにフットワークよく，日夜を問わず，さまざまな臨床の現場で，目の前の患者が抱える問題から逃げることなく，踏みとどまってくれている．そのことで患者は救われている．

　そして患者だけではなく，数少ない指導医，専門医たちが，自分たちの本領を発揮しながらも心身ともに破綻することなく，息の長い仕事を続けていくことを可能にしている．

■ 卒後1～5年目の世代を育て，守る

　諏訪中央病院の内科／総合診療部の存在意義の1つに，このように総合的なスタンスで学び働く卒後1～5年目の世代を育て，守る仕事があるといえる．そうしなければ諏訪中央病院の診療体制そのものを守ることができない．さまざまな点で未熟な初期・後期研修医であるが，適切な教育環境と研修医を支える体制があれば，地域住民のために十分貢献できる．野球も4番バッターだけでは成り立たない．戦力が少ない以上，少しでも各自がそれぞれ自分の役割を考え，的確に果たすことが求められる．

　では，この5年間で諏訪中央病院はどのような教育体制をとり，このように総合的なスタンスで学び働く卒後1～5年目の世代を育て，守ってきたかを次に述べたい．

表7-3 諏訪中央病院研修医受け入れの状況（平成16～22年度）

区分	初期研修医[注]（人）		内科総合診療コース後期研修医（人）		
	1年目	2年目	3年目	4年目	5年目
16年度	3	0	0	0	0
17年度	3	3	0	0	0
18年度	2	3	3	0	0
19年度	4	2	2	3	0
20年度	4	4	5	1	4
21年度	4	4	4	5	1
22年度	4	4	4	7	5

注）たすき掛けの研修医を除く

b）「八ヶ岳の裾野のように幅広い臨床力をもつ医師を育てる」ための教育体制

■ 諏訪中央病院研修医教育の歴史

　諏訪中央病院は，2004（平成16）年新医師臨床研修制度が始まると同時に，はじめて初期研修医の受け入れをした．それでも2009（平成21）年4月には初期研修医（2学年9人）と後期研修医（3学年11人）の5学年が重なり合うまでになり，研修医教育を積み上げてきた（表7-3）．

　2009年4月には諏訪中央病院で後期研修を終えた卒後6年目の2人がスタッフとして採用された．1人は循環器科，もう1人は内科／総合診療部でスタッフとして働きはじめている．

　このように，まだまだ諏訪中央病院の研修医教育の歴史は浅い．ようやく5学年の重なり合いと，5年間の初期・後期研修を終えたメンバーからスタッフが生まれ始めたところである．しかしこの5年間，病院をあげて研修医教育に取り組んできたことは間違いのない事実である．

■ 諏訪中央病院，内科系後期研修制度

　ちなみに卒後3～5年目の世代を諏訪中央病院では後期研修医と呼んでいる．内科系後期研修医は「総合診療コース」「内科専門科コース」に分かれる

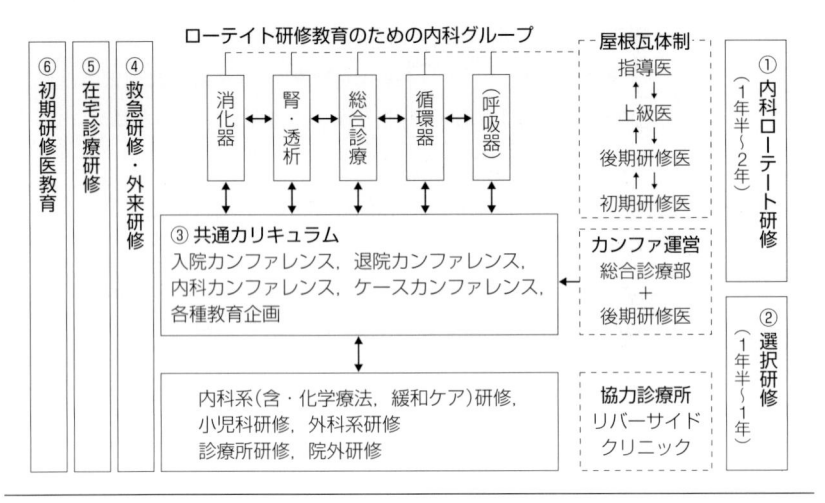

VII いくつかの地域病院における総合診療

図7-3 内科総合診療コース後期研修

が，ほとんどが「総合診療コース」でトレーニングを受けている．内科のみならず，他科の協力も充実しており，希望に応じて小児科や外科系の研修も行っている(図7-3)．また2009年度からは家庭医療プログラムも立ち上げた．

後期研修医には臓器別の専門医を目指す医師，家庭医を目指す医師，病院総合医を目指す医師が集っている．要するにさまざまな志向性をもった医師が集っているのだ．さまざまな志向性をもちつつも，「八ヶ岳の裾野のように幅広い臨床力をもつ医師を育てる」という教育理念の下で，後期研修医は自分たちの目指す医師像を追い求めている．

■ 諏訪中央病院の研修医教育基本方針

当初，研修医教育は病院運営の負担になるという意見が大勢を占めていた．しかし病院長の英断もあり，2003年に初期研修医を受け入れることが決まると，病院の研修医教育に対する姿勢は一変した．

さまざまな模索の中，かなり早い時期から研修委員会において，初期研修医教育のみならず，後期研修医教育においても専門性の高い教育ではなく「八ヶ岳の裾野のように幅広い臨床力をもつ医師を育てる」という教育理念の重要性が共有されてきた．

消極的には，諏訪中央病院規模の病院で高い専門性を看板にした教育は困難であったという事情もある．しかしそれ以上に，間口の狭い後期研修医の教育だけでは，地方中規模病院の診療が支えられないとの積極的な問題意識も病院内で共有されていた．

「八ヶ岳の裾野のように幅広い臨床力」を磨くことは，その後さらに専門家としての研鑽を積む医師たちにとっても必要なことだと，私たちは考えている．

また，そのような医師を育てるためには「基本的臨床能力の育成」と「横断的分野の教育体制の充実」が必要であると考えた．そのうえで私たちは教育体制の整備を進めてきた．内科／総合診療部のメンバーもそこに協力する形で諏訪中央病院の教育体制が構築されつつある．

■「基本的臨床能力の育成」

諏訪中央病院では「基本的診療能力」の育成に力を入れている．基本的臨床能力を育成するとは，「十分な医療面接，身体診察を行うことができ，そのことをもとに適切な症例プレゼンテーションを行い，症例ディスカッションできる力を育むこと」だと考えている．

■屋根瓦方式教育体制＝診療・教育のためのグループ作り

もともと諏訪中央病院は完成した医師たちが，それぞれ独立する形で日常診療を行い，必要に応じて助け合う体制をとっていた．そのような診療体制は研修医教育には不向きである．

「基本的診療能力」を育むためには屋根瓦方式の教育体制が必要である．初期・後期研修医を受け入れる中で，スタッフ，後期研修医，初期研修医が適切な規模でグループを作り診療・教育を行う体制を内科が中心になり作り上げてきた（図 7-3 参照）．

■カンファレンスの整備

また，グループ内における縦のつながりだけで診療を行うのみならず，共通のカンファレンスをもつことで，各グループの助け合いや相互批判などを

表7-4　週間カンファレンススケジュール

月	火	水	木	金
	6:30〜 研修医勉強会			6:30〜 研修医勉強会
8:00〜 医局連絡会	8:00〜 総合診療部 カンファレンス	8:00〜8:30 救急診療勉強会	7:30〜8:30 内科・外科 カンファレンス	8:00〜 総合診療部 カンファレンス
11:45〜13:00 入院 カンファレンス	11:45〜13:00 入院 カンファレンス	12:00〜13:00 入院 カンファレンス	11:45〜13:00 入院 カンファレンス	11:45〜13:00 入院 カンファレンス
17:15〜 内科 カンファレンス	18:00〜19:30 退院 カンファレンス	17:30〜 ケース カンファレンス （毎月1回）	（病院全体の勉強会など）	（病院全体の勉強会など）

行えるような体制を構築してきた．

　各種カンファレンス（**表7-4**）の運営にも総合診療部が中心的な役割を果たしている．

　「内科カンファレンス」では週1回，内科医全員でその週に新規入院となった症例に関して検討を行う．各グループ間の相互チェックの場となっている．また，研修医が受け持つ症例を中心に「入院カンファレンス（ランチカンファレンス）」が毎日開かれている．後期研修医が司会運営の中心に立ち，病歴と身体所見に基づく鑑別診断と初期対応に重きを置いているのが特徴である．さらに後期研修医が受け持った症例を取り上げ，文献的考察を含めて学び教え合う「退院カンファレンス」も毎週開催されている．

　毎月1回開催される「ケースカンファレンス」では内科専門各科が内科医全員に共有してほしい症例を提示し，すべての内科医に加え，その症例にかかわった各科医師が集い，議論を行う．

　週1回開かれる「内科・外科カンファレンス」では，手術症例を中心に内科医，外科医が参加し，症例検討を行う．外科系との垣根が低く協力体制が取

表 7-5　教育回診の例

	6月19日(木)	6月20日(金)	6月21日(土)
6:30～7:30	モーニングレクチャー①	モーニングレクチャー②	モーニングレクチャー③
9:00～11:30	教育回診	教育回診	膠原病診療ワークショップ 9:00～12:00(研修センター3階)
12:00～13:00	ランチカンファレンス①	ランチカンファレンス②	昼食休憩
14:30～16:30	教育回診	教育回診	環八ヶ岳クリニカルカンファレンス ・佐久総合病院：1例 ・諏訪中央病院：1例 ・洛和会音羽病院：1例 14:00～17:00(講義室)
17:30～19:00	ナイトレクチャー①	ナイトレクチャー②	
夜	指導医　交流会	研修医　交流会	研修委員会主催　交流会

〔洛和会音羽病院総合診療科・植西憲達先生(現 洛和会丸太町病院)教育回診〕

りやすいのも諏訪中央病院が誇る伝統だ．

　注目すべきはこれらのカンファレンスを循環器，消化器，腎臓透析，化学療法，そして内科以外の専門家たちと総合診療部が共有し運営していることである．日々のこのような取り組みが，垣根の低い医師の関係を作り出し，よりよい医療環境を作り出しているといえる．

■ 教育回診の試み

　さらに，「基本的臨床能力の育成」のために「教育回診」と称する試みをこの3年間行ってきた．院外から医療面接や身体所見を重視する姿勢をもつ，教育能力に秀でた卒後10年目前後の臨床医を招いて，初期・後期研修医教育に協力してもらう試みである．

　「教育回診」は実際のところ表7-5のように行われている．モーニングレクチャーから始まり，午前・午後のベッドサイドティーチング，ランチカンファレンス，ナイトレクチャー，休日を利用した身体所見ワークショップや症例検討会など盛りだくさんな企画を行う．研修医が症例プレゼンテーショ

ンをする姿は頼もしい限りだ．はじめはディスカッションになると大人しかった研修医たちが，clinician-educator の姿に触れる中で，積極的にディスカッションに加わるようになるのは嬉しい驚きである．そして研修医から指導医まで，「教育回診」を通じて，医療面接，身体診察，症例プレゼンテーションの重要性をともに再確認している．ベッドサイドでの clinician-educator のたたずまいは参加者を感動させ，日々の自分たちの診療態度を振り返る絶好の機会となった．

　幅広い分野において，ベッドサイドティーチングできる人材が十分でないのが当院の研修医教育の現状でもある．複数の問題点を抱える高齢者を多く受け入れている地域中規模病院にとって，専門性に縛られない幅広い臨床力が，研修医教育のうえでいかに大切であるかをロールモデルとなる clinician-educator の姿をみながら，皆で実感している．

　また研修医たちが自分の臨床力や諏訪中央病院の教育体制を外部と比較して，客観的に受け止めるために「環八ヶ岳クリニカルカンファレンス」と名付けたケースカンファレンスを佐久総合病院とともに年に3回開催している．これは洛和会音羽病院で開催されている「京都 GIM カンファレンス」をモデルに構想した他施設参加型のカンファレンスである．

　他流試合は自分たちの臨床を独りよがりにしないためにも，また教育を閉じた世界の上下関係の中だけに引き込もらせないためにも，必要なことだと考えている．

■ 横断的分野の教育体制の強化

　諏訪中央病院では，特に救急初期診療と感染症診療は病院をあげて教育に力を入れている．「八ヶ岳の裾野のように幅広い臨床力をもつ医師を育てる」ためには将来，どのような専門性をもつ医師になるにも救急初期診療と感染症診療の基本を学ぶことは無駄にならないと考えているためだ．

■ 救急初期診療

　救急初期診療に関しては初期救命処置，外傷初期診療，rt-PA，当院に常勤医のいない分野の初期救急（眼科，精神科）などの教育に力を入れている．

初期救命処置，外傷初期診療，rt-PA などの講習を受けてきた者がコメディカルとともに，研修医向け，院内職員向けの院内コースを企画し，その普及に力を入れている．

また当院の後期研修医 2 名が，院外研修期間に救急診療に力を入れている他施設で研修を行った．彼らが当院に戻り，スタッフとなり，当院の救急診療体制，救急診療教育の中心となってくれている．そこに当院で育ってきた後期研修医や初期研修医が参加し，屋根瓦方式の救急診療体制，救急診療教育体制が整備されつつある．

■ 感染症診療

感染症診療に関しては毎年秋に外部講師を招き 2 日間にわたる勉強会を行うことにしている．そして単に有名講師を招き講演してもらうだけの勉強会にならないような工夫をしている．外部講師を招く際行うのはケースカンファレンスとし，そこでディスカッションを行うだけの力をつける教育は，定期的に院内で内科／総合診療部の医師と後期研修医が担っている．そしてこのような機会を他院の研修医にも公開し共有している（図 7-4）．

また，感染症診療アドバイザーとして感染症専門医に毎月定期的に来院してもらい，研修医教育と症例コンサルテーションにかかわってもらっている．メールでのコンサルテーションも契約内容に含まれており，感染症診療アドバイザーからのすばやいフィードバックを受けながら，研修医たちは日常診療に当たっている．

c）諏訪中央病院における専門医の姿勢

諏訪中央病院全体，そして内科／総合診療部は，教育理念に基づいた教育体制によって育てられた「総合的なスタンスで学び働く卒後 1〜5 年目の世代の存在」によって支えられていることは間違いない．

そしてそのような診療体制全体は，総合診療に理解が深い専門医の存在によって支えられている．支えられているというよりは，総合診療に理解が深い専門医によって温かく包み込まれているといったほうが適切かもしれな

VII いくつかの地域病院における総合診療

諏訪中央病院 感染症診療勉強会 2008

諏訪中央病院研修委員会

　昨年度に引き続き，以下のような日程で感染症勉強会を開催いたします．他院研修医とも交流を行いながら，盛大に開催したいと考えています．

日時：2008年11月23日(日)午後〜24日(月)の昼まで
場所：諏訪中央病院　研修センター3階
講師：洛和会音羽病院 ICU/CCU・感染症科　大野博司 先生
内容：ケースを中心としたスモールグループディスカッションとミニレクチャー

　今年度は佐久総合病院と諏訪中央病院で合計6症例を提示し，検討を行いたいと思います．

　上記勉強会は貴重な機会であり，より充実したものとするために事前勉強会を諏訪中央病院内で企画します．12回シリーズ(＋番外編を1回)での勉強会を以下のように企画しています．研修医の皆さんが主な対象ですが，その他の院内各位の参加もお待ちしております．奮ってご参加ください．

院内事前勉強会計画
時間：18時〜19時30分
場所：第3・4会議室
コーディネーター：内科　佐藤泰吾

第 1 回	5月21日(水)	感染症診療の原則① 諏訪中央病院 感染症診療アドバイザー	具先生
第 2 回	7月15日(火)	感染症診療の原則② 諏訪中央病院 感染症診療アドバイザー	具先生
第 3 回	24日(木)	上気道感染症	慎先生
第 4 回	8月5日(火)	腹腔内感染症	佐藤先生
第 5 回	12日(火)	市中肺炎・院内肺炎	斉藤先生
第 6 回	19日(火)	市中急性下痢症・入院患者の下痢症	斉藤先生
第 8 回	9月3日(水)	感染性心内膜炎	伊藤先生
第 9 回	11日(木)	カテーテル関連血流感染症	伊藤先生
番外編	17日(水)	朝6時30分〜7時30分 感染症診療の疑問Q＆A①	具先生
第 10 回	30日(火)	細菌性髄膜炎	谷先生
第 11 回	10月17日(火)	尿路感染症	蓑田先生
第 12 回	21日(火)	敗血症のマネージメント	伊藤先生
第 13 回	28日(火)	皮膚・軟部組織感染症，ヒト・動物咬傷	佐藤先生
番外編	11月19日(水)	朝6時30分〜7時30分 感染症診療の疑問Q＆A②	具先生

図7-4　諏訪中央病院感染症勉強会の形式

い．それは諏訪中央病院の，特に内科系の専門医の多くが，専門医である前に一般内科医であり，もっといえば医師であるという姿勢を維持しつづけているためである．

　これまでも地方中規模病院の勤務医は自分の専門性にかかわらず，必要とされれば医師として対応しなければならなかった．とりたてて「総合医」といわなくても，そのことが当たり前であった．その伝統が今でもしっかりと続いているのが諏訪中央病院の特徴だ．

　諏訪中央病院では専門医であっても，全科当直を初期・後期研修医とチームを組み，行っている．場合によっては各科をローテーションしながら幅広く学んでいる研修医たちとの間で，教え教えられる関係が逆転する．時には専門医が研修医に助けられ，胸をなでおろすこともある．

　皆が内科全般にわたった診療はもちろん，小児診療も，小外科的な処置も，外傷初期診療も行うことが求められる．地域の小児急病センターで働く専門内科医も多い．

　このような診療体制は，専門医を十分に配置できる現場から見たら，100点満点ではないかもしれない．しかし，地方中規模病院の現場において100点が取れないという理由で，すべてを投げ出してしまっては，0点にしかならない．地域の中で患者さんが行き場を失うことなく，医師が激務に倒れることなく，60点をどのように維持するかを考えたときに，皆が力を出し合って協力するしかない．諏訪中央病院ではこのことが共有されている．

　専門医たちがそのような臨床の現場から逃げずに踏みとどまっていることが，内科／総合診療部に対する深い理解を育んでいるといっても過言ではない．「総合的なスタンスで学び働く卒後1〜5年目の世代」を大切に育ててくれるのも，彼ら研修医の存在が，地域の患者を，そして地域の数少ない専門医を支えていることを，各専門家の医師たちが深く理解してくれているからにほかならない．

5 総合診療は卒後1〜5年目の世代が支える？

「私が現時点での率直な気持ちを述べると，"総合医が病院崩壊を救う"といった実感はほとんど，ない」と冒頭に記した．

また「現時点での私自身の実感として，『総合的なスタンスで学び働く卒後1〜5年目の世代が育っていなければ，地方中規模病院（≒諏訪中央病院）は崩壊する』」とも記した．

現時点で，という限定つきであるが，病院崩壊がこれ以上進行する前に「総合医」なるものを育成することは難しいと思う．量と質を求められればなおさらである．仮に，形式だけ「総合医」を認定してみたところで，現在の社会や医療を背景として「総合医」として地方中規模病院の現場に身を置きつつ，持続力をもって働くことはかなりしんどいことだと思う．私にとっても，一歩間違えば『立ち去り型サボタージュ』は他人ごとではない．

諏訪中央病院の現実とこの5年間の取り組みを振り返ってみると，「総合医」が，「総合的なスタンスで学び働く卒後1〜5年目の世代を育てる」ことを通じて，「病院崩壊を救い得る」ということまではいえるかもしれない．それ以上のことを言明するには，まだまだ私たちの取り組みは日が浅く，時間的な評価に耐えうるものではない．

2010年度からの初期臨床研修制度の改変議論をみていても「総合的なスタンスで学び働く卒後1〜5年目の世代を育てる」土壌はますますやせ衰えていると感じる．

「総合的なスタンスで学び働く卒後1〜5年目の世代」は将来「総合医」にならなくてもよい．むしろ「専門医」を目指してもらえばいい．社会が彼らを大切にしたら，よりよき「専門医」が育つのではないか．

今しばらく，患者からも，医師からも，コメディカルからも認められる「総合医」が量と質をもって社会的に認められる日は来ないであろう．それまでの医療を担うのが自分たちの世代だと覚悟を決めている．「総合的なスタンスで学び働く卒後1〜5年目の世代を育てる」ことを現場で地道に継続でき

たならば，専門医を支える「専門性のある総合医」と総合医を支える「総合医としての素養をもつ専門医」が手を取り合って「病院崩壊を救う」姿を10年以上先にみることができるかもしれない．

いずれにしても，現時点では「総合医」が，「総合的なスタンスで学び働く卒後1～5年目の世代を育てる」ことを通じて，「病院崩壊を救いうる」ことに希望をつなぎたい．これが「地方中規模病院，内科勤務医」として働く私の，現時点での立ち位置である．

文献

1) 松村理司："大リーガー医"に学ぶ―地域病院における一般内科研修の試み．医学書院，2002

VIII

臨床研究をめぐって

A　総合診療と臨床研究　（島田利彦）

A 総合診療と臨床研究

（島田利彦）

　現在，私は洛和会音羽病院で一般内科の外来を中心として臨床と教育に当たっている．さまざまな訴えの患者が来院され，それらの患者を適切と思われる診療科に振り分け，あるいは一定のところまで保存的な治療も行う．そんな中，ときどき患者から「専門は何ですか？」と聞かれることがあるが，いつも何とお答えするか迷ってしまう．大学を卒業してから血液を目指したり腎臓や血液浄化をかじってみたり，一般内科ひと筋と思ってからもやはり感染症やリウマチ膠原病に未練があったりといろいろなことを勉強させてもらってきた．方向が定まらないなと思いながらも，その逆にちょっとした興味で始めたEBM(evidence-based medicine)や臨床疫学の道で出会った人たちに惹きつけられて大学院まで進学した．エビデンスを使うだけではなくて自分でも創ってみたいという思いがいつのまにか形になっている．

　仕事で好きなことはと聞かれれば診断学，それに感染症や膠原病などといった臓器横断的な分野にも積極的な興味をもっているが，かといってこれらは体系的に正式に学んだわけではないので大きな顔をするのは憚られる．そうすると，自分のレベルはともかくある程度きちんとトレーニングを受けたものといえば臨床疫学や臨床研究ということになるのだが，これが患者の診療に直接的に反映されるわけではないので口に出すのはお門違いのような気もする．それに何といってもお話したときの患者の反応を考えるとお話しする気になれない．医療従事者に説明しても「？？」といった反応を経験することもあるのに，患者に「専門は臨床研究です」なんて言おうものなら，きょとんとした顔をされて間が悪くなるのが目に見えている．昨今は幸い総合診療や総合内科という概念はある程度受け入れられつつあるようなので，「内

科全般です．難しい技術はありませんが，広くいろいろと診させていただいています」と無難にお答えして，煙に巻く日々を送っている．一応納得しているつもりなのだけれども，なんとも説明しづらい立場だなとわれながら思うことがある．アイデンティティがあるようでないような，安定感のなさともいえるだろうか．

　ここからは，総合診療医の中でも一風変わった立場の人間の目線から臨床研究をとらえて，その中身や現状，問題点や将来について述べていきたい．

1 臨床研究について─歴史とこれから

a）臨床研究の歴史

　臨床疫学の考え方が，Gordon H. Guyatt によって EBM という魅力的なラベルをつけられ，世界の医療界を席巻したのが1991年のことだった．日本でも1990年代後半に紹介されて以来10年以上の時間が流れており，良くも悪くも話題となりパラダイムシフトを招いてきた．今日ではほとんどの医師が EBM や臨床疫学について具体的に説明はできないまでも，さまざまなキーワードから一定のイメージを抱くことは可能なのではないだろうか（ランダム化比較試験，メタ分析，相対リスク，number needed to treat などなど）．それでは，「臨床研究」と聞いたときに医師たちの頭にどのようなイメージが浮かんでくるのだろう．自分たちの病院でも行われている治験であろうか．あるいは JCOG（日本臨床腫瘍研究グループ）や JALSG（日本成人白血病治療共同研究グループ）のような研究グループによる多施設共同研究であろうか．それとも今度学会で発表する予定の興味を引く珍しい症例の集積，ケースシリーズだろうか．もちろんこれらはきわめて重要な臨床研究のコアではあるが，本項のテーマの中心となる分野ではない．それでは，いったい何が今回話題としたい「臨床研究」なのであろうか．

　臨床研究の「定義」に触れる前に，まず少し寄り道をして日本の医学研究の

VIII

臨床研究をめぐって

　歴史を振り返ってみたい．明治時代の日本の医学史でエポックメイキングとされる臨床研究(疫学研究といったほうが正しいかもしれないが)について耳にされたことはあるだろうか．それは当時原因不明の致死的疾患であった脚気との闘いにおける海軍軍医の高木兼寛(1849〜1920年)の活躍である．薩摩出身で英国に留学し実践的な医学を学んだ高木と，陸軍軍医でコッホ以来の全盛を極めていた細菌学の中心であったドイツ帰りの森 林太郎〔のちの小説家 森 鷗外(1862〜1922年)〕の対立というドラマチックなキャスティングと相まって，日本での医学研究を語る際には話題となることが多い(☞74頁)．この仔細を記すのは本項の目的ではないので簡略に述べるが，高木の行ったことは詳細な観察(刑務所での発症が少なく富裕層に脚気が多いことから，白米に発症が依存しているという仮説)と実証(多数の脚気患者を出した戦艦龍驤に対して，食事内容だけを変えた筑波を比較のため航海に出し脚気患者を激減させた．あるいは海軍食の改良によって日清・日露戦争での脚気による死亡者を皆無とした．これに対して陸軍では数万人の脚気による死亡を出している)にある．もちろん，これらは脚気の原因であるビタミンB_1発見以前の出来事である．原因が明らかになる以前であっても，病気を予防あるいは治療できることを示した実学としての医学のきわめて優れた例だと考えられている．

　このような特筆すべき例がありながらも，実学としての臨床医学，さらに臨床研究は高木の業績が顧みられるのが遅れたように，あるいはそれ以上の大きな差をもって東京帝国大学(現東京大学)医学部をその筆頭とするドイツ医学，基礎医学研究の発展に後塵を拝してきた．戦後になってもこの傾向は続き，医師の研究といえば「大学院生が大学病院で臨床の下働きをしながら空いた時間で与えられたテーマでの基礎実験を行う」あるいは「大学病院では患者を診ることに時間を使うよりもラットで基礎的研究をしたほうが偉い」という雰囲気が一般的であった．専門医といいながらも研究による専門医であって，その分野の臨床に疎い医師がいることも珍しい話ではない．もちろん，このことはデメリットばかりではないさまざまな側面をもっていた．内部的にはこのようなシステムにより大学の教授を頂点とするヒエラルキーと医局人事制が維持され，学生側からみても医学博士という学位をほぼ確実に

得ることが可能であった．また2004年になって社会のニーズに応えて臨床医学の底上げを行うために初期臨床研修制度の見直しが行われたが，この制度が医師を都市部の病院に偏在させて医療崩壊進行の一因となったという意見もあり，医局人事制度による医師の地域への派遣が歴史的に重要な役割を担ってきたと考えている人もいるようである．

　もちろん，このような現実的な利得の問題だけではなく実際の研究業績面からみても，基礎医学の分野で勤勉に努力を重ねてきた研究者たちによって"Nature"や"Cell"といった超一流のジャーナルを飾る研究結果が数多く生み出されており，この分野での日本の研究は一定の立ち位置を確立している．残念ながらこれに対して日本の臨床研究，特にPOR(患者指向型研究)にはその実績からして遅れがあるといわざるを得ないが，その原因は臨床医学をないがしろにしてきた上記のような歴史的潮流にあるのではないだろうか．

b) 臨床研究とは─疫学とトランスレーショナルリサーチ

　その臨床研究とは何かについて改めて見直してみたい．厚生労働省の「臨床研究に関する倫理指針」〔平成15年7月30日(平成20年7月31日全部改正)〕[1]によると，臨床研究は「医療における疾病の予防方法，診断方法及び治療方法の改善，疾病原因及び病態の理解並びに患者の生活の質の向上を目的として実施される医学系研究であって，人を対象とするもの(個人を特定できる人由来の材料及びデータに関する研究を含む)をいう」と定義されている．いささか難解に感じるが，つまりはヒトを直接の対象とすればそれで臨床研究であるといってよさそうである．ただし，ヒトの細胞やDNAなどの材料を用いた研究については，その個人が特定されるときに限ってとのことなので，生物としてのヒトを扱うだけではなく，個人あるいは社会としてのヒトを直接の対象とする研究が臨床研究だと言い換えられるであろう．

　やや話が逸れるが，これは疫学研究とも重なり合う部分が多い．医療従事者ですら易学(！)と間違えてしまうことがあるかもしれないややマイナーともいえる疫学だが，「明確に定義された人間集団の中で出現する健康関連のいろいろな事象の頻度と分布およびそれらに影響を与える要因を明らかにし

```
                          (古典的)疫学
  1. 記述疫学      集団で起こる事象の人・場所・時を整理し記述する
  2. 分析疫学      a. 横断研究,生態学的研究:仮説を探すための研究
                   b. 症例対照研究,コホート研究:因果関係の言及が可能

  3. 介入研究
      臨床試験     a. 治験〔治験(製薬会社の主導・依頼),医師主導型治験〕
                   b. 研究者主導型臨床試験(自主臨床試験)
      :主として治療効果を検証.ランダム化(無作為化)比較試験(RCT)が望ましい

  4. 検査・診断についての研究
  5. データ統合型研究    システマティックレビュー,メタ分析,決断分析(費用効果分析など)

                            臨床疫学
```

図 8-1 疫学的な見地から分類した疫学・臨床研究

て,健康関連の諸問題に対する有効な対策樹立に役立てるための科学」[2]あるいは厚生労働省の「疫学研究に関する倫理指針」〔平成 14 年 6 月 17 日(平成 16 年 12 月 28 日全部改正)〕[3]による「疾病の罹患をはじめ健康に関する事象の頻度や分布を調査し,その要因を明らかにする科学研究」などの定義付けをみても,対象が完全に集団であることを除けば両者の重複は大きく,臨床研究で用いられる手法も疫学に由来するものが大部分である.例えば癌についていうなら,悪性新生物登録から解析までが疫学寄りの研究で,その治療についての研究が臨床研究寄りということになるが,いずれも集団としてのヒトを対象とするものであり,明確な区分があるとはいえない.さまざまな考え方があろうが,より広範囲を含む疫学からみたヒトを対象とする研究について図 8-1 にまとめてみた.(古典的)疫学,臨床疫学という分類については筆者の個人的な解釈であり必ずしも一般的なものではない.また個別の用語については本題でないため関連書をご参照いただきたい.

さて,臨床研究は横断的な立場と異なる見方,基礎研究における顕微鏡レベルから社会の中のヒトレベルまでのどこに焦点を当てるかという視点からも分類できる.医学研究の中でトランスレーショナルリサーチが重要であると叫ばれて久しいが,トランスレーショナルリサーチとは「基礎研究で生ま

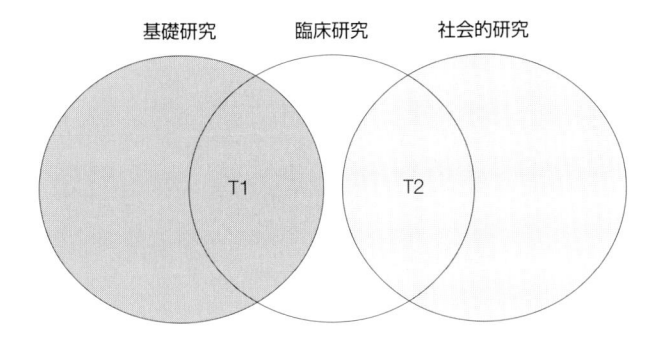

図8-2 トランスレーショナルリサーチ
〔Hulley SB, Cummings SR, Browner WS, et al（著），木原雅子，木原正博（訳）：医学的研究のデザイン―研究の質を高める疫学的アプローチ（第3版）．メディカル・サイエンス・インターナショナル，2009 より改変〕

れた知見・シーズを可能な限り早く適切に育てあげて実地臨床での開発と利用へとつなげる臨床研究基盤・構造のこと」を指す．ベンチからベッドサイド，すなわち顕微鏡レベルから患者までをいかにスムーズに早く適切につないでいくかが，個々の内容とともに重要視されているということになる．Cummings らはトランスレーショナルリサーチには図8-2のような区分があるとしている[4]．

　1つはベッドサイドでのエビデンスを作りあげる，すなわち基礎研究で得られた知見を臨床研究に適用する T1 研究であり，もう1つは現状を明確にとらえて現場にエビデンスを浸透させる，つまり臨床試験で得られた知見を社会における保健活動の改善に適用する T2 研究である．T1 レベルの研究には最先端の研究手法を用いコストやマンパワーもかかり大規模な組織（国家や企業）の力が必要であることが多い．T2 レベルの研究も決して簡易なものでないが比較的小規模な組織力と資金でも実行可能であり，何よりも臨床あるいはベッドサイドに直結しその質と量の改善が診療の質の改善に直接つながっていくものと思われる．しかしながら日本では医療に対するニーズが多様化し医療が複雑化しているにもかかわらず，臨床研究に関する基礎知識（立案から解析まで）をもってこのレベルの臨床研究を理解し実行していく医

VIII 臨床研究をめぐって

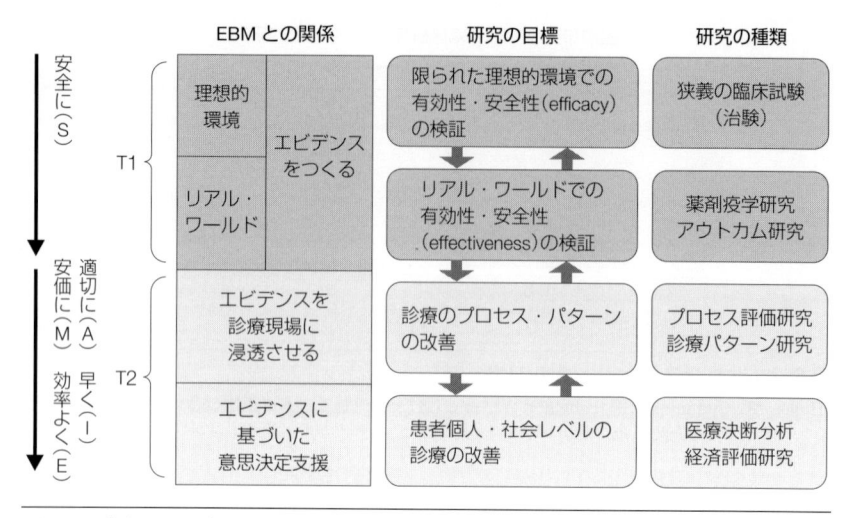

図8-3 「臨床研究」の全体図
〔福原俊一:臨床研究者育成のための戦略とロード・マップ.学術の動向 8:43-52, 2006 より〕

療者が不足しており,臨床現場を熟知し現場で活躍しうる physician scientists などの専門的人材が不足している.なお,福原はトランスレーショナルリサーチをさらに**図8-3**[5]のように区分し,web「実現・持続可能性のある臨床研究フェローシップ構築研究」(www.cr-fellowship.net/) でも臨床研究について解説を行っているので一読をお勧めしたい.

さて,この節のはじめで述べたわれわれのような病院で率先していくべきと考えられる臨床研究は主にこの T2 レベルにある.T1 レベルの研究,特に治験はその主体が企業であり,研究のモチベーションは臨床の現場にあるとは言い難い.現場の問題から生まれた臨床的疑問を自分たちで定式化し先行文献を検索し研究につなげる.データを収集・整理し解析もその現場で行う.さらにそこから生み出された結果も現場・社会にフィードバックして臨床的疑問の解決に用いて最終的に診療の質を上げていく.エビデンスを自分たちで生み出し,それにより自分たちのプラクティスの質を上げていく,そのような循環を生み出しうる臨床研究が音羽病院あるいは同規模の研修指定病院などで起こる,あるいはそこから広がっていかなければならない臨床研究の形だと考えている.あるいはそのような循環を作り出すこと自体が,臨

床現場の日々の仕事の満足や価値を高めて充実したものにしていく方法の1つ足りうるとも思っている．

それではそのような将来に向けて今はどこにいるのだろうか．その現状や問題点について引き続きお話していきたい．

2 音羽病院での臨床研究—現状・問題点

　当院での臨床研究の現状を一般病院での一例として紹介したい．まず人材として関連病院も含めた総合診療科内に疫学や臨床研究の基本事項を学んだ医師（公衆衛生学修士相当）が筆者を含めて2人いる．おのおのが自分たちのテーマをもって病院のデータを用いながら，教育に関する研究，臨床予測式の作成，ランダム化比較試験，データ統合型研究などに当たっている．直接の一定の時間的配慮を与えられながら活動しているが，臨床を行いながらということで時間は当然不足しており，さらにサンプル不足などの研究上の問題からも必ずしも順調に進展しているとはいえない．現状では基本的な目標である国際英文誌への掲載は1件にすぎず，さらなる実績が求められる[6]．これに続く活動としては，自分たち以外を対象とした他科あるいは他施設の臨床研究支援があげられる．これまでに心臓内科・内分泌糖尿病科・口腔外科・肛門科・整形外科などから研究の相談を受けて，研究デザインについてのアドバイスやプロトコール作成の支援，あるいは統計解析のサポートを行ってきた．学会発表の直前に駆け込んできてとりあえず有意差を出してほしいというやや困った依頼もあるが，これも臨床研究の間口を広げるものでもありできる限りお応えしている．反対に当院のオリジナルデータを用いて国際誌にアクセプトされる臨床研究をしている医師もおり，こちらが一緒に勉強させてもらっている場面も出てきている．今のところこれらは知る人ぞ知る個人的な依頼という形であり，公式に"総合診療科臨床研究部"といった形式をとっているわけではないのだが，少しずつ依頼件数が増えていることを実感している．

VIII
臨床研究をめぐって

　さて，一見順調のようにもみえるが，問題点はいったいどのようなものであろうか？　一般的に考えられる問題，例えば臨床で忙しい，研究費がない，作業をサポートしてくれる人材がいないなどは致し方ない．医療崩壊，特に地域医療の崩壊が叫ばれ医師の定員増が厳しい国家財政の中で行われようとしている現状で，特に総合診療医の存在意義が専門医の隙間を埋めて病院崩壊を防ぎ止める部分にある以上，研究に「余分な時間と予算」，言い換えれば贅沢を求めることは厳しいのも当然であろう．また私立の病院であれば経営がまず優先されるであろうし，時間の有効利用とコスト削減がまず優先されるのも致し方ない．日本全般にいえるこれらの問題点については長期戦略的あるいは政治的な視点からのシステムの改善しか解決策はないと思われるため，その他もう少し身近な部分で気づいたことを何点かあげてみたい．

　まず，当院の総合診療科内についていえば，若手医師の間での臨床研究に関する盛り上がりがいま1つというのは意外であった．興味はある様子だが，「自分で具体的にやってみよう」「勉強してみたい」という声は案外と少ない．データ収集や研究への登録についても積極的とはいえない．臨床で忙しいうえにさらに仕事が増えるというのもあるだろうし，当院では"大リーガー医"などに代表される臨床を徹底的に勉強できるという点に惹かれて入職している人間が多いので臨床一辺倒で当たり前といえばそうなのだが，エビデンスのユーザーと作り手は近いようで遠いと認識させられる一件であった．研究に使用できるデータがないというのも臨床研究の問題点としてよく耳にすることだが，これについても総合診療科内に独特の問題点があることを感じさせられた．実は総合診療医はデータをもたないのである．やや大げさな言い方ではあるが，つまり患者が高齢で複数の複雑化した問題点をもち，かつ多くの分野にわたるためにデータとしては美しくない（非常に使いにくい）のである．加えて誤嚥性肺炎などの総合診療科内でのコモンディジーズは研究分野としては注目されにくい分野であるため，研究アイディアそのものが形作りにくいという問題点もある．他科のデータを使えばという意見もあるが，ある科の患者のデータはその科のもの的な風潮というか遠慮もあり，今のところそれはなかなか難しい．

　これら以外にも問題点はたくさんある．例えば，デザインや統計の面で自

分たちの力量不足でありコンサルテーションに十分に応えられていない，相談できる人材がそばにはおらず互いの相談の中でなんとか問題を解決しながらその場で勉強している，逆にコンサルト側の知識や認識が決定的に不足しており話が噛み合わない，それを乗り越えるには恐ろしく時間をかけて基本事項から毎回積み上げないといけない，あるいは治験センターとのつながりが少なく，基本的にはわれわれと同様の方向性をもつはずなのだがその目的が異なるためか接点が持てない，などなど問題点は枚挙に暇がない．

　個々の問題はともかく，いったいこれらの問題の根底にあるものはなんだろうか．どのようにとらえれば今後よい方向に事態を進めていくことができるのだろうか．

3 　総合診療と臨床研究の今後

　臨床研究の発展に人材教育や制度改革などは当然必要である．しかし，それを加速するためには何が必要なのだろうか．生きた臨床的疑問とそれに応えるデータのある市中の第一線病院から臨床研究を生み出すためにはどうすればよいのだろう．その中で総合診療医はどうあればよいのだろう．

　筆者はまず何のための臨床研究なのか，誰のための臨床研究なのか，そのモチベーションがどこにあるのかを具体的に示していく必要があると考えている．臨床研究を作り出すことが論文執筆者個人の名誉にとどまっていてはそれ以上の進展はないであろう．その科の同僚，病院内のほかの医師あるいはコメディカルと作業や結果を共有でき，さらにそれが社会に還元されて病院のレベルアップや評価の高まりとなって返ってくるというサイクルの形成があってはじめて臨床研究が真に価値のあるものとなりうる．そこまでの道のりは抽象的で漠然としているが，そこに向かう案内人あるいは調整役として総合診療医は適任ではないだろうか．各個人の特性はあるが，臓器横断的な知識，エビデンスに対する一定の親和性，教育に関する情熱，各科との交渉やコミュニケーションなど，臨床と研究の懸け橋となりうる素地がそろっ

ている.さらに,もしこのような立場を作り出すことができれば,ともするとあいまいになりがちな総合診療医のアイデンティティの形成の一端を担うこともできるだろう.もちろん,こういったあり方はこれまでにみられないため,どのようになっていくのかは自分たちにもはっきりとみえるものではない.少しずつでもこのような形を開花させていくために,これからの活動の中で教育や広報なども積極的に行いながら,総合診療医のキャリアパスの1つとして,具体的なロールモデルとなるようにしていきたいと考えている.

4 臨床研究や疫学を学ぶ

　ここまで紹介してきた臨床研究や疫学であるが,一般的にはまだまだ馴染みが薄い存在と思われる.米国では医学校と同じようにたくさんのSPH(school of public health;公衆衛生大学院)があり,医師だけではなく多くの分野からの人材が知識とスキルを高めて社会に還元するために集まってくる.そこでは日本にも以前からある公衆衛生だけでなく,疫学・医療情報・生物統計・医療倫理・医療経済などの多くの分野を統合的に学ぶことができる.以前はこの分野を志した人は米国のSPHに留学するのが一般的であり,時間や経済的な側面から敷居はかなり高かったが,先見の明をもって学んできた人たちの尽力によって,あるいは社会の要請の高まりとともに国内でもSPHが設立され,学習の機会が増えてきている.

　筆者は京都大学大学院医学研究科社会健康医学系で学んだが,ここは2000年に設立された日本初のSPHであり(ただし実務保健衛生に特化した国立保健医療科学院はそれ以前から運営されている),2年制の修士課程や3年制の博士課程に加えて,短期間での学習が可能な医師向けのMCR(master of clinical research;臨床研究者養成コース)や知的財産や遺伝カウンセラーなどの特別コースもあり,さらにさまざまな新しいプログラムを提供している.ちなみにMCRコースでは初学レベルから研究デザイン・生物統計・統計パッケージの使用法などの臨床研究に必要な基礎的事項を1年で学ぶこと

ができる[7]．京都大学以外にも 2007 年に東京大学に医学系研究科公共健康医学専攻が，2008 年に長崎大学に国際健康開発研究科(国際保健分野特化型)が設立されるなどの新しい動きがある．もちろん，このようなプログラムを終了したからといって臨床研究の道が自動的に開けるわけではない．京都大学の MCR コースの修了生のアンケートでも「時間の不足や周囲の理解不足に悩んでいる」といった回答があり[8]，本当に臨床研究の入り口に立ったにすぎないといえる．しかしながら全国の研修医や病院上層部を対象とした調査でも臨床研究に対して高い関心が寄せられており[9,10]，これからの進歩に対する期待とニーズはやはり強いものと考えられる．実際にそれを示すように，上記のようなプログラムのほかにも，「臨床研究や疫学を学んでみたい」，あるいは「臨床上の疑問を整理してみたい」と思いながらも大学院進学まではできない方でも受講ができる短期コースやセミナーが数多く開催され，学びの機会も増えている．ぜひ機会を見つけてこれからますますニーズが高まっていくだろうこの分野での学びの機会を作ってもらえればと思う．

5 推薦図書

　臨床研究や疫学に興味をもった方にお勧めする基本的なことを記載した書籍として文献 2，4，11，12 を紹介する．慣れない用語や概念も多いので一読では理解できないのが普通だと思う．力を入れすぎずにあきらめず繰り返して目を通してほしい．

Ⅷ
臨床研究をめぐって

文献

1) 厚生労働省：臨床研究に関する倫理指針．
   (www.mhlw.go.jp/general/seido/kousei/i-kenkyu/rinsyo/dl/shishin.pdf)
2) 日本疫学会(監修)：はじめて学ぶやさしい疫学―疫学への招待．南江堂，2002
3) 厚生労働省：疫学研究に関する倫理指針．
   (www.mhlw.go.jp/topics/bukyoku/seisaku/kojin/dl/161228ekigaku.pdf)
4) Hulley SB, Cummings SR, Browner WS, et al(著), 木原雅子，木原正博(訳)：医学的研究のデザイン―研究の質を高める疫学的アプローチ(第3版)．メディカル・サイエンス・インターナショナル，2009
5) 福原俊一：臨床研究者育成のための戦略とロード・マップ．学術の動向 8：43-52, 2006
6) Shimada T, Noguchi Y, Jackson JL, et al : Systematic Review and Metaanalysis ; Urinary Antigen Tests for Legionellosis. Chest 136 : 1576-1585, 2009
7) 「京都大学臨床研究者養成コース(臨床情報疫学分野)」HP(www.mcrkyoto-u.jp/)
8) 福原俊一(編)：臨床研究の新しい潮流―医学研究のパラダイム・シフト．別冊 医学のあゆみ，2008
9) 林野泰明，福原俊一：研修医の大学院進学希望は低くない．日本医事新報 4422：70-74, 2009
10) 横山葉子，三品浩基，松村理司，ほか：臨床研究および臨床研究者養成のための教育への病院上層部の関心―病院 特性による比較．医学教育 40：333-340, 2009
11) 中村好一：基礎から学ぶ楽しい疫学(第2版)．医学書院，2005
12) Fletcher RH, Fletcher SW(著), 福井次矢(監訳)：臨床疫学―EBM実践のための必須知識(第2版)．メディカル・サイエンス・インターナショナル，2006

IX
教育研究をめぐって

A　ジェネラリストが担う教育研究　　　　（森本　剛）
B　ジェネラリストのアカデミックキャリア　（錦織　宏）

IX 教育研究をめぐって

A ジェネラリストが担う教育研究

（森本　剛）

1 はじめに

　医学教育の専任教員となってから4年になる．学生時代は決して勉強熱心な学生ではなかった．最近会った友人の「ボート部の合宿所でいつもゴルゴ13を読んでいた森本が，医学教育とはな〜」のひと言に凝縮されている．学生時代に「医学教育」を意識したことはただの一度もなかった．しかし，卒後のキャリアの中ではずっと医学教育はついて回った．初期研修の市立舞鶴市民病院で卒後2年目から「市立舞鶴市民病院内科での臨床研修」「中小病院における一般内科教育の試み」「病歴及び身体所見を重視した症例呈示，回診の実際」という演題で学会発表していたことが履歴書に残っているが，一般内科，総合診療領域での卒後臨床教育の実践を「明示化」するような研究活動であった．

　医学分野における研究活動には狭義の研究と広義の研究があるように思える．狭義のそれは，経験や観察を科学的・論理的にまとめ，「学術論文」の形で残るものである（便宜的に「学術研究」と呼ぶ）．一方，広義のそれは，経験や観察を分析し，次の活動の改善や新規開拓を図るものである（便宜的に「研究開発」と呼ぶ）．医学教育に関する研究活動は，大学や病院，学生や医師，社会や行政の要請に応じて，教育内容や方略を改善する活動が多く，研究開発が中心になっているように思える．当然ながら，研究者や教育者の独善や思い込みを防止するために，前者の学術研究を通じてピアレビューを受け，また広く適用性を評価する必要がある．しかし，医学教育研究は研究開発が

占める割合がずっと多い．

　自分の教育研究はやはり，研究開発が多い．ときどきアンカー的に学術研究を入れるようにはしているが，業務としての研究開発に時間を取られることが多く，どうしても学術研究が後回しになる．『The Seven Habits of Highly Effective People(『7つの習慣』)』の著者であるStephen Coveyにいわせれば，「緊急であるが重要性の低いことにとらわれて，緊急性は低いが重要性の高いことが後回しになっている」ようで，このことを思い返すたびに，わが身の自堕落さに幻滅する．

　最初にも書いたが，自分の初期のころの教育研究は，「一般内科や総合診療についての教育開発」であった．別の言い方をすれば，「一般内科・総合診療」的な診療や医師のあり方，実践が対象であり，担当者は誰でもよいのである．循環器内科医でも消化器外科医でも「一般内科・総合診療」について研究すると当てはまる．それが，京都大学総合診療科助手から医学教育推進センター講師への異動の前後で，ジェネラリストとしての自分のバックグラウンドを生かした教育研究を行うことが多くなった．ひと言でいうと，「ジェネラリストを対象にした研究活動から，ジェネラリストが担う研究活動への移行」である．ジェネラリストの強みは何であるか？　もちろん，診療の場(在宅→外来→救急→病棟→ICU)や疾患の専門性，場合によっては病気の有無を問わずに，ある程度のレベルを確保した診療活動が実践できることである．言い換えれば，対象を選ばない，診療科横断的な医療への知識・技能・態度であろう．これは，横断的な教育研究を行うのに非常に都合がよかった．そこで，本項では，筆者がジェネラリストを背景に実施している以下の教育研究(学術研究＋研究開発)について紹介する．

2　臨床実習のあり方

　新医師臨床研修制度が2010年度から変更されることになった．研修医が幅広い診療を経験する必修期間を最短1年に短縮できることが実質的に可能

IX 教育研究をめぐって

図 9-1　臨床実習（京都大学　2008〜2009 年度）

になった．卒後の幅広い診療の経験期間が短くなったことに呼応して，文部科学省の医学教育カリキュラム検討会では「臨床研修制度の見直し等を踏まえた医学教育の改善について」において，臨床実習の充実化が求められた[1]．この充実化には期間の充実（50 単位相当＝50 週程度）と内容の充実（クリニカル・クラークシップの徹底）が含まれる．

A ジェネラリストが担う教育研究

2 臨床実習のあり方

週	52-54	55-57	58-60	61-63	64-66	67-69	70-72	73-75	76-78	79-81	82-84	85-87	88-90	91-93	94-96	97-99	100-102	
	内科C(学外)		内科C(学内)		外科A(学内)		外科A(学外)		内科B(学外)		内科B(学内)							前半ローテンション 内科・外科系の実習
	内科D(学内)		内科D(学外)		内科C(学外)		内科C(学内)		外科A(学外)		外科A(学内)							
	外科B(学内)	外科B(学外)	外科B(学内)		内科D(学外)		内科D(学内)		内科C(学内)		内科C(学外)							
	内科A(学内)	内科A(学外)	外科B(学内)	外科B(学外)	外科B(学内)		内科D(学内)		内科D(学外)									
	内科B(学外)	内科B(学外)	内科A(学外)		内科A(学内)		外科B(学外)		外科B(学内)									
	外科A(学内)	外科A(学外)	内科B(学内)		内科B(学外)		内科A(学内)		外科A(学外)									
							チュートリアル											
	麻酔/集中	口腔/薬剤	病理診断部	検査/輸血	化学療法部	初期診療												後半ローテンション 内科・外科系以外各科の実習およびイレクティブ実習
	口腔/薬剤	病理診断部	検査/輸血	化学療法部	初期診療	産婦人科			イレクティブ実習									
	病理診断部	検査/輸血	化学療法部	初期診療	産婦人科	小児科												
	検査/輸血	化学療法部	初期診療	産婦人科	小児科	皮膚科												
	化学療法部	初期診療	産婦人科	小児科	皮膚科	形成外科												
	初期診療	産婦人科																
	産婦人科	小児科							イレクティブ実習									
	小児科	皮膚科																
	皮膚科	形成外科																
	イレクティブ実習						産婦人科	小児科	皮膚科	形成外科								
							小児科	皮膚科	形成外科	整形外科								
							皮膚科	形成外科	整形外科	泌尿器科								
							形成外科	整形外科	泌尿器科	精神科								
							整形外科	泌尿器科	精神科	脳神経外科								
	イレクティブ実習		小児科	皮膚科	形成外科	整形外科	泌尿器科	精神科	脳神経外科	眼科								
			皮膚科	形成外科	整形外科	泌尿器科	精神科	脳神経外科	眼科	耳鼻咽喉科								
			形成外科	整形外科	泌尿器科	精神科	脳神経外科	眼科	耳鼻咽喉科	放治/放診								
			整形外科	泌尿器科	精神科	脳神経外科	眼科	耳鼻咽喉科	放治/放診	麻酔/集中								
	形成外科	整形外科	泌尿器科	精神科	脳神経外科	眼科	耳鼻咽喉科	放治/放診	麻酔/集中	口腔/薬剤								
	整形外科	泌尿器科	精神科	脳神経外科	眼科	耳鼻咽喉科	放治/放診	麻酔/集中	口腔/薬剤	病理診断部								
	泌尿器科	精神科	脳神経外科	眼科	耳鼻咽喉科	放治/放診	麻酔/集中	口腔/薬剤	病理診断部	検査/輸血								
	精神科	脳神経外科	眼科	耳鼻咽喉科	放治/放診	麻酔/集中	口腔/薬剤	病理診断部	検査/輸血	化学療法部								
	脳神経外科	眼科	耳鼻咽喉科	放治/放診	麻酔/集中	口腔/薬剤	病理診断部	検査/輸血	化学療法部	初期診療								
	眼科	耳鼻咽喉科	放治/放診	麻酔/集中	口腔/薬剤	病理診断部	検査/輸血	化学療法部	初期診療	産婦人科	小児科							
	耳鼻咽喉科	放治/放診	麻酔/集中	口腔/薬剤	病理診断部	検査/輸血	化学療法部	初期診療	産婦人科	小児科	皮膚科							
	放治/放診	麻酔/集中	口腔/薬剤	病理診断部	検査/輸血	化学療法部	初期診療	産婦人科	小児科	皮膚科								
						チュートリアル												
	5人	5人	5人	5人	5人	5人	5人	5人	5人									
	3-3	3-4	4-1	4-2	4-3	4-4	5-1	5-2	5-3	5-4								
	3			4				5										

外科A:肝胆膵・移植外科(5), 呼吸器外科(5), 小児外科(2)
外科B:消化管外科(3), 心臓血管外科(3), 整形外科(4), 乳腺外科(2)

カッコ内の数は学内診療科の割り振り人数

　京都大学では，従来の短期間(1〜2週間単位)でのすべての診療科のローテーションから，クリニカル・クラークシップ型臨床実習への転換を図っている．また，総合診療部門の組織改編があり，一般内科や総合診療部門としての学生実習は行っていないが，ジェネラリストの立場で学生の臨床実習のコーディネーターを行うのは，専門診療科の守備領域や学生や研修医にとっ

て必須の基本的診療技能を把握している点において非常に都合がいい．医学教育推進センターのコーディネートで2008〜2009年度の臨床実習では，内科・外科のクリニカル・クラークシップ型臨床実習を3週間単位で内科系4診療科，外科系2診療科で実施している(**図9-1**)．またこの期間の6診療科のうち，2〜3の診療科は学外病院での実習としている．しかし，この新しい臨床実習のあり方が形だけなのか，内容を伴っているのか，評価が求められる．学生の評判からは，「○○診療科は充実している」「学外病院のほうが熱心」などの事例的な評価はあるが，科学的な分析はなかった．そこで臨床実習を経験した学生による評価を定量的に分析したところ，実習の満足度に独立して関連する因子は，スタッフの熱意，責任者の熱意および身体診察の頻度であった[2]．さらに内科系・外科系診療科の違いや学内・学外病院の違い，実習先診療科の違いは，有意な因子ではないことが明らかになった．クリニカル・クラークシップ型臨床実習の導入は，学生の準備不足や医療現場の多忙，臨床系教員の意識不足，医療安全への過大な懸念，患者の権利意識の向上などの多くの阻害因子が重なって，なかなか思うように進まないが，このような実証的に研究を教育現場にフィードバックすることで，例えば患者の診察機会を増やすなどの，小さなところからの改善のきっかけとなるであろう．

3 医療安全教育

医療における安全が社会問題となっており，卒前の医学教育においても2001年に医学教育モデル・コア・カリキュラムが作成された際に，「医療における安全性への配慮と危機管理」として，医学教育のカリキュラム上に医療安全を導入することが方向付けられた．また，2004年には文部科学省が全国の大学の医学部・医科大学に対して「医療事故防止に係る教育の取組状況について」の調査を行い，医学部・医科大学が医療安全教育を実施するように誘導されつつある．2007年には医学教育モデル・コア・カリキュラム

表 9-1 医療安全学の時間割(京都大学医学部 4 年生 2008 年度)

回数	授業内容	授業形態	授業担当教員
1	導入講義・医原性有害事象の疫学	講義	医学教育専任教員
2	医療の質と医療安全	講義	社会健康専任教員
3	事例分析①	小グループ討議	医学教育専任教員
4	事例分析②	小グループ討議	医学教育専任教員
5	事例分析発表	発表会	医学教育専任教員
6	医療安全に関連する法令・制度①	講義	法学部非常勤講師
7	医療安全に関連する法令・制度②	講義	法学部非常勤講師
8	医療マネジメント	ケースメソッド授業	医学教育専任教員
9	有害事象に関わる説明と情報公開①	ロールプレイ	医学教育専任教員
10	有害事象に関わる説明と情報公開②	ロールプレイ	医学教育専任教員

が改訂され,医療安全領域がさらに拡充され,医師国家試験出題基準においても「医療の質と安全の確保」が必修の基本的事項に入っている.医学生は臨床実習開始前には共用試験(CBT・OSCE)で,卒業時には医師国家試験で医療安全に関する能力が試されることになっている.

では,これらの能力を誰が教えるのか.また,知識だけでよいのか.従来の日本の医学教育の教科別の枠組みの中では,医療安全を系統的に教育するシステムを有する医学部・医科大学は稀であり,多くの医育機関では,附属病院や外部機関の医療安全管理者が機会に応じて講義を行っている.しかし,医学生や研修医が習得しておくべき知識や技能,態度は,医療安全管理者にとって必要な知識や技能,態度とは全く異なることを意識しなければ,医学生や研修医は実感の伴わない,記憶型の学習を行うおそれがある.筆者は,卒後 4・5 年目に国立京都病院総合内科の酒見英太先生(現 洛和会京都医学教育センター長)の下で総合内科の専門研修を受けたが,当時,「よくわからない」症状で受診・紹介される患者の多くは医原性有害事象(医原性疾患)が関係していることに気付き,それ以来,医原性有害事象は総合内科の主要な対象疾患であると認識し,継続的に学術研究を行ってきた[3].その経験を踏まえて,京都大学医学部および医学教育学会や医療の質・安全学会として医

療安全教育のカリキュラムを作成することになった．**表 9-1** は 2008 年度に正式に開講した京都大学医学部 4 年生における医療安全学の時間割であるが，医療安全管理者にとって必要な知識という視点ではなく，医学生や研修医が医療安全に関心をもち，順次性をもって必要な知識や技能，態度を自ら学んでいくきっかけとするような構成である．また，病院における有害事象の多くが医療従事者間におけるコミュニケーション不足や患者の引き継ぎの際に発生することから，この医療安全学の授業においては，医学生だけでなく，保健学科(看護)や薬学部の学生も一緒にして，議論を中心とした教育の取り組みを行っており，医学生のみのグループに比して，他領域の学生との混合グループのほうが有意に学習効果が高いことを明らかにした[4,5]．また，シミュレーションを用いた医療安全教育のデザインも企画しており[6]，近く立て替えられる京都府医師会館はワンフロア全体が，シミュレーションを中心とした教育施設になる予定であり，そのプログラムの企画を楽しんでいる．

また，医療安全に対する関心は国内だけではなく，すでに米国では 1999 年に Institute of Medicine が年間に 44,000〜98,000 人が医療に起因する有害事象で死亡しているという報告を発表し，医療安全が国際的な愁眉の対象となっている．世界保健機関(WHO)も 2004 年に World Alliance for Patient Safety を組織し，世界的に医療安全のさまざまな課題に取り組んでいる．2006 年から立ち上がった，医療安全研究に関する研究開発委員会に筆者も参加し，医療安全研究の国際的優先課題を設定した[7]．現在では医療安全研究の企画に加えて，発展途上国からの研究費申請の審査や教育機会の開発などの委員会にも参画している．

4 ケースメソッド授業の導入

医療現場では，医学知識の応用だけでは解決できない問題が多く存在する．例えば，若手医師にとっては有害事象に遭遇した際の対応があるであろうし，病院管理職となれば，人事や組織運営上の課題が多くあるであろう．医学生

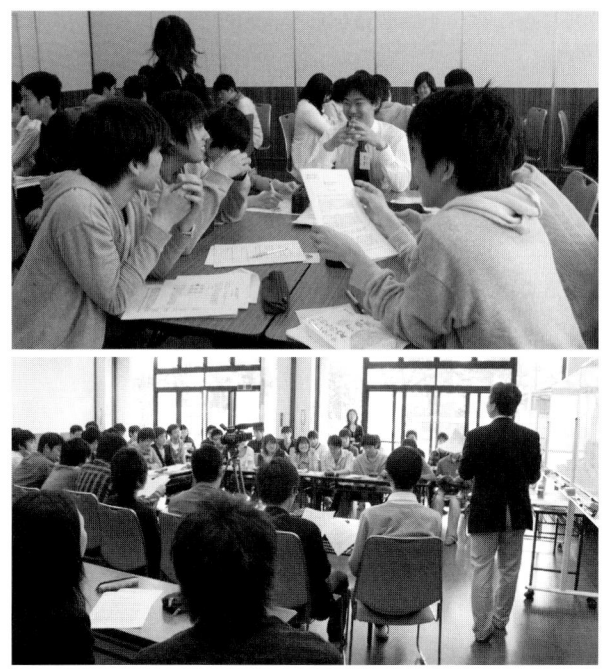

図9-2 ケースメソッド授業の風景(京都大学)

にとっては，クラブやアルバイトと学業との両立も解決する必要がある．そのようなマネジメント能力については，これまでは個人的な経験から自然に身に付けることが当然であった．ところが最近は，大学受験や医師国家試験受験を通じて，周りからのサービス(塾，参考書など)を受けることに慣れ，すでに決められた範囲の課題を学習するのはうまくても，マネジメント能力に欠ける学生や研修医が増えているように感じる．その結果，特段理由もなく留年を繰り返す学生や，研修医となって病棟に上がった際に「私は何をすればいいのですか？」と途方に暮れる研修医が少なからず存在する．学生や研修医の段階から，主体的に思考を磨き，有機的なディスカッションを行い，自分の回りにおける状況をマネージする能力を磨くことも必要ではないか，と考えた．そこで導入したのがケースメソッド授業である．ケースメソッド授業は，ハーバード・ビジネス・スクールが「複雑な経営管理上の課題を処理する能力を培うためには，書物や講義ではなく，生きた実例を元に自分で

表 9-2 医学部における problem-based learning とケースメソッド授業の比較

	problem-based learning	ケースメソッド授業
ディスカッション・リーダー	なし	あり
授業準備ノート	なし	あり
討議媒体	学生によるOHPシート	ディスカッション・リーダーによる板書
担当教員負担	小	大
グループ討議の議論の活発さ	活発	活発
クラス討議における挙手数	ほとんどゼロ	10人近く
クラス討議における発言数[注1]	4～5発言	約30発言
学生の短期的ゴール	要領よく資料作成	議論への参加
討議媒体の内容	項目の羅列	教育目標に基づいた内容が図示
授業内容と教育目標との一致度	授業内容が学生の意向に依存し、多くは教育目標とは異なる	授業内容が教育目標に合致する

注1)（挙手以外での指名）／50分

考え，小グループで思考を磨き，クラス全体で議論を行うことが最も有効である」と考えて導入した授業形態である．筆者は日本で唯一ケースメソッド授業の教授法を教育している慶應義塾大学大学院経営管理研究科（ビジネススクール）に通ってこの授業方法を身に付け，京都大学で導入を始めた（**図 9-2**）．能動型学習法として多くの医学部で導入されている problem-based learning（PBL）に比べて，ケースメソッド授業は教員の負担は大きいものの，学習の方向性が学生のみに依存せず，教育目標に合致しやすく，医療安全などの授業に適していることが示された（**表 9-2**）[8,9]．

5 指導医講習会の開発

指導医講習会においても，医学教育者のためのワークショップ（富士研ワークショップ）に準拠した内容から少し離れて，カリキュラムプラニング

表9-3 指導医講習会のバリエーション

テーマ	課題
屋根瓦方式教育	専門修練医や研修医，医学生が重なることによる，不都合や工夫を討議
問題のある研修医への対応	根本原因分析(root cause analysis：RCA)を用いて，研修医が実際に関係した問題事例を分析することで，研修医個人の資質ではなく，教育システムに課題があることを認識
忙しい診療の現場での教育	One-minute preceptorなどの教育手法を用いた外来教育やカンファレンスの運営をロールプレイ
コーチング手法	日常的な問題(夫婦間，家族内，クラブ内など)について，当事者となってコーチングを使う場合と使わない場合でロールプレイ

のコンセプトは残しつつも現場のニーズに合わせたプログラムを開発している．屋根瓦方式教育や問題のある研修医への対応，忙しい診療の現場での教育，コーチング手法などを織り交ぜて実施している(**表9-3**)[10]．ジェネラリストは日常的に屋根瓦方式教育やベッドサイドラーニングに慣れているので，このような教育開発にも積極的に取り組むことができる．

6 医師向けの臨床研究スキル教育（狭義の医学教育研究も含む）

　近年，専門医制度の整備や医師臨床研修制度の変化に伴って，医学部卒業生の意識が変容し，卒業→入局→基礎研究中心の大学院進学・学位取得→留学→教員採用・赴任，といった従来型キャリアパスの維持が困難になってきている．医師は臨床医学・診療を継続して修練する必要があり，この従来型キャリアパスは必ずしも理想のものではなかったと思われる．しかし，鉄道や航空，または産業界においても常に一定数の技術者が技術革新に結び付く研究活動を行っているのと同様に，医師の誰もが医学研究に振り向かないのでは医学水準が保てなくなる．臨床医学の知識や経験をバックボーンにした基礎医学研究に専念する医師も当然必要であるが，臨床活動の傍ら，実地診

IX 教育研究をめぐって

授業時間	月	火	水	木	金
10:00～12:00		論文学習	研究計画書作成	データベース作成	統計解析発表準備
14:00～15:30		Literature Reviewおよび研究デザインI	基本的統計学I	基本的統計学II	課題発表I
16:00～17:30		臨床研究デザインII	データベースの基本	臨床研究デザインと統計学の統合	課題発表II
18:00～19:30	開講式導入講義ウェルカムパーティ	グループおよび個人学習			閉講式フェアウェルパーティ

図9-3 夏期臨床研究ワークショッププログラム(琉球大学)

療を評価し，分析する臨床研究を行う医師がもっと多くてもよいと考える．

2002年にハーバード公衆衛生大学院から帰国してから，継続して臨床医向けの研究スキルの参加型教育ワークショップを開催してきた[11～14]．さらに，「医学教育」に関する臨床疫学的研究手法のワークショップにも協力している[15～19]．これらのワークショップでは，講義形式の授業形態は極力廃し，臨床医学の修得と同様に，"see one, do one"を実践し，ハンズオンを中心とした少人数での参加型学習会としている．例えば，2008年から琉球大学の文部科学省大学改革推進事業「地域医療等社会的ニーズに対応した質の高い医療人養成推進プログラム」に協力して，夏期臨床研究ワークショップを企画運営している(図9-3)．研修医からベテラン医師，薬剤師などが参加し，臨床研究に必要な基本的スキルを学習している．このような臨床研究ワークショップの講師として感じることは，臨床疫学や生物統計学についての教育スキルがないと講師は務まらないが，それ以上に，さまざまな領域の専門家とのコミュニケーション力や，サブスペシャリティ領域についての医学知識や関心が重要であり，ジェネラリストとしては普段と変わらない態度で臨めるのはありがたい．このサブスペシャリティへの無指向性というかレセプ

ターの広さは臨床研究スキル教育だけでなく,筆者が臨床研究デザイナーや生物統計家としてかかわっている多くの臨床研究においても,研究の質や効率を高めるのに役に立っている.

7 まとめ

ここまで,筆者がジェネラリストであることが(おそらく)役に立っていそうな,教育研究(学術研究と教育開発)について,思い付くままにしたためてみた.その他,あまりシステマティックではないが,蘇生教育や薬学教育領域においても,定量的な手法を用いた教育研究を行っている[20~22].これからどのような専門領域の人々と協働して,どのように自分の活動が展開していくのかわからないが,楽しみでもある.

文献

1) 医学教育カリキュラム検討会:臨床研修制度の見直し等を踏まえた医学教育の改善について.文部科学省,2009
2) 奥宮太郎,森本 剛,中島俊樹,ほか:臨床実習における学生の満足度に関連する因子の検討.医学教育 40:65-71, 2009
3) Morimoto T, Gandhi TK, Seger AC, et al : Adverse drug events and medication errors ; Detection and classification methods. Qual Saf Health Care 13 : 306-314, 2004
4) Morimoto T, Sakuma M, Kubota Y, et al : Interprofessional education in patient safety (I) ; Potential of discussion-based learning for medical students. Association for Medical Education in Europe Conference 2009, Malaga, Spain. August 29-September 2, 2009
5) Sakuma M, Morimoto T, Kubota Y, et al : Interprofessional education in patient safety (II) ; Controlled trial between interprofessional students groups and medical students groups. Association for Medical Education in Europe Conference 2009, Malaga, Spain. August 29-September 2, 2009
6) 森本 剛,遠藤英樹,上原鳴夫,ほか:シミュレーションを利用した医療安全教育.医療の質・安全学会雑誌 2:266-274, 2007
7) Bates DW, Larizgoitia I, Prasopa-Plaizier N, et al : Global priorities for patient safety research. BMJ 14 : 338, 2009
8) 森本 剛:医学教育での展開—医療安全学.文部科学省「特色ある大学教育プログラム」

IX 教育研究をめぐって

シンポジウム―ケースメソッドに期待できるもの．慶應義塾大学，2009年3月5日
9) 森本 剛：ケースメソッド授業を用いた医学生に対する医療マネジメント教育．第11回日本医療マネジメント学会学術総会．長崎ブリックホール，2009年6月12～13日
10) 平出 敦，森本 剛：医療系教育におけるFDの展開―医師臨床研修必修化とFD．京都大学高等教育研究 14：83-86, 2008
11) 森本 剛：臨床研究に必要な疫学・統計学の基礎知識．第8回日本心血管カテーテル治療学会学術集会．国立京都国際会館，2008年11月23～25日
12) 森本 剛：ワークショップ講師．琉球大学夏期臨床研究ワークショップ．琉球大学，2008年7月28日～8月1日
13) 森本 剛：ワークショップ講師．第2回臨床研究データ解析ワークショップ．ホテルメゾン軽井沢，2004年8月19～22日
14) 森本 剛：ワークショップ講師．第1回臨床研究データ解析ワークショップ．ホテルメゾン軽井沢，2003年8月21～24日
15) 森本 剛：質問紙調査の実施前後における問題．第4回医学教育研究技法ワークショップ．東京大学，2008年10月30～31日
16) 森本 剛：医学教育研究のための統計学．第29回医学教育セミナーとワークショップ．岐阜大学，2008年8月5～6日
17) 森本 剛：教育関係データの統計解析手法．第4回日本医科大学新任・昇任教員のためのFDワークショップ．湘南国際村センター，2007年4月21～22日
18) 森本 剛：リサーチクエスチョンから研究計画へ．第2回医学教育研究技法ワークショップ．東京大学，2006年10月14～15日
19) 大西弘高，渡邉 淳，石川ひろの，ほか：医学教育領域におけるランダム化比較試験の実施上の課題．医学教育 41：65-71, 2010
20) Hamasu S, Morimoto T, Kuramoto N, et al : Effects of BLS training on factors associated with attitude toward CPR in college students. Resuscitation 80 : 359-364, 2009
21) 窪田愛恵，矢野義孝，森本 剛，ほか：薬学OSCEにおけるコミュニケーション能力評価の信頼性に関する検討．薬学雑誌 129：609-616, 2009
22) 窪田愛恵，矢野義孝，森本 剛，ほか：薬学OSCEでの患者応対課題における評価方法に関する検討．医療薬学 34：1004-1010, 2008

B ジェネラリストの アカデミックキャリア

（錦織　宏）

1 はじめに

　医学部を卒業して市立舞鶴市民病院内科で初期臨床研修を受けて以来，基本的にはずっと総合医や医学教育のあり方について考え続けてきた．先日，もう10年以上前に自分が研修医になった際に提出した初就職に当たっての履歴書を取り出してみると，自己アピール欄に「専門バカにはなりたくない」「国際的な視野をもって医学・医療に関わりたい」「医学教育について興味をもった」などと書いてあった．現在，医学教育学の研究を行いながら東京大学病院の総合内科外来を担当し，途上国の援助活動を行う一方で学生の基本的臨床能力教育にかかわっていることを考えると，自分のスタイルが当時と変わっていないことに改めて大きな驚きを覚える．今回「教育研究をめぐって」というタイトルで私見を書かせていただくことになったが，研修医のころには全く予想していなかったアカデミズムの道を歩むことになった自身のキャリアを振り返りながら，少し筆を進めてみたい．

2 市立舞鶴市民病院内科における卒後初期臨床研修

　2004年の卒後臨床研修制度義務化以前，よい臨床医になりたいという熱

IX 教育研究をめぐって

表 9-4　市立舞鶴市民病院内科研修医の1日（1998年当時）

5:30～ 6:00	一般英語勉強会（若手有志のみ）
6:00～ 6:30	ワシントン・マニュアルなどによる勉強会（若手有志のみ）
6:30～ 8:00	回診（研修医のみで15名程度の患者を回診．管理回診の準備も）
7:30～ 8:00	NEJMなど英文一流雑誌の抄読会
8:00～ 9:00	管理回診（指導医も含めた診療チーム全員で回診して方針を決定）
10:30～12:00	"大リーガー医"による症例検討会（英語）
12:00～13:00	昼食をとりながらの新患症例検討会（日本語）
13:00～15:00	病棟での仕事（検査実施など）
15:00～16:00	"大リーガー医"による講義（英語）
16:00～17:00	"大リーガー医"による症例検討会（英語）
17:00～19:00	松村先生による総回診・退院カンファランス・緩和ケアカンファランス・リハビリカンファランス・臨床病理カンファランスなど
21:00～24:00	上級指導医とのまとめやカルテ書き

い思いとそれを実現できる行動力をもった医学生が，閉鎖的な大学の医局講座制を飛び出していわゆる有名臨床研修病院に集った．私が医学部を卒業した1998年当時の（そして多くは「現在も」であるが）代表的な有名臨床研修病院として，聖路加国際病院，沖縄県立中部病院，亀田総合病院，麻生飯塚病院，佐久総合病院，日鋼記念病院，天理よろず相談所病院などがあったが，市立舞鶴市民病院もその1つであった．全国の大学からモチベーションの高い医学生が集まり，田舎という立地条件ゆえに患者を診ること以外ほとんどやることがない環境下に置かれること（**表 9-4**）は，そのまま同病院の梁山泊化を意味した．

　同病院内科が北米から研修医教育専任の一流の臨床指導医（いわゆる"大リーガー医"）を招聘していたことは非常に有名である[1]．現在は京都市山科区にある洛和会音羽病院にこの"大リーガー医"招聘プログラムは引き継がれているが，インターネットの普及によるグローバル化がまだ叫ばれ出して間もない当時，日本の地方の市中病院にいながらにして米国の一流の臨床指導医による教育を受けられることは，国際的な視野をもつ研修医にはとても魅力的なプログラムであった．また，"大リーガー医"による教育にとどまらず，同病院の「臨床のできる医師」になることに徹底的にこだわる組織風土は，「臨床力とは何か？」という疑問を日々考えることを研修医に課し，それ

表9-5 屋根瓦方式教育指導体制における各層の役割

上級指導医・管理医 (卒後10年目以上)	・主治医として患者をもつことはほとんどない． ・主に初期研修医のプレゼンテーションによってチームの患者の状況を把握し，診療方針を決定してそれに対して最終責任をもつ． ・中間指導医・初期研修医・学生に対して，臨床判断の根拠に関する教育を二次媒体などを利用して行う．
中間指導医 (兼後期研修医)	・主治医として患者をもつこともある． ・上級指導医の方針に従って主に初期研修医の診療のサポートを行う． ・初期研修医のプレゼンテーションの準備のサポートも行う． ・初期研修医・学生に対して，臨床判断の根拠に関する教育を二次媒体などを利用して行う．
初期研修医	・チームのほとんどの患者の主治医として診療の最前線に当たり，プレゼンテーションによって患者の状況をチームのメンバーに報告する義務をもつ． ・ベッドサイドに可能な限りいるよう求められる． ・自身で教科書を開くことはあまり多くなく，中間指導医や上級指導医からの教育を通して主に耳学問によって勉強する． ・学生への教育も自身の勉強を目的に適宜行う．
学生	・チームにいる期間に応じて患者を1～数名担当する． ・初期研修医と同様，ベッドサイドに可能な限りいるよう求められる． ・初期研修医に代わってプレゼンテーションを行うこともある． ・指示出しなどの業務がないため，余裕ある時間を利用して(担当患者を中心に)チームの患者の臨床判断の根拠を二次媒体に当たり，その内容をチームのメンバーに報告することで，診療に貢献する．

がそのまま生物心理社会モデルのバランスの取れた患者中心の医療の教育につながった．そして病歴と身体診察を重視した診断推論の教育は，"大リーガー医"のそれにも共通するが，高度先進医療における検査偏重志向の弊害に関する疑問に答えることを可能にしてくれた．また何より，研修医主導の診療チームにおける屋根瓦方式教育指導体制(表9-5)は，診療現場での臨床判断における指導医—研修医間の双方向性の議論を可能にした．そこには医局講座制にしばしばみられるようなヒエラルキーはなく，臨床力による勝負のみが存在したのである．

3 市立舞鶴市民病院内科の卒業生の共通した行動

　興味深いことに，市立舞鶴市民病院を卒業した医師の複数がその後，全国各地の臨床研修病院において，総合医として，そして臨床指導医として，教育の充実化のために活発に活動している[2,3]．私もそのような行動をとった1人であるが[4]，同病院で身に付けた臨床力と教育力は，臨床研修病院や医学生・研修医のニーズに応えるための非常に強力な武器となった．またさらに私自身は（ほかの舞鶴卒業生もそうだが）その過程の中で，診療・教育現場での研修医教育だけでなく，他の医学教育関連の業務にも携わるようになった．自身が卒後4～6年目に，その当時臨床研修の充実化を進めていた病院でかかわっていた医学教育関連の業務として，研修医評価の実施，指導医評価の実施，研修医ローテーション表の作成，研修医選抜試験の開発，外部講師による教育回診の企画，各種教育カンファランスの企画，臨床研修病院の外部へのアピール，などがある．当時はまだ卒後臨床研修制度義務化以前であり，試行錯誤の連続であったが，それまで研修医があまり来なかった病院に，多くのモチベーションの高い研修医が来てくれるようになった[4]．結果，医学生や研修医からだけでなく，病院長をはじめとする病院幹部からも非常に高い評価をいただいた．そして上記のほかの卒業生も同様（もしくはそれ以上）の成果を出している．

4 医学教育に関する疑問
―社会政策と社会科学の間で

　舞鶴での経験をもとに展開した臨床研修の充実化は，表面的には外部から非常に高い評価を得られたといってよい．ただ，この経験を通して，私自身は以下のような多くの疑問を抱えることになった．

- 土曜日の朝早くから研修医を電話で呼び出したのは正しかったのだろうか？
- 研修医評価のためにいくつか項目を作成して5段階スケールを使用したが，その内容や方法は妥当だったのだろうか？
- 指導医評価は順位をつけてフィードバックすることにしたため，気分を悪くした指導医もいたようだが，方法は正しかったのだろうか？
- 研修医選抜には態度面を評価したほうがよいと考え，観察による評価をかなり強く主張したが，客観性に乏しいという反対意見もあった．本当はどのようにすればよいのだろうか？
- とにかく研修医に知識をシャワーのように与え続けるという教育をしてきたが，途中でついてくることができなくなった研修医もいた．この教育方法は正しいのだろうか？
- 研修プログラムは総合的な診療能力を身に付けることを目標としたが，それでよかったのだろうか？
- うちの研修はいいですよ，と宣伝しつづけたが，何を根拠にいいといっているのだろうか？
- 新しく独自の研修プログラムを開発してそれがいいものだと主張する医師が現れたときに，それの何がいいと理解すればいいのだろうか？

臨床研修の充実化に直接かかわっていた時期には，こういった疑問について深く考える余裕はなかった．

少し経ってからこれらの疑問に誠実に向かい合い，その中で気付いたことは，「自分がやってきたことは社会政策としての医学教育かもしれない」ということである．自身の経験した市立舞鶴市民病院の臨床研修のやり方のすべてが正しいと信じて，それを一市中病院の中で政治的にいろいろと動きながら広めつづけてきた．ただ，確かにいろいろ失敗もあった．研修がハードすぎるからといって医師を辞めた研修医もいた．途中で精神的に落ち込んで休んだ研修医の対処にも困った．研修医が集まりだしてからは，各科での政治的駆け引きによる研修医の取り合いが起こり，それにどう対処してよいか悩んだ．そもそも自分のやってきたやり方は本当に正しかったのか．自身の経験を振り返りながら考え続けて，次の疑問に至った．

IX
教育研究をめぐって

「市立舞鶴市民病院内科の臨床研修はどこまで一般化可能なのだろうか？」
マックス・ウェーバーの客観性論文[5]が1904年に述べた社会政策と社会科学との相違にはじめて気が付いた．

5　医学教育学という学問の存在

　驚くべきことに，世の中（特に国外）では上記のような疑問に対してすでに多くの研究が行われていた．そしてそこには今まであまり馴染みのなかった専門用語がたくさん登場する．Work-life balance に関する研究，Feedback に関する研究，Portfolio による研修医評価に関する研究，360°評価による指導医評価に関する研究，研修医選抜における Multiple-mini interview 法に関する研究，研修医の主体性を促すための Reflection による学習に関する研究，Outcome-based medical education の手法によるカリキュラム開発に関する研究など，今ではその多くが医学教育関係者の活動によって日本でも知られることになったが，その当時はすべてが新鮮だった．そしてそれらの多くが医学教育先進国といわれる米国や英国，オランダ，オーストラリアなどからの研究であった．またそれらの研究結果の蓄積をもとにした医学教育学という学問があり，さらに医学教育学を学ぶ人のための高等教育課程（修士・博士課程）までもが存在した[6]．

　2004年に英国エディンバラでの欧州医学教育学会にはじめて出席した際，自分がもっていた医学教育に関する上記のような疑問に答えてくれそうなワークショップやシンポジウムがあることにまず驚いた．そして実際に参加してそれらの疑問が氷解することを体感したとき，総合医として臨床の研鑽を続けるとともに，医学教育学を系統立てて学ぶ必要があると強く感じた．当時，日本で医学教育学を国際的な高等教育機関で学んでいた人はほんの数人にすぎなかった（本項を執筆している2010年3月現在においてもまだ修了者は10人に満たない）が，世界と戦いたいという意気込みもあって，国際的にも有名でかつ歴史があるプログラムの1つである Dundee 大学医学教育学

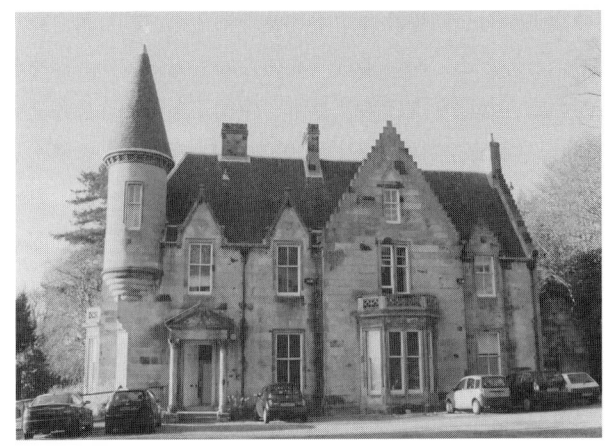

図9-4 医学教育学のメッカである英国Dundee大学医学教育センターのTay Park House

修士課程[7]での履修のため英国留学を決めた．かの地はOSCE（objective structure clinical examination；客観的臨床能力試験）やSPICESモデルなど先進的な医学教育に関する概念を世界に発信しているだけでなく，欧州医学教育学会の本部や国際雑誌『Medical Teacher』の事務局があることでも有名である（図9-4）．そして2008年，私は同課程の日本初の修了者となり，医学教育学研究者として歩みはじめることとなった．

6 医学教育学研究

医学教育学は社会科学における一学問である．学問の内容や研究手法などを考えると，医学よりは教育学により近い学問であると考えるほうがよい．教育の対象となる分野が医学および医療関連分野であるという意味で，教育学の中では教科教育学に近いともいえるかもしれない．また医学教育学はその研究結果が医療の質に直結するという大きな特徴をもつため，社会的なニーズが高い学問であるともいえるだろう．さらに高等教育や生涯教育とい

IX
教育研究をめぐって

う教育時期の観点から，初等教育や中等教育に比べて教育のアウトカムが比較的みえやすいということもいえる．そのためもあってか，医学教育学においては実践的な内容が取り上げられやすい傾向があるように思える．これに関連して以前「医学教育学は医学教育改善学なのですか？」と私の大学院時代の恩師に質問され，非常に考えさせられたこともあった．

医学教育学には「カリキュラム開発」「教育技法」「評価」などといった分野がある[7]．また研究対象の教育時期から「卒前教育」「卒後教育」「生涯教育」と分類されることも多い．国際比較高等教育学という学問が世の中には存在するが[8]，国際比較医学教育学という分野があってもいいだろう．また研究対象を医師以外の看護師や保健師，理学療法士や作業療法士，社会福祉士の教育にまで広げることもあり，この場合は医療者教育学という呼称が使われる．

研究手法は他の社会科学と同様，量的な手法と質的な手法が用いられる[9]．量的研究は疫学を用いた臨床研究の手法にも類似し，分析には統計学に関する知識を必要とする．ただ，臨床研究と比べて交絡因子を制御することが困難なことが多い．質的研究はこれまで人類学や社会学，教育学などで用いられてきた研究手法を参考にしている．医学研究の主流である生命科学分野の研究と比べると，その手法が大きく異なるため，距離を感じる医学教育研究者も多い．ただ，医学教育理論として現在用いられるモデルには，質的研究によって開発されたものも多く，それがより本質的な問いに答えられることもあって，質的研究による医学教育研究は近年増加傾向にある．

一般に医学教育研究は実施が難しいといわれる．非医療者は医療現場や医学教育現場の内容に関する知識や経験が不足しているために妥当なリサーチクエスチョンをたてることが難しく，一方で医療者はその多くが理科系出身であるがゆえに社会科学の研究手法に関する知識や経験が不足しているため，研究デザインをたてる際に困難を感じることが多いからであろう．そして日本のみならず国際的にも，これらの理由もあってか，医学教育研究の質・量はまだ十分ではない．その意味で医学教育学はいまだ発展途上の学問分野であるといえる．

7　医学教育学という専門をもつ総合医

　さて，総合医という本書の主題に話を戻したい．総合医は医療資源という観点からは，その必要性はきわめて高い．ありふれた健康に関する問題に幅広く対応できることが市中病院や診療所などの一般的な医療機関においては最も頻度高く求められるからだ．ただ一方で，その非専門性という特徴がゆえに，総合医のアイデンティティは多くの場合不安定である．大学時代の同級生から「何が専門なの？」と聞かれて説明しなければならないことにやや気まずい思いをしたり，他科の医師に依頼する頻度が依頼される頻度よりも多いことに引け目を感じたりする総合医もいるであろう．いまだ少数派であることもそれに拍車をかける．一般的に働く施設の規模が大きくなればなるほど(診療所→小規模市中病院→大規模市中病院→大学病院)，総合医のアイデンティティは不安定になる傾向があるように感じている．

　では，総合医の強みは何であろうか．医学教育研究者の視点からは，上記の診療範囲の幅広さに加えて，伝統的な「○○学(例：循環器内科学)」に対して横断的な学問分野(その多くが社会医学である)への親和性の高さがあげられる．1990年代後半〜2000年代前半に臨床疫学が多くの総合診療医によって日本に広められたことはその一例であろう．患者中心の医療を得意とする総合医は，学習者中心の姿勢が求められる医学教育・医学教育学にも親和性が高いといえそうである．また医学教育学以外にも，医療経営学や医療経済学，医療政策学，国際医療学などはいずれも総合医が得意とすることができる可能性が秘められていると思われる．こういった分野で総合医が幅広い診療経験という強みを生かして活躍することは，総合医の存在やその意義を医療界に認知してもらうことにつながり，ひいてはその質・量の向上につながるのではないだろうか．

　最近，私自身のことを「ジェネラルな臨床マインドをもった医学教育研究者」「医学教育学という専門をもつ総合医」などと表現するようになった．また，時に「医学教育研究もしている臨床指導医」という顔ももつ．現在勤めている大学の他分野の教員や研究者とコミュニケーションをとる際，自分が何

をやっているかについて，相手に比較的わかりやすく伝わっているように感じている．総合医としての自分が医学教育学という専門を通して医学界に貢献することで，最終的には総合医の認知度を高めることになると信じて，日々活動している．

8 おわりに

　最後に，上記でも紹介した私自身の行った医学教育研究[4, 10]の結果から，総合医のもつ可能性について述べてみたい．本研究では2年強の間に行った臨床研修改革のカリキュラム評価を質的・量的双方の手法で行い，臨床研修の充実化のために普遍的に必要とされる8項目を抽出した．その中には「臨床研修にリーダーシップを発揮できる総合診療科の存在」と「教育に熱心で臨床推論を教育できる指導医の存在」が含まれている．本研究では「臨床研修の充実化による地域の医師確保モデル」を示したが，この結果から考察すれば，他の要因もあるとはいえ，「臨床推論を教育することのできる総合医」が地域の医師確保に一定の影響を与える存在になりうるということもできるだろう．この研究から，極端なことをいえば，現在医師不足を抱える地域にそれぞれ「臨床推論を教育することのできる総合医」を派遣すれば，3〜5年でその地域に医師がある程度集まり，それによって医師数の地域間格差を是正できる可能性があるのではないか，とすら考察できる．もっともこの方略はあくまで医師の地域間格差の是正にのみ有効であり，全国の病院勤務医の疲弊という点では限界もある．その意味では本研究の内容のうち，病院を去った開業医による病院での研修医教育という教育資源の利用法のほうがより魅力的であるといえる．

　病院崩壊の嵐がなかなか止まない．そのような中，病院勤務医の疲弊の解決につながる地域の医師確保のために必要なことの1つが「臨床推論を教育することのできる総合医の存在」であれば，教育資源をうまく利用してそのような総合医を養成することが，日本の医療が現在抱える混迷への処方箋の

1つとなりうるかもしれない．そのようなことを考えながら毎日，総合医として，そして医学教育学研究者として，自分のできること，そして自分にしかできないことのすべてを，全力でやる生活を送っている．

文献

1) 松村理司："大リーガー医"に学ぶ―地域病院における一般内科研修の試み．医学書院，2002
2) 2週間で研修医を鍛えあげる方法―市立堺病院．医学界新聞2735, 2007年6月11日（www.igaku-shoin.co.jp/paperDetail.do?id=PA02735_02）
3) 佐藤泰吾：地方中規模病院での教育回診の試み．医学界新聞2747, 2007年9月10日（www.igaku-shoin.co.jp/paperDetail.do?id=PA02747_03）
4) 錦織宏，鈴木富雄：臨床研修の充実化による地域の医師確保モデルの提唱（その1）―アクションリサーチによる短期的な臨床研修のカリキュラム評価．医学教育 40：19-25, 2009
5) マックス・ウェーバー（著），富永祐治，立野保男（訳）：社会科学と社会政策にかかわる認識の「客観性」．岩波書店，1998
6) Cohen R, Murnaghan L, Collins J, et al : An update on master's degrees in medical education. Medical Teacher 27 : 686-692, 2005
7) Centre for Medical Education, the University of Dundee : Information for Participants Handbook. Postgraduate Certificate, Postgraduate Diploma and Masters in Medical Education. 2009
8) Phillips D, Schweisfurth M : Comparative and International Education ; An Introduction to Theory, Method and Practice. Continuum, London, New York, 2006
9) Kevin W : Medical Education（www.wiley.com/bw/submit.asp?ref=0308-0110）
10) 錦織宏，鈴木富雄：臨床研修の充実化による地域の医師確保モデルの提唱（その2）―臨床研修の中期的カリキュラム評価から．医学教育 40：27-33, 2009

X

展望

(松村理司)

X 展望

　本書ではまず病院崩壊の実相と一般的な打開策について述べた（その際に多くの書物を参考にさせてもらったので，章末に参考文献として掲げさせていただく）．次いで病院総合医について考察してきた．医療界でもいまだ確たる市民権を得ていないこともあり，その内容について詳しく記載してきた．さて，病院総合医の将来像はどうだろうか．発展的なものだろうか．本書で具体的に描いたような医療活動が身近に認められれば，そこそこ以上の共感は得られるだろう．医療はどのような局面でも教育絡みなのだという理解が浸透すればするほど，本来的に教育にこだわる病院総合診療も広がりをもつだろう．いや，そんなちまちました話ではなく，ここでは「日本の総合診療の足場」についてまず3つの角度から整理してみよう．1つは，日本には中小病院が圧倒的に多いこと，もう1つは，超高齢社会が避けられないこと，3つめは，総合医の専門医認定制度についてである．そしてマッチングについて再考し，最後に医療安全とのかかわりについて触れたい．

1 中小病院と総合診療

　日本に病院が多く，わけても中小病院が圧倒的に多いのは，Ⅳ章の5（☞94頁）で述べた．病床数の削減が中央政府の政策誘導で進められており，中小病院がその標的になっているとはいえ，簡単には消滅にいたらないだろう．専門特化した病院と総合的なスタンスの病院に分かれるが，前者はいうに及ばず，後者の勤務医も専門医とその卵がほとんどである．中小総合病院の勤務医は，専門医療に専念するだけでは済まない．大規模総合病院ほどに各専門診療科のスタッフが充実していないので，診療科間の隙間を埋めなければならないからだ．時にはこれが，とてつもなく大きな溝や川だったりする．日替わりの各科相乗り型救急当直も，かつてはごく普通に行われていたが，昨今のご時勢を踏まえて真摯に考えてみると，とても恐いものだと悟らされる．中小総合病院の専門医は，第1にこのように「非専門」に時間をとられ，第2にそもそも専門症例数が限られるので，その専門性を思い切り開花させ

るのはなかなか困難である．

　専門医は，中小総合病院で細々と「非専門」に従事することはあっても，潔く，清々しく営んでいるわけではない．プライドが傷つくこともあるだろう．専門医は，中小総合病院勤務であっても，本質的に互換性に乏しいのである．次いで，目線の高さの問題がある．専門医は，総合医からみると，一般に目線が高い．専門従事の際は気にならないが，「非専門」従事の際はとても気になる．改めるべきであろう．

　中小総合病院の専門医の未来はどうか．若手なら修業のひとコマであり，いずれ大規模総合病院や専門特化中小病院に異動できる．その時期を過ぎているなら，とどまるか開業するかになる．とどまっても，「非専門」をもこなす専門医である．開業する場合は，「非専門」の幅をさらに大きく構える必要がある．そして，ともに「非専門」の修業がままならず，我流を通すことがほとんどであるのは，Ⅲ章の14のb)の5)と6)（☞67頁）で述べたところである．もし身近に病院総合医や家庭医用のきちんとした育成コースがあれば，受講しようとする専門医も多いであろう．いや，「いっそのこと総合医になろう」「はじめから総合医になっておけばよかった」との思いを抱く専門医もいるだろう．

　中小総合病院の管理運営の立場からみると，専門医の非互換性と目線の高さは欠陥である．また同じ医師数なら，「専門医＋総合医≫専門医だけ」であるが，よい専門医もよい総合医も双方入手困難なのが実状である．

2　高齢社会と総合診療

a）政治・行政の責任

　少し話を広げて考えてみよう．民主党政権は，「コンクリートから人へ」を合言葉にしている．無駄な公共事業投資を減らし，「友愛社会」を建設しようというのである．医療は，もちろん「人」に属し，「友愛社会」の中核に位置す

る．英国医療が引き合いに出されることもある．かつてのサッチャー保守党政権による医療費削減のツケの解消に，元ブレア労働党政権は多年を要したのだと．だから，小泉流新自由主義による医療費抑制政策は前車の轍を踏んだものとして，もちろん否定される．そして終局的には，「医療立国論」や「社会保障立国論」が提起されるという按配である．「社会保障事業や介護事業への投資は，設備よりも人件費に多く充てられるので，雇用や消費への波及効果はむしろ公共事業よりも高い」というものである．医療者の私たちには誠に嬉しい限りだが，手放しで喜んでいいものだろうか．財源の目途は本当にあるのか．消費税は上げなくていいのか．これだけの少子高齢社会の中で，後期高齢者医療制度は廃止できるのか．医療資源節減の志は謳わなくていいのか．公立・公的病院救済志向の強い民主党に，「官民格差，官尊民卑」の志は隠されていないのだろうか．

b) 医師の責任

　ということに話が及ぶと，医師を筆頭とした医療従事者の責務も問われなくてはなるまい．医療崩壊・病院崩壊の被害者の顔だけで果たして済むだろうか．医療資源の無駄遣い屋という加害者の顔はないのだろうか．"薬漬け・検査漬け"は，高度経済成長時代の過去の産物だと言い切れるか．医療資源節減という課題は，日本医師会をはじめ，種々の医療団体の到達目標であったことはあるか．それから，臓器別専門科の足し算の医療で高齢病者を担い切れるというのか．

c) 患者の責任

　患者，広く市民・国民にも熟慮が要る．自己の病気の主体的理解が，闘病の第一歩である[1]．次に医療費は，自己負担金の多寡だけの問題ではないのである．中福祉を求めるなら中負担の覚悟が要る．後期高齢者医療制度は，後期高齢者の高額医療費を踏まえて設計されたものであったが，その否定は情緒的なものだけでよいのか．どんな手立てが望ましいのか．さらに最近は，

患者学が唱道される．「患者は病気の専門家」だともいわれ，医療への積極的な患者参加が促されるが，死生観に裏付けられるべきなのは自明であろう．大学病院や大病院での臓器別専門医療への傾倒は，高齢病者・超高齢病者にとっての福音と考えるのか．もっと小さなことであるが，「検査好きの国民性」に思い至らなくてよいか．医療技術の進歩，高齢化，平等性の下で医療ニーズが格段に拡大している．その節制に市民・国民が絡まないとすれば，明らかに片手落ちである．

　health literacy や medical literacy という言葉がある．literacy（リテラシー）の原義は「読み書き能力」であり，そこから「与えられた材料から必要な情報を引き出し，活用する能力」，さらに現代では「情報機器を利用して，膨大な情報の中から必要なものを抜き出し，活用する能力」と広がる．したがって，health literacy や medical literacy は，「健康や医療に関する膨大な情報の上手な利用能力」ということになる．日本語だと長くなるので，舶来の言葉を用いるのもやむを得ないか．ところで，日本の識字能力の浸透は，つとに世界有数である．また，WHO から 2000 年に世界第 1 位と折り紙をつけられた，「安くて，立派な」日本の保健衛生システムについては II 章の 3 の c）（☞ 15 頁）で述べたところであるが，この識字率の圧倒的な高さも大きな貢献因子の 1 つであろう．ここまではよいのだが，それだけでは足りない．「健康・医療リテラシー」の今後の課題は，健康や医療に関する単なる読み書き能力の次元を超えて，前段落のさまざまな難問にも肉薄できる応用力を構築することである．

　このように考えてくると，政治家・官僚と医療従事者と患者・家族の対話が不可欠であることがわかる．しかし，この種の民主主義が枯渇していたのが，日本の伝統であった．昨年に政権が 55 年ぶりに変わったのを契機に，通話の回路が敷けないものだろうか．

　と思っていたら，とても刺激的なタイトルの新書に出くわした．『民主主義が一度もなかった国・日本』[2] である．今も気鋭の社会学者の宮台真司氏と民主党参議院議員で外務副大臣になりたての福山哲郎氏の対談集である．宮台氏は，現代政治を理解するための 2 つの軸を呈示する．第 1 の軸は，「権威主義（国家主義；任せる政治）か参加主義（市民主義；引き受ける政治）か」

である．第2の軸は，「市場主義か談合主義（再配分主義）か」である．この中で「民主化」とは，20世紀に世界的に大規模に生じた「権威主義から参加主義へ」の流れをいうのだが，欧米諸外国では例外なしにみられるのに，日本ではみられない．その民主主義がなぜ日本に根付かないのかに関して宮台氏は，「17世紀以降の江戸幕府の治世の成功に由来する．日本の選挙民は治世の自明性に埋没し，肯定性ではなく否定性に反応しがちである．お灸を据える選挙が高い投票率になる」と要約する．しかし，「日本の有権者も最近は政策に興味をもつようになった」と追加することを彼は忘れない．

d）総合診療の「鬼手仏心（きしゅぶっしん）」

ともあれ医療・介護・福祉の現場に話を縮小すると，医療資源の有効利用と死生観の表白が要となる．臓器別専門医とにこやかに握手する病院総合医や家庭医の存在が不可欠なこともわかる．「鬼手仏心」という表現がある．私も肺外科医として医師人生を出発したので，当時は諸先輩からたまに聞かされたものである．「手や腕は鬼のように大胆，冷酷に動くが，心は，ひたすら患者の早期の回復を願う仏なのである」という意味である．外科系でなく，内科系であっても，手技の多い臓器別専門医のそれは比較的想定しやすい．では，手技の少ない病院総合医の場合はどうか．病院総合医の鬼手は，「H & P (history and physical finding；病歴と身体所見）に基づく診断推論」や「治療のEBM」である．病院総合医の仏心は，チーム医療下での屋根瓦方式教育指導体制を敷き，「早朝に昼に夜に，カンファレンス室や病室や廊下や医局で，侃々諤々，ときにはひっそりと議論し合い，早急に正診にたどり着き，治療を調整する努力」である．

3 専門医認定制度と総合診療

　Ⅴ章の5(☞126頁)で述べたように，総合医の専門医認定制度の確立は喫緊の課題である．発車寸前であり，発車自体には大きな支障はないだろう．段々に満員になってほしいが，「家庭医の路線」と「病院総合医の路線」の重なりと分岐が問題になる．日本医師会の既得権の確保のような横入りがあるとすれば，安易に認めてはなるまい．Ⅳ章の1(☞82頁)で描いた20数年前とは時代背景が異なり，また日本医師会が置かれている政治状況も違うが，家庭医にせよ病院総合医にせよ，知識と技能がしっかりと保証された代物でなければならないことを共通認識にしたい．

　もっと大切なのは，その他多数の専門医認定制度の見直しである．これは旧来からの難題であり，各専門学会が質を求めて量を制するという舵を全く切ってこなかった．今も諸専門学会が互いに会員を取り合いするような現状となっている．医療需要(needs)ではなく，欲求(wants)によって各専門学会の会員数が決まっている．これを見直さない限り，医療崩壊・病院崩壊は手当てできない．各専門医会を束ねる機構は，実権を握らないといけない．2009年晩秋の民主党による「事業仕分け」で，診療報酬の診療科別傾斜配分の話が出た．誘導・逆誘導のインセンティブとして有効なのかもしれないが，医療界の中からも臨床的ニーズを鳥瞰し，医師の雑務を見据え，専門医と総合医の機能分化と協働を見透かした英知が湧いて出てきてほしい．

　上記の「束ねる機構」に移行するはずの日本専門医制評価・認定機構は，専門医制度を，基本領域(内科，皮膚科，外科，整形外科，産婦人科など18の基本診療科)の学会と専門的医療領域(13内科系，4外科系)の学会の2段階制(2階建て)の構成にしている．2010年4月の発表では，前者の18診療科に総合診療科を加え，基本診療科を合計19とする方向のようである[3]．とりあえずは喜ばしい出発だが，臨床的実力の持ち主を輩出するものでなければ価値はない．総合診療科の専門医制度の受け皿は，同年4月に発足した日本プライマリ・ケア連合学会になりそうであるが，日本内科学会の総合内科専門医制度との調整が欠かせない．ともあれ，「束ねる機構」に該当する「第

X 展望

三者機関の創設」が，漸く本格的に話題になってきたのは嬉しい限りである．

　ここで，昨今の「専門医制度と学位制度」について考えてみよう．どの診療科であれ，専門医制度が臨床的実力を保証するようになればなるほど，「専門医も学位も」という二兎は追いにくくなる．「専門医だけでいい」や「とりあえずは専門医を」の流れが主流になるだろう．「専門医も学位も」と頑張るのは，一部の若手医師だけだろう．「学位だけでいい」は，ごく例外的だろう．総合診療科の専門医制度は，とりわけ幅広い臨床の修得が必要だし，継続した診療行為に価値が置かれる診療科だけに，「専門医だけでいい」傾向は一層強いと考えられる．ただし，臨床研究に従事したい若手医師もけっこういるので，中には学位取得につながることもあるだろう．

　専門医制度の中身が充実してくると起こるもう1つの大きな問題は，「専門医制度と自由標榜制」である．そもそも対立する概念であるのにこれまで両立できてきたのは，専門医制度が各専門学会内部の問題，自由標榜制が国家的介入の排除の課題として別個に展開してきたからである．だから，Ⅲ章の14のb)の6)（☞67頁）にみられるような光景，つまり超専門医のジェネラリスト開業が散見されてきたのである．これは，欧米先進諸外国ではみられないことであるが，日本でも遅ればせながら公然と問題視されてきたのはとてもよいことである．国家的介入は従来どおりはねのけ，プロフェッショナルフリーダムを謳い，勤務医・開業医双方の意見を代表し，自由標榜制を内省・規制する気概が，次代の日本医師会の姿勢であってほしい．

4 マッチングと総合診療

　2010年度採用初期研修医のマッチング結果では，Ⅱ章の5(☞20頁)で述べたような政治主導が働いた割には，大学病院全体への復帰率は上昇せず，過半数を切ったままだった．本書のこれまでの記述内容に理解も関心も示さないような表層的な政治主導に実権をもたれても困るが，とりあえずは適度な良識が働いたというところだろうか．ところで，今回は到達目標は変更さ

れなかった．初期研修実質１年に切り替えたプログラムでの研修実態と到達目標との整合性は，こじつけで乗り切ろうとされている．そうすると，次の政治主導は，到達目標の引きずり降ろしか，初期研修義務化自体の中止ということになる．こういう悪巧みが臆面もなく展開されているのかどうか私には全くわからないが，事実だとすれば，「無知蒙昧！」「厚顔無恥！」という言葉が喉から出かかるのを禁じ得ない．大学から政治への働きかけが強かったのなら，「曲学阿世」というべきか．

　日本の平均的医学部での知識・技能・態度の卒前教育の不備は，国際的に定評のあるところである．特に技能・態度の訓練不足が目立つ．OSCEは必修になったが，ポリクリ終了時点でのadvanced OSCEは，実施できている大学が少ない．OSCEの医師国家試験への導入も，時期尚早といつも見送られる．その不備を埋めるのが，法律改正まで伴った新医師臨床研修制度であった．だからこそ，基本的臨床能力の修得（プライマリ・ケアの重視）やコミュニケーション・スキルの修練（人格の涵養）が大きな眼目になっているのである．数多くの入院患者・外来患者・救急患者・小児患者・成人患者・高齢患者・超高齢患者・要介護者・心身障害者・精神障害者など，さまざまな種類の病者を診察する．診察においては，H＆Pに基づいて診断推論を行い，問題点を整理し，それらをきちんとチャートに書き，かつ限られた時間で要領よく情報伝達することに留意する．こういった基本的な作業と訓練が不足していては，総合医（病院総合医から家庭医まで）を目指そうと，専門医を目指そうと，その後の臨床医としての成長は限られてしまう．専門医療について比喩的にいえば，高き山の裾野は広く，深きボーリングの直径も広い（地中に深く穴をあけるためには，その穴の直径は広くなければならない）．それに，専門医や研究者の最終像が，手広い開業医であることも多いではないか．卒後初期のmore generalismは，絶対に堅持すべき代物である．

　日本の平均的大学病院での旧来の卒後研修は，先進的な臨床研修指定病院と比べてずいぶん見劣りがするものであった．新医師臨床研修制度の開始後は，研修医離れという深刻な危機感をばねに，かなりの改良が図られた．そして，幅広い臨床能力の獲得の点でも，地域病院との研修内容の近似化の点でも比較的満足のゆくものに向上してきたこともⅡ章の5（☞20頁）で述べ

X 展望

た.しかし,在野の地域病院の私たちの目には,平均的大学病院の初期研修は,教育密度が低く,甘く映る.手塩にかけて育てていないのである.担当症例も少なすぎる.それもこれも,研修医が多すぎるからなのである.それなのに,より多くの研修医を望むのは,教育の観点からとは思えない.専門医過程への前倒し的取り込みだとしたら,あまりにも目先の利益にこだわりすぎではないだろうか.

こういった思いは,ごく最近の論文[4]で実証されることになった.1年次の初期研修医を対象とした全国調査によると,80の大学病院の平均的教育環境は,255の地域病院のそれよりも劣るのである.また,ベスト10病院のうち大学病院は9位に1つ入っているだけである.教育環境には,仕事に関する自律性・教育プログラムの質・社会的なサポート体制の3つの軸があるが,前2者で統計的有意差が示されている.なお,当院が第1位に位置しているのは,誠に光栄で,面映ゆい.

ついでながら,大学病院への注文をさらに続けたい.2010年春の時点で,全国医学部長病院長会議などが中心となって,既存の6年制医学部の定員増加には賛成であるが,6年制医学部の新設には反対であるという趣旨のキャンペーンが張られているのはⅢ章の2のa)(☞29頁)で述べた.予想以上の莫大な資金が要るとの妥当な主張ももちろんみられるが,3つの視点が抜け落ちていると思われる.第1は,既存の個々の大学病院における研究者的医師,臨床医,臨床医・教育者といった勤務形態の適正な配分についての考察である.第2は,初期・後期研修のあり方についての内省と熟考である.そして第3は,専門医制度と学位制度についての合理的な調整である.臨床医としての勤務時間の制限は,研究者的医師にも大学院生にもみられるものであり,自らの妊娠・出産・育児真っただ中の女性医師に限られるわけではない.

5 医療安全と総合診療

　当院における総合診療科の任務の広がりについては，Ⅵ章の5で詳しく述べた（☞147頁）．

　相当多岐にわたる活動内容に触れているが，医療安全対策については特に言及していない．前総合診療科部長の二宮　清医師に医療安全小委員会の委員長（医療安全委員会本体の委員長は，院長の私）になってもらい，具体的な医療事故例に汗をかいてもらっていた時期があるが，この方面の彼の個人的な力量を見込んでのものであり，総合診療科の意義を想定してのことではなかった．

　ところで米国を眺めると，医療安全の徹底や医療の質の向上といった分野での総合診療科の進出が随分目立つのである．Hospitalist（ホスピタリスト）という言葉の生みの親のRobert Wachter先生についてはⅣ章の1（☞83頁）で述べたが，彼らが医療過誤例についての書物[5]を出版したのが2004年である．豊富な実例が駆使されており，日本語訳[6]もある．Wachter先生は，2007年にはこの方面の単著[7]も著している．同じくⅣ章の1で取り上げたホスピタリストの技能養成についての成書[8]にも，医療安全に関する歴史と達成が詳しく記載されている．日本総合診療医学会の国際フォーラム「あるべき病院総合医像を求めて」が2010年3月末に開かれ，その特別講演[9]は，Michigan大学医学部教授でSociety of Hospital Medicineの会長であるScott Flanders先生によってなされたが，医療安全は米国のホスピタリストの守備範囲にきっちりと収められていた．

　今から思えば実にうかつなことだが，2009年招聘の"大リーガー医"の1人であったSanjay Saint先生（Ⅵ章の7☞162頁）は，医療安全の分野でも活躍されているそうである．しかも，Flanders先生と同じくMichigan大学医学部教授である．そういえば，履歴書にもそういった内容があったし，8月でもあり特に多かったと思われた見学者の中には医療安全領域の方々もおられたようである．臨床推論の質疑に徹してもらった毎日は，研修医・見学者の双方に大好評だったが，次の機会には医療安全・医療の質にも教育対象を

X 展望

広げてもらおうと考えている.

　ホスピタリストの診療の間口の広さ・入院患者のケアへの専念性・多くの専門診療科との協働の習慣などに鑑みると，医療安全という課題は，今後の日本の総合診療科が担うべき大きな対象となるに違いない．そしてその際に，屋根瓦方式の教育指導体制でのチーム医療が最良の安全弁であると訴えたい．

　なお，Ⅲ章の10（☞49頁）でメディアの偏向についてさんざん述べたが，例外的な最近の力作も紹介しておきたい．『ルポ 医療事故』[10]は，過去約10年間の数々の医療事故を扱っているのだが，患者・遺族側に偏りすぎず，かといって医療者側に媚びず，それぞれの問題の核心と克服策に迫ろうとしている．2009年度の科学ジャーナリスト賞受賞もうなずける．

文献

1) ヘルスケア関連団体ネットワーキングの会&『患者と作る医学の教科書』プロジェクトチーム：患者と作る医学の教科書．日総研，2009
2) 宮台真司，福山哲郎：民主主義が一度もなかった国・日本．幻冬舎新書，2009
3) 池田康夫：「専門医制評価・認定機構」からの提言．パネルディスカッション 日本の内科系専門医制度が進むべき道―総合医のあるべき姿も含めて，第107回日本内科学会講演会（2010年），日内会誌 99（臨時増刊号）：84-88, 2010
4) Yasuharu Tokuda, et al : Educational environment of university and non-university hospitals in Japan. IJME 1 : 10-14, 2010
5) Wachter RM, Shojania KG : Internal bleeding. The truth behind America's terrifying epidemic of medical mistakes. RuggedLand, 2004
6) 福井次矢，原田裕子：新たな疾病「医療過誤」．朝日新聞社，2007
7) Robert Wachter : Understanding patient safety. McGraw-Hill Professional, 2007
8) 福井次矢（監訳）：病院勤務医の技術 ホスピタリスト養成講座．日経BP社，2009
9) Scott Flanders : Fifteen years of hospital medicine in North America ; What went right? 東京・お茶の水・全電通ホール，2010
10) 出河雅彦：ルポ 医療事故．朝日新書，2009

参考文献

- 高田真行：医者がホントウに話したいこと．医療文化社，2005
- 町　淳二，宮城征四郎（編著）：日米比較に学ぶ「国民主役」医療への道　セルフケアが健康を創る，医療を救う！　日本医療企画，2006
- 本田　宏：誰が日本の医療を殺すのか．洋泉社，2007
- 大村昭人：医療立国論．日刊工業新聞社，2007
- 日野秀逸（編著）：地域医療最前線　住民のいのちを守る政策と運動．自治体研究社，2007
- 伊関友伸：まちの病院がなくなる⁉　地域医療の崩壊と再生．時事通信社，2007
- 権丈善一：医療政策は選挙で変える　再分配政策の政治経済学Ⅳ．慶應義塾大学出版会，2007
- 東北大学大学院医学系研究科　地域医療システム学（宮城県）寄附講座（編集）：医師不足と地域医療の崩壊 Vol 1．今，医学部に何ができるのか．日本医療企画，2007
- 東北大学大学院医学系研究科　地域医療システム学（宮城県）寄附講座（編集）：医師不足と地域医療の崩壊 Vol 2．現場からの「提言」医療再生へのビジョン．日本医療企画，2008
- 福井次矢：なぜ聖路加に人が集まるのか—医療の質，医者の資質．光文社，2008
- 川渕孝一：医療再生は可能か．ちくま新書，2008
- 日野秀逸：医療構造改革と地域医療．自治体研究社，2008
- 町　淳二，津田　武，浅野嘉久（編著）：美しい日本の医療—グローバルな視点からの再生．金原出版，2008
- 村上正泰：医療崩壊の真犯人．PHP新書，2009
- 渡辺さちこ：患者思いの病院が，なぜつぶれるのか？　幻冬舎，2009
- 武井義雄：日本の「医療」を治療する！　日経プレミアシリーズ，2009
- 土田ひろかず：オムツがとれない日本の医療—現役医師が政治家になった理由．総合法令出版，2010

あとがき

　医師になって36年が過ぎ，とっくに還暦を迎えている．管理職も長く経験してきたし，病院長に就任して6年にもなる．だから，病院長が出自の診療科に重きを置くのは，組織運営上よくないのはよくわかっている．であるのに，今回は総合診療科を思い切り持ち上げた．しかも，これでもかというくらいに各論にこだわって，内輪の事情を長々と具体的に記載した節がある．もちろん，総合医だけが病院崩壊を救うなどと主張しているわけでは決してない．専門医との共生もことのほか意識している．しかし本音は，「医師の絶対数が同じなら，総合医が多く専門医が少ない構造のほうが，その逆より病院崩壊をきたしにくい．また病院再生につながりやすい．特に専門特化していない中小規模の病院において」である．大変おこがましいが，私なりの憂国の書である．「総合医としての開業医」の質の向上と量の拡大も重要な課題であるが，適任ではないので，総論的にしか触れていない．総合診療的マインドをもった臓器別内科専門医の拡充も同様に重要だが，考察対象が広すぎて，ほとんど切り込めていない．

　病院崩壊の食い止めが喫緊の課題だと，あちこちでいわれ，それなりの対策が講じられようとしている．しかし，あまりに時間がかかったり，実現困難であったり，弥縫策にしかみえないものも多い．その中での自己主張なのだが，欠陥がないという自信はない．ただし，お金がほとんどかからないという自負だけはある．

　私が医学部を卒業したのは1974年である．学生時代は，大学紛争の雰囲気に非主体的ながら巻き込まれ，勉学からはほど遠かった．無期限バリケードストライキが連発された「校風」と状況の下で，私の足は次第に学校から遠ざかってしまった．「正常化」という掛け声の下での授業再開の連絡も容易には聞こえない程度にまでなっていた．今でいうCBT(computer based testing)やOSCEに精を出す学生気質とも無縁であった．そして，卒業後にごく基礎的な修練を終えれば，海外の発展途上国で汗をかけるのではという

あとがき

楽天的だが、真面目な進路選択は持ち合わせていた。「小医は病を癒し、中医は病人を癒し、大医は国を癒す」という言葉が、何度も耳を掠めたものであった。

卒業後は、たまたま肺外科を専攻した。国立療養所での数年間の初期修業は牧歌的であった。諸先輩が意外に教えてくれないものだとわかった。研究＞臨床＞教育という医学界の一般的な姿勢や価値観も痛感した。身近な臨床や教育を刷新したいというささやかな志は、その後、私を「学位」や「海外活動」から遠ざけ、沖縄県立中部病院見学と米国遊学ののちに"大リーガー医"招聘へと向かわせた。

1985年に以下の文章[1]を書いている。高度経済成長の真っただ中で、薬漬け・検査漬けが謳歌されていた時期である。

　自然科学は発展をやめない。医学知識・医療技術は拡大し続ける。高齢者数は増加し続け、慢性の成人病が蔓延する。したがって、医療費は増大の一途をたどる。医療資源には限りがあるから、いつか頭打ちの状態になる。そして、倫理的葛藤が起きる。その時、政治的駆け引きも大切には違いない。曰く、軍事費を抑えよと。曰く、大企業優先の税制を改めよと。
　しかし、医療の玄人は、医学的にも対応できなければならない。臨床的に妥協できない点を、客観的にきっちりと明示する必要がある。現状での医療の冷たさを克服するためにも、将来の経済的・政治的圧力に対抗できるためにも、臨床的実力の養成が強く望まれる。

この直後にG. Christopher Willis 先生を招聘し、4年間余も師事することができた。抜群の幅広さと奥行きの一般内科医・救急医である先生から現場で学んだものは計り知れない。このころまでには肺外科以外に呼吸器内科も兼務するようになっていたが、すっかり一般内科のとりこになってしまった。Willis 先生は、また地球的規模の医療資源節減派であり、上記の私の信念の医療現場での展開の礎となった。総合医や家庭医のあり様についての輪郭はこの辺りで形成され、その後の"大リーガー医"の継続招聘を通じて固められてきた。だから私の総合診療像は、医療資源節減と表裏一体になっている。

2004年からのDPCとの個人的つき合いは、医療資源節減派の総合診療に

は快い．診断推論では「セット検査は親の仇」を追求できるし，奮発して作った細菌検査室からの資料は，経験的な広域抗菌薬使用の de-escalation に役立つ．粗診粗療は想定外だが，もし断行すれば研修医が早晩去ってゆくのは確実である．「現出来高実績点数が，現支払い点数に比べて非常に小さい（DPC 導入後，効率化が非常に進んだ）」病院の筆頭だと厚生労働省に指摘されると，むしろわが意を強くする．2010 年度から段階的に調整係数が廃止される予定だが，新機能評価係数は私たちの医療資源節減の志を評価したものであってほしい．

さて 2010 年 3 月にいざ蓋があいてみると，ほとんどの他の医療機関同様に調整係数はかえって微増，機能評価係数はいわば機械的・自動的な評価であった．ということは，調整係数に機能評価係数を加えた医療機関係数は，際立って高いままであった．実質的な前年度保障が働いたという格好だが，病院経営の観点からは妥当と感じる．

2009 年の晩秋に連日メディアを賑わした行政刷新会議による事業仕分けは，一定の透明性を保証したものの，政治主導というよりは財務省主導の歳出削減パフォーマンスが目立った．民主党新政権が日本経済の成長戦略として謳ったはずの「内需主導への転換，科学技術の促進，医療・介護を雇用創出産業に育成する」といった骨太のビジョンはどこにも認められず，医療分野でも楽観論は全く許されない．結局若干の政治が関与し，決着は中医協（中央社会保険医療協議会）での配分の多寡の争いに持ち込まれた．急性期入院医療に概ね 4,000 億円が配分されることになったので，大規模病院ほど一定の潤いを得ることにはなったが，民主党のマニフェストに見られるとても気前のよい話は，少なくとも当分は絵に描いた餅だということになる．政治や政局が多少どう変わろうが，1985 年の私の拙文は生き延びるようである．

ここで，「金食い虫でない充実した医学教育や臨床は幻想である」という指摘が聞こえてくる．米国の医学教育は世界一だが，それ以上に断トツに世界一である医療費と不可分であると主張する立場もある．『Rockefeller Medicine Men : Medicine and Capitalism in America』[2] では，現在の米国の医療費の途方もない高さは，科学的医療と資本主義という米国近代医療の淵源に根差すとする．科学的医療の下での「生産性の高い労働者の確保」という約

あとがき

表　インタビューの内容

インタビューの目的
　私たちは，医師不足の現状と対策について興味・関心を抱き，医師が現場を離れることについて，さらにその結果生じる医師不足について，病院のインタビューをしたいと考えました．どうかご協力よろしくお願いします．

経営について
- 経営状態(損益)は良好ですか不良ですか(病院全体としての状態を初めにお聞ききしたいため)．
- 患者数(外来・入院)の増減はありますか(同上)．
- 診療報酬の増減はありますか(同上)．
- 常勤医確保は良好ですか不良ですか．
- 常勤医数の増減はありますか．
- 特に不足している，あるいは不足をお感じになる部署はありますか．
- 非常勤医数の増減はありますか．
- 常勤医はどのように確保・募集されていますか(大学医局による派遣・独自募集 etc)．
- 非常勤医はどのように確保・募集されていますか．
- 病院の経営を改良・改善するために具体的にどのような方策をとっていますか．

診療について
- 地域に果たす役割をどのように考えていますか(急性期，療養型，一次救急 etc)．
- 患者に対して満足度の調査を行っていますか．また(お教えいただける範囲で)どのような指摘を受けていますか．
- 提供する医療の質を高めるために具体的にどのような方策をとっていますか．
- 救急診療，時間外診療はどのような体制で行っていますか．

スタッフについて
- スタッフに対して満足度の調査を行っていますか(医師，コメディカル，事務)．また(お教えいただける範囲で)どのような指摘を受けていますか．
- スタッフの満足度を向上させるために具体的にどのような方策をとっていますか．
- スタッフ(医師，コメディカル)はどのような勤務スケジュールで勤務していますか．

国・行政レベルの医師不足対策について
- コメディカルの業務範囲拡大と再教育(看護師，助産師の業務拡大，手術を補助する専門職の養成，医療秘書の活用)について，どうお考えですか．
- 診療報酬での急性期医療の評価(救急・手術の評価，事務補助などの評価)について，どうお考えですか．
- 女性医師の就労支援の仕組みづくり(短時間正社員制度等)について，どうお考えですか．
- 医師の養成数の増加(医学部定員増，メディカルスクール創設)について，どうお考えですか．
- 地域での診療機能の再編(機能分担，集約化)について，どうお考えですか．

(つづく)

表　つづき

- 診療科別の医師数の偏在是正(不足科の重点評価,科目別医師数をコントロールする仕組みづくり)について,どうお考えですか.
- 医療事故による刑事処分の見直しについて,どうお考えですか.

病院レベルの医師不足対策について
- 病院の医師数は十分(現場の医師が不満を感じない程度)ですか.また不足しているならば,全体的に不足していますか,特定の科が不足していますか.
- (医師不足を感じているならば)いつから医師不足を感じていますか.また医師不足を感じ始めたのは何がきっかけですか.
- ある調査で,医師不足地域に医師が従事する際,病院に求めることは主に,①処分・待遇がよい,②居住環境が整備されている,③自分と交代できる医師がいるということであるという結果が出ました.これに関して,一般的な地域において医師が病院に求めるのはどのようなこととお考えですか.
- ある調査で,若手医師が病院に求めるのは,病院が仕事と生活のバランスに配慮していることであるという結果が出ました.これに関してどのようなご意見をお持ちですか.当病院では若年医師の確保のためにどのような対策をされていますか.またその対策はどういった成果をあげていますか(全体的なものと特定の科におけるもの).
- 医師不足の問題はいつ解決するとお考えですか.
- (京大病院に)大学病院は一般の病院と比較して学生に講義などで接する機会がある分,勧誘するのに有利だと考えられるのですが,何か特別な勧誘は行っていますか.

100年前の米国資本主義の命題には,当時の米国医師会も大きくかかわっているが,最も貢献したのは「大学院レベルの教育に基づく高度な臨床実践」を推奨したフレクスナー報告(☞73頁)であるとする.そういえば,この報告を作成したアブラハム・フレクスナーは,もともとは医学の素人であり,調査にはロックフェラー財閥の一翼であるカーネギー財団の資金が使われている.フレクスナー自身も,その後にこの財団に深くかかわっている.さてこのような見解は,知識・技術と産業化の発展としての近代医療という正史からはかなりずれるわけだが,だからといって,ウィリアム・オスラーの臨床的試みやフレクスナー報告にみられる「実践的な医学教育」の価値が低下するわけではあるまい.また,医療資源節減の私のうぶな志を劣化させるものでもない.

　2009年11月末に,全く思いがけなく京都大学医学部の4回生の2人から,医師が現場を離れることについて,さらにその結果生じる医師不足について,インタビューを受けた(表).「自主研究」の一環とのことである.

あとがき

　このインタビューは3時間にも及んだ．というより，学生らしい初々しさを相手に私が一方的に話し込んだというのが真相に近い．話しながら，私は2つの感慨にとらわれた．1つは，医療崩壊・病院崩壊の根は深く，地域医療の再生は手ごわいという再確認である．もう1つは，こういった分野への医学生の視野の広がりは推奨されるべきだが，難題の解消はあくまで熟年医の責務でなければならないという痛感である．

　2010年3月に，初期研修を終えたばかりの2人の医師の筆になる『研修病院 選び方 御法度』[3]が出版された．著者が2人ともに他学部在籍や会社勤務の経験もあるだけに，機智や諧謔にも富んでおり，執筆内容は充実している．「よくよく見てみたら屋根瓦じゃなくて鬼瓦だったなんて話もあります」「有名ドクターを求めるのもいいが，有名になればなるほど院内にいないものです」など痛いところも突いている．「せっかくの選択期間は，できるだけ将来進む科とは別の科を選ぶことが，大きな財産になるのは火を見るよりも明らかなことです．初期研修は，自分が専門としたい科には目もくれないで，血眼になって他の診療科の充実度を見るべきだといえます」という，年来の私の主張に近い指摘もある．しかし，私の心底からの感想は，「研修医にこんなことをさせてはいけない」に尽きる．その心は，「医学教育が貧困で，研修制度が未成熟だからこそ，こういう本が研修医によって編まれるのである．もっともっと整備した研修制度の構築が焦眉の急なのだが，それは熟年医の責務である．決して研修医の仕事ではない．研修制度が充実している欧米諸国では，研修医によって編まれたこの種の書物は皆無ではないか」である．

　といった感慨にしばし浸っていたら，2010年4月には，その名もズバリ『「総合医」が日本の医療を救う』[4]が出版され，執筆者のほとんどが医学生だと知らされると，さすがにお尻に火がついたような感覚に襲われた．「日本版総合医への期待」，「総合医が守る高齢社会」，「病院総合医による病院機能の効率化」，「超全人医療がこれからの日本医療を一新する!!」といった見出しにみられる問題提起は，実に鋭い．V章の5（☞126頁）で触れた「医療における安心・希望確保のための専門医・家庭医（医師後期臨床研修制度）のあり方に関する研究班」（班長：土屋了介 国立がんセンター中央病院長）の議論の中で，医学生からも意見を聞く機会があり，それが成書になったものとの由である．

熟年医・年長医も手をこまねいているわけではない．2010年4月の1つの学会では部分的に，そして1つの研究会では全面的に「総合医」に照準が当てられた．すなわち第107回日本内科学会講演会では，パネルディスカッション「日本の内科系専門医制度が進むべき道―総合医のあるべき姿も含めて」が展開された[5]．日本プライマリ・ケア連合学会が発足し，独自の専門医育成が始まろうとしている今日，日本内科学会総合内科専門医の「総合診療的マインド」の実態と将来像が明確化されるべきである．また第28回臨床研修研究会では，メインテーマ自体が，「Generalistの重要性と育成―研修制度見直しへの一石」であり，唯一のシンポジウムも「我が国でのGeneralist育成を考える」であった[6]．幹事病院が，名にし負う沖縄県立中部病院であったという背景も大いに手伝っているわけだが，総合診療的マインドの響きが1日中鳴り止まなかったのはまさに圧巻であった．

 「このごろの内科医は眼科医と同じですよ．1つの臓器しか見てくれません．大学医局による勤務医引き揚げよりも，このことのほうが医療崩壊のより大きな原因なのですよ」と囁く内科医の長老たちにときに出会う．全く同感なのだが，その克服を任された熟年世代の責任をひしひしと感じさせられる（眼科医の先生方，どうか発言の趣旨を寛大にご理解ください）．

 最後に夢・妄想を1つ．井上ひさし氏の秀れた大作に『吉里吉里人』[7]（1981年）がある．東北地方の一寒村が日本政府に愛想を尽かし，「吉里吉里国」を名乗り独立宣言をする．食料やエネルギーの自給自足で足元を固め，脳移植をも含む高度医学や独自の金本位制などを世界にアピールする…といったSFめいた小説だが，同氏の講演『医療とユーモア』で以下のような創作の動機を聞いたことがある．

> 敗戦後の焼け野原の中で，日本の未来を考えました．政治や経済や軍事などで世界に冠たる国になるとは思えないし，似つかわしくもない．そうだ，医学だ．立派な医学で身を立て，世界に貢献する．それが辛酸を嘗め，灰燼に帰した日本の戦後に一番似合っている．…小説の構想を抱きながら，佐久総合病院の周りをうろうろ歩いたものです．

 時は1989年のバブル景気のころ．所は長野市．舞台は日本病院学会の特

別講演で，佐久総合病院院長の故 若月俊一先生が会長をされ，確か故 川上武先生が司会をされたように記憶している．井上氏は，戦前の体験や戦後に事務員として勤めた国立療養所での劇作活動などに触れ，ひたすら「医療立国」を夢想した日々のことを回想された．悠揚迫らざる講演で，ほんの出だしで終わってしまった感があり，氏の医療像の各論がほとんど開陳されなかったのは残念だったが，『吉里吉里人』のそこかしこに井上氏の医学・医療の知識や思いの丈が滲んでいる．

　戦後すぐの井上氏には思いも及ばなかったはずの「少子高齢社会」が実現した．与党民主党の「コンクリートから人へ」への政策転換が羊頭狗肉であるとは思わないが，歳入が何とも心細い．医療は単なる消費ではなく，雇用創出産業にいつか成長するとしても，医療資源の無駄のない利用法は継続させねばならない．そして世界に冠たる「医療立国」や「社会保障立国」は無理でも，アジアの雄は目指したい．つとにそのように主張していた医療界の先達もいる[8]．医療資源の節減にも敏感で，「1つ上の段階」の総合診療が，高度な臓器別専門医療とがっぷり四つに組む好機が到来した．

　2010 年 初夏

松村理司

文献

1) 松村理司：日本の医療は冷たいか？―米国の医療を垣間見て．パテーマ 15：8-20, 1985
2) Brown R: Rockefeller Medicine Men : Medicine and Capitalism in America, University of California Press, 1979
3) 安藤裕貴, 錢 瓊毓：研修病院 選び方 御法度. p99, p134, p162, 三輪書店, 2010
4) 渡辺賢治(監)：「総合医」が日本の医療を救う. アートデイズ, 2010
5) 小林祥泰, 池田康夫, 渡辺 毅, ほか：パネルディスカッション 日本の内科系専門医制度が進むべき道―総合医のあるべき姿も含めて. 第 107 回日本内科学会講演会 (2010 年). 日内会誌 99(臨時増刊号)：84-88, 2010
6) Generalist の重要性と育成―研修制度見直しへの一石. pp1-16, 第 28 回臨床研修研究会, 2010
7) 井上ひさし：吉里吉里人(上・中・下). 新潮文庫, 1985
8) 大村昭人：医療立国論. 日刊工業新聞社, 2007

索引

数字・欧文索引

2：6：2の法則	144
audit（監査）	13
autopsy imaging（Ai）	47
clinician-educator	68, 86
clinician-scientist	68
DPC	52, 62
Dundee 大学	254
E-E 対立	118
ER 型救急医療現場	149
Feedback	254
general internist	83
GHQ の影響	71
H & P	100
── による鑑別診断	102
── の不在	87
health literacy	265
Hospitalist（ホスピタリスト）	83, 271
literacy（リテラシー）	265
medical literacy	265
Multiple-mini interview 法	254
NBM（narrative based medicine）	97
no blame culture	121
nurse anesthetist	34
Occam's Razor	124
OSCE	255
Outcome-based medical education	254
physician-scientist	68
Portfolio	254
problem-based learning	244
Reflection	254
school of public health	232
SnNout（スナウト）	102
SPH	232
SPICES モデル	255
SpPin（スピン）	102
── な身体所見	104
VINDICATE!!!＋P	108
VRE（バンコマイシン耐性腸球菌）事件	50
work-life balance	39, 254

和文索引

あ

アカデミックキャリア，ジェネラリストの	249
アクションプラン，総合診療科の	164
足利事件と DNA 鑑定	109
尼崎 JR 脱線事故	47

い

インターン制度	72
インフォームド・コンセント・ハラスメント	46
医学教育学研究	255
医学部定員の増員	26
医学部での女子の意識	40

索引

医学部崩壊	27
医局秘書課	32
医師確保対策	59
医師側の反省	64
医師事務作業補助体制の充実	31
医師の責任	264
医師臨床研修制度の見直し	20
医事紛争の増加	11
医療安全教育	240
「医療安全調査委員会」の設置	43
医療安全と総合診療	271
医療事故関係の悪弊・欠陥	64
医療事故死への対応	46
医療事故への対応	59
医療費抑制政策	52
異状死	45
院長の出番	58
陰性予測値	109

う・え

ウィリアム・オスラー	73
江別市立病院	188
江別市立病院総合内科研修	191
英国の家庭医	37, 70

お

オッカムのかみそり	124
オッズ	110
オバマ大統領	57
往診医療	84
往診活動	152
岡本祐三	16
音羽病院	132, 229

か

かかりつけ医	82
仮説演繹法	105
家庭医	82
家庭医療科	152
家庭医療後期研修プログラム	126
過重労働	11
介入研究	226
開業医	36
外部講師による教育	194
外来研修	195
各科専門医による教育	193
確率と尤度比のグラフ表示	111
学位制度	67
脚気をめぐる陸・海軍の闘い	74
患者指向型研究	225
患者の責任	264
感染症学	197
感染症診療	215
感度と特異度	101
監察医制度	47
元祖「医療崩壊」	14

き

キャリアチェンジ研修	191, 195
キャリアパス	69
記述疫学	226
鬼手仏心	266
基礎研究	66
「基本的診療能力」の育成	211
救急救命士	32
救急研修	195
救急初期診療	215
救急を断らない民間病院	149
狂犬病騒動	158
教育回診	157, 213
教育カンファレンス	196
教育研究，ジェネラリストが担う	236
教育受容	137
教育内容	142
勤務医，中小病院の	94

く

クリニカル・クラークシップ……… *120, 154*
薬漬け・検査漬け……………………… *52, 264*

け

ケースメソッド授業 ……………………… *242*
経営への取り組み ………………………… *62*
警察への通知 ……………………………… *44*
検査
　── の意義 …………………………… *109*
　── の適応 …………………………… *114*
　── の必要性・不必要性 ……………… *55*
検査・診断についての研究 ……………… *226*
検査好きの国民性 ………………………… *265*
検査前確率の推定 ………………………… *100*
検察審査会 ………………………………… *46*
検査漬け …………………………………… *52*
検査特性と検査前確率 …………………… *110*
研修医
　── の「仕事」 ……………………… *136*
　── のための診断推論トレーニング … *173*
　健診・検診活動 ………………………… *152*

こ

コーチング手法 …………………………… *245*
コンビニ受診 ……………………………… *56*
公衆衛生大学院 …………………………… *232*
公的医療費 ………………………………… *52*
厚生労働省 ………………………………… *36*
後医は名医 ………………………………… *93*
後期高齢者 ………………………………… *125*
後期高齢者医療制度 ……………………… *54*
高齢者と Occam's Razor ………………… *124*
高齢社会と総合診療 ……………………… *263*
「国民負担率」と経済学 …………………… *19*

さ

産科医療補償制度 ………………………… *47*
産婦人科の女医対策 ……………………… *41*

し

シッコ Sicko ……………………………… *57*
シミュレーションを用いた医療安全教育
　………………………………………… *242*
ジェネラリスト
　── が担う教育研究 ………………… *236*
　── のアカデミックキャリア ……… *249*
ジャーナルクラブ ………………………… *200*
ジュニアレジデント・オブ・ザ・イヤー
　………………………………………… *153*
市場原理と医療 …………………………… *12*
市立舞鶴市民病院 …………………… *1, 252*
市立舞鶴市民病院辞職 …………………… *1*
死亡時画像病理診断 ……………………… *47*
指導医講習会 ……………………………… *244*
自由開業医制 ……………………………… *67*
自由裁量権 ………………………………… *117*
自由標榜制 ………………………………… *67*
事前確率と事後確率 ……………………… *101*
質の確保 …………………………………… *58*
女医の働き方 ……………………………… *42*
女医離職の理由 …………………………… *40*
女子の意識, 医学部での ………………… *40*
女性医師対策 ……………………………… *39*
身体合併症への対応, 認知症病床患者の
　………………………………………… *149*
身体診察 …………………………………… *196*
診断推論・臨床推論の訓練 ……………… *100*
診療科の偏在 ……………………………… *66*
診療の現場での教育 ……………………… *245*
診療報酬 …………………………………… *53*
新医師臨床研修制度
　── の三大眼目 ……………………… *20*

285

新医師臨床研修制度の影響 ……………… 10
新型インフルエンザワクチン …………… 120
新薬治験 ………………………………… 119
人体実験 ………………………………… 118
集中治療室(ICU) ………………………… 150
術後遷延性意識障害患者 ………………… 149
準専門レベルの技術習得 ………………… 197
消費資本主義 ……………………………… 16
症例の吟味 ………………………………… 114

す
スキルミックスの推進，チーム医療下での
　……………………………………………… 33
"ずっぷり"内科 …………………………… 90
諏訪中央病院 ……………………………… 201
諏訪中央病院研修医教育の歴史 ………… 209

せ
政治主導 …………………………………… 21
専門医
　―― の姿勢 ……………………………… 215
　―― の非互換性 ………………………… 96
専門医認定制度
　―― と総合診療 ………………………… 267
　―― の構築 ……………………………… 126
専門カンファレンス ……………………… 200

そ
総医療費対 GDP 比 ……………………… 53
総合医
　―― としての開業医 …………………… 36
　―― と専門医の握手 …………………… 92
　―― の定義 ……………………………… 82
総合医局 …………………………………… 133
総合診療
　―― と臨床研究の今後 ………………… 231
　―― の 4 つの類型 ……………………… 93

総合診療科
　―― と DPC …………………………… 145
　―― の出前 ……………………………… 147
総合診療的マインド ……………………… 84
総合する専門医 …………………………… 122
総合内科医による教育 …………………… 192
総合内科カンファレンス ………………… 198
総合内科専門医 …………………………… 97

た
高木兼寛 …………………………………… 224
　―― と EBM …………………………… 77
"大リーガー医" ……………… 86, 162, 250
"大リーガー医"対策 …………………… 171

ち
チーム医療 ……………………………… 120
チーム医療下でのスキルミックスの推進
　……………………………………………… 33
地域病院における医師の雇用 …………… 66
治療の EBM …………………………… 117
中医協 …………………………………… 53
中小病院
　―― と総合診療 ………………………… 262
　―― の勤務医 …………………………… 94
「中負担・中福祉」型 …………………… 57

て
データ統合型研究 ……………………… 226
低医療費政策 …………………………… 52
「低負担・低福祉」型 …………………… 57
徹底的検討法 …………………………… 107

と
トランスレーショナルリサーチ ……… 226
ドクターエイド制度 …………………… 32
ドクターヘリ …………………………… 188
ドラッグ・ラグ ………………………… 120

な

ナース・プラクティショナー	34
ナースエイド	33
内科／総合診療部	204

に・の

日本医師会	53
日本の家庭医養成	38
日本版ホスピタリスト	90
認知症病床患者の身体合併症への対応	149
脳性麻痺	47

は

ハーバード・ビジネス・スクール	243
パターン認識	108

ひ

ヒラリー・クリントン	13
費用の問題	116
兵庫県立柏原病院	56
病院総合医	82
病院総合医後期研修プログラム	126
病院崩壊	
——の時代	9
——の打開策	25
病歴聴取	196

ふ

ファミリードクター	82
フリーアクセス，国民皆保険制の下での	68
富士研ワークショップ	244
福祉と経済	17
複合脱線	15
分析疫学	226

へ

ベイズの定理	106
ベスト・アテンディング・オブ・ザ・イヤー	153
ベルツの日記	72

ほ

ホスピタリスト	83, 271
訪問診療研修	195

ま

マスク化	119
マッチング対策	170
マッチングと総合診療	268
舞鶴市民病院	1, 252

み・む

民主党	53
無過失補償制度	47

め

メディア報道，偏向のない	49
メディカルスクール構想	27

も

モンスター・ペイシェント	56
盲検化	119
森 鷗外	224
——と高木兼寛	74
問題のある研修医への対応	245

や

屋根瓦方式教育	245
屋根瓦方式教育体制	120, 211, 251
薬剤師	33
安普請の医療	15
山科刑務所の医務活動	157

ゆ・よ

尤度比 …………………………………… *110*
陽性予測値 ……………………………… *109*
吉本隆明 ………………………………… *16*

ら

ランダム化(無作為化)比較試験 …… *78, 118*
洛和会音羽病院 ………………………… *132*
洛和会京都医学教育センター ………… *169*
洛和会丸太町病院 ……………… *154, 180*
洛和会みささぎ病院 …………………… *155*

り・ろ

良書との遭遇 …………………………… *115*
臨床研究
　──の定義 …………………………… *225*
　──の歴史 …………………………… *223*
臨床研修指導医養成講習会 …………… *171*
臨床実習のあり方 ……………………… *237*
倫理的問題への取り組み ……………… *198*
労働実態 ………………………………… *134*